老化と摂食嚥下障害

「口から食べる」を
多職種で支えるための視点

編著 藤本篤士 糸田昌隆 葛谷雅文 若林秀隆

医歯薬出版株式会社

This book was originally published in Japanese
under the title of :

ROUKA-TO SESSHOKU ENGE SHOUGAI
—KUCHIKARA TABERU-WO TASHOKUSYU-DE SASAERU-TAMENO SHITEN
(Aging and Dysphagia)

Editors:
FUJIMOTO, Atsushi, ITODA, Masataka, KUZUYA, Masafumi and WAKABAYASHI, Hidetaka.

FUJIMOTO, Atsushi
  Consultant, Department of Dentistry, Sapporo Nishi-Maruyama Hospital.
ITODA, Masataka
  Professor, Department of Oral Health Sciences, Osaka Dental University, Faculty of Health Sciences.
KUZUYA, Masafumi
  Professor and Chairman, Department of Community Healthcare and Geniatrics, Nagoya University Graduate School of Medicine.
  Professor, Institute of Innovation for Future Society, Nagoya University.
WAKABAYASHI, Hidetaka
  Assistant Professor, Department of Rehabilitation Medicine, Yokohama City University Medical Center.

© 2017 1st ed.

ISHIYAKU PUBLISHERS, INC
  7-10, Honkomagome 1 chome, Bunkyo-ku,
  Tokyo 113-8612, Japan

PREFACE

　高齢社会の進行に伴い，医療のみならず経済や文化など日本社会全体にパラダイムシフトが起こっているといわれて久しい．特に医療の分野では，EBM（Evidence-based Medicine）に基づいた診断と治療を行うだけではなく，老化と共存するさまざまな疾患に適切に対応し（Quality of Health Care），疾患を抱える高齢者の生活を支え（Quality of Life〈QOL〉），さらに満足した死を迎える（Quality of Death〈QOD〉）ことが求められるようになった．この流れと並行して，医療が患者とかかわる場も，病院や診療所のみではなく，在宅や介護施設にまで広がってきている．
　これら3つのQualityに大きな影響を与える要因の1つが「しっかり食べて栄養状態をよくする」ことであり，それを阻害する大きな原因の1つが摂食嚥下障害である．特に高齢者にとって，摂食嚥下障害がQOLとQODに与える影響はとても大きいと同時に，臨床現場ではうまく対応できない場面も多いのが現状であろう．

　本書では，老化に伴う摂食嚥下障害という問題をできるだけ多角的にとらえ，さまざまなアプローチを取り上げ，それぞれの専門家や先駆者に解説していただいた．Part 1では摂食嚥下障害にかかわるさまざまな問題についてディスカッションを行い，ここであげられた視点を中心にPart 3で詳細に解説という構成とした．そして両パートをつなぐPart 2では，高齢者の摂食嚥下障害の理解を深めるためには，"老化"という概念を整理しておく必要があると考え，老化に付随する代表的介護要因としてのサルコペニア，フレイル，ロコモティブシンドローム，認知症について解説していただいた．さらにPart 4では摂食嚥下障害に対して具体的に地域ではどのように対応して患者を支えるかについて，行政や先進的な取り組みなどを紹介していただいた．

　また本書においては，"オーラルサルコペニア""老嚥"をはじめとして，比較的認知度の低い言葉や，エビデンスの蓄積のない用語も用いられている．これは各項目の内容がup-to-dateであることと，摂食嚥下障害の研究は日進月歩であるからと理解していただきたい．また紙面構成上の特徴として，本文の内容を補強する脚注および側注（本文の下または左欄外での解説部分）が多く，中にはほとんどの頁に側注が設けられている項目もある．各執筆者にはわかりやすい詳細な解説に尽力していただいたが，その意をくみながら限られた頁数にまとめるためにこのような形となった．ぜひ側注も含めて読んで理解を深めていただきたい．

　現在，摂食嚥下障害学のパラダイムは確立されつつあり，研究も進みつつあるが，いまだ難渋している患者や悩む家族，かかわり方に戸惑っている医療者も多い．さらに人口構造の高齢化が進行すれば，今以上に大きな問題となっていくであろう．そんな時代背景においても，「食べて，しゃべって，大いに笑える」高齢者が増えるよう，私たち医療者は研鑽し続けなくてはならない．本書がその一助となることを願ってやまない．

2017年9月

編集委員（掲載順）

藤本 篤士　糸田 昌隆　葛谷 雅文　若林 秀隆

老化と摂食嚥下障害
「口から食べる」を多職種で支えるための視点

EDITORS & AUTHORS （敬称略）

編 著　〔掲載順，*は編者代表〕

藤本　篤士*	Fujimoto Atsushi	歯科医師	札幌市中央区・札幌西円山病院 歯科診療部長	●p.2, 56, 136
糸田　昌隆	Itoda Masataka	歯科医師	大阪歯科大学医療保健学部口腔保健学科 教授	●p.2, 112
葛谷　雅文	Kuzuya Masafumi	医　師	名古屋大学大学院医学系研究科総合医学専攻発育・加齢医学講座（地域在宅医療学・老年科学分野）教授	●p.2, 26, 51
若林　秀隆	Wakabayashi Hidetaka	医　師	横浜市立大学附属市民総合医療センター リハビリテーション科 講師	●p.2, 70

執 筆　〔掲載順，編著者を除く〕

植田耕一郎	Ueda Koichiro	歯科医師	日本大学歯学部摂食機能療法学講座 教授	●p.2
島田　裕之	Shimada Hiroyuki	理学療法士	国立長寿医療研究センター 老年学・社会科学研究センター 予防老年学研究部 部長	●p.32
荒井　秀典	Arai Hidenori	医　師	国立長寿医療研究センター 老年学・社会科学研究センター センター長（病院長）	●p.36
原田　敦	Harada Atsushi	医　師	国立長寿医療研究センター病院 整形外科	●p.40
鈴木　裕介	Suzuki Yusuke	医　師	名古屋大学医学部附属病院 地域連携・患者相談センター 病院准教授	●p.45
小山　珠美	Koyama Tamami	看護師	NPO法人 口から食べる幸せを守る会 理事長	●p.63
松尾浩一郎	Matsuo Koichiro	歯科医師	藤田医科大学医学部 歯科・口腔外科学講座 教授	●p.77, 138
吉田　光由	Yoshida Mitsuyoshi	歯科医師	広島大学大学院医歯薬保健学研究科 応用生命科学部門 先端歯科補綴学研究室 准教授	●p.84
吉川　峰加	Yoshikawa Mineka	歯科医師	広島大学大学院医歯薬保健学研究科 応用生命科学部門 先端歯科補綴学研究室 准教授	●p.84
津賀　一弘	Tsuga Kazuhiro	歯科医師	広島大学大学院医歯薬保健学研究科 応用生命科学部門 先端歯科補綴学研究室 教授	●p.84
野原　幹司	Nohara Kanji	歯科医師	大阪大学大学院歯学研究科 顎口腔機能治療学教室 准教授	●p.91
前田　圭介	Maeda Keisuke	医　師	愛知医科大学病院 緩和ケアセンター・栄養治療支援センター 講師	●p.98, 131
鈴木　達郎	Suzuki Tatsuro	管理栄養士	産業医科大学病院栄養部/患者サポートセンター 入院支援室	●p.105
大野　友久	Ono Tomohisa	歯科医師	国立長寿医療研究センター歯科口腔先進医療開発センター 歯科口腔先端診療開発部 在宅・口腔ケア開発室	●p.119
安藤　綾	Ando Aya	医　師	藤田保健衛生大学 救急総合内科	●p.125
岩田　充永	Iwata Mitsunaga	医　師	藤田保健衛生大学 救急総合内科 教授	●p.125
白石　愛	Shiraishi Ai	歯科衛生士	熊本県菊池郡・熊本リハビリテーション病院 歯科口腔外科	●p.131
秋野　憲一	Akino Kenichi	歯科医師	札幌市保健福祉局 母子保健・歯科保健担当部長 （前 厚生労働省老健局 医療・介護連携技術推進官）	●p.142
山田　実	Yamada Minoru	理学療法士	筑波大学大学院人間総合科学研究科 生涯発達科学専攻 准教授	●p.146
五島　朋幸	Goto Tomoyuki	歯科医師	東京都新宿区・ふれあい歯科ごとう	●p.150
荒金　英樹	Aragane Hideki	医　師	京都市山科区・愛生会山科病院 消化器外科	●p.154
逢坂　伸子	Ohsaka Nobuko	理学療法士	大阪府大東市・大東市保健医療部 高齢介護室兼地方創生局	●p.158
江頭　文江	Egashira Fumie	管理栄養士	神奈川県厚木市・地域栄養ケアPEACH厚木	●p.162
秋山利津子	Akiyama Ritsuko	歯科衛生士	仙台市青葉区・東北福祉会介護老人保健施設せんだんの丘 口腔ケア栄養室	●p167

CONTENTS

Preface　iii
Editors & Authors　iv

Part 1　Round Table Discussion
老化と摂食嚥下障害をめぐる諸問題および展望
――高齢者の「口から食べる」を多職種・地域で支えるために，今何をなすべきか

（藤本篤士・糸田昌隆・植田耕一郎・葛谷雅文・若林秀隆）*1*

- **Topic**　老化に伴う食べる機能の変化　3
- **Topic**　健やかな超高齢社会推進のためのキーワード　5
- **Topic**　誤嚥性肺炎をめぐるトピック　7
- **Topic**　介護現場が抱える摂食嚥下機能低下の問題　8
- **Topic**　オーラルサルコペニアとの対峙　10
- **Topic**　予防の正しい考え方とアンチエイジング　12
- **Topic**　多職種連携による摂食嚥下障害への対応　14
- **Topic**　摂食嚥下障害に対する各組織の動き　14
- **Topic**　認知症患者への歯科的対応　16
- **Topic**　がん患者の摂食嚥下機能保全　19
- **Topic**　摂食嚥下障害の治療にかかわる歯科の本分　22

Part 2　老化に伴う代表的要介護要因　25

01　フレイル，サルコペニア，ロコモティブシンドロームの概念と日本におけるその重要性
（葛谷雅文）26

超高齢社会における医療のパラダイムシフト　26　／　フレイル，サルコペニア，ロコモティブシンドロームの概念と変遷　27　／　健康寿命の延伸と介護予防　29　／　さらに広い概念へ　31

02　サルコペニア
（島田裕之）32

加齢とサルコペニア　32　／　サルコペニアの操作的定義　33　／　サルコペニアによる弊害と解消法　34

03　フレイル
（荒井秀典）36

フレイルの概念　36　／　フレイルのスクリーニングおよび診断　37　／　身体的フレイルの要因としてのサルコペニアの嚥下機能への影響　38

04 ロコモティブシンドローム ……………………………………………（原田 敦）40

ロコモティブシンドロームの概要 40 ／ ロコモティブシンドロームの簡便な診査法 41 ／ ロコモティブシンドロームの介入法：ロコモーショントレーニング 44

05 認知機能低下および認知症 ……………………………………………（鈴木裕介）45

認知機能と加齢 45 ／ 認知症の定義 46 ／ 認知症と年齢相応の物忘れの違い 47 ／ 認知症の初発症状 47 ／ 認知症の簡易スクリーニング検査 47 ／ 認知症の臨床症状 48 ／ 認知症の症型分類と頻度 48 ／ 原因疾患別の認知症の特徴 49 ／ 認知症の診断のための検査 50 ／ 認知症の治療 50

Column 老化のメカニズム──さまざまな老化学説について ……………（葛谷雅文）51

Part 3 摂食嚥下障害・オーラルサルコペニアへの臨床現場での対応 55

01 摂食嚥下障害・オーラルサルコペニアをめぐる諸問題──Part 3の総論として
……………………………………………………………………………（藤本篤士）56

摂食嚥下障害とサルコペニア 56 ／ 「口から食べる」ということ 57 ／ 直接訓練の重要性 57 ／ 間接訓練のとらえ方 58 ／ 予防的リハビリテーション栄養 59 ／ オーラルサルコペニア 59 ／ 口腔ケア 60 ／ 認知症と摂食嚥下障害 61 ／ 窒息に対する正しい対応 62

02 口から食べるための包括的アプローチ ……………………………（小山珠美）63

食べることを阻害する医療での課題 63 ／ 食べることを一定の場面で評価することへの警鐘と食支援スキルアップ 64 ／ 早期経口摂取開始の重要性と包括的食支援スキルの必要性 65 ／ 多職種で行う包括的食支援"KTバランスチャート®"の開発 66

03 サルコペニアおよび低栄養へのリハビリテーション栄養 ………（若林秀隆）70

対象者別のサルコペニア 70 ／ サルコペニアの診断基準とステージ 71 ／ 低栄養とAt risk 71 ／ 低栄養の原因 72 ／ サルコペニアの原因 72 ／ 老嚥；摂食嚥下のフレイル 73 ／ リハ栄養ケアプロセス 74 ／ サルコペニアおよび低栄養へのリハ栄養介入 75

04 摂食嚥下機能と老嚥，誤嚥 …………………………………………（松尾浩一郎）77

正常の摂食嚥下機能 77 ／ 加齢と老嚥 78 ／ 摂食嚥下障害の原因 79 ／ 摂食嚥下障害の評価と対応 80

05 舌のサルコペニア …………………………………（吉田光由・吉川峰加・津賀一弘）84

舌の筋肉量の低下 84 ／ 舌の筋力測定 85 ／ 舌圧と全身の筋力との関係 86 ／ 舌圧と栄養状態 87 ／ 舌圧と摂食嚥下機能 88 ／ 舌のリハビリテーション 89

06 認知症と摂食嚥下障害 ···（野原幹司）91

認知症とは **91** ／ 三大認知症とは **91** ／ 認知症の摂食嚥下障害の考え方——治る障害と治らない障害 **92** ／ 認知症高齢者におけるサルコペニアの問題点 **93** ／ 三大認知症の摂食嚥下障害の特徴と食支援 **93** ／ 認知症の原因疾患を考慮した食支援が求められる **97**

07 摂食嚥下障害患者への栄養管理 ···（前田圭介）98

高齢者の低栄養はどのように判断するのか **98** ／ 栄養管理のゴールの設定 **99** ／ 栄養管理の方法 **100** ／ 効果判定の考え方 **104**

08 食事形態 ···（鈴木達郎）105

食材の特徴と調理法 **105** ／ 嚥下食ピラミッド **106** ／ 嚥下調整食分類2013 **107** ／ とろみ調整食品（増粘剤） **110**

09 口腔リハビリテーション ··（糸田昌隆）112

口腔リハビリテーションとは **112** ／ 口腔リハビリテーションの対象となる口腔機能障害の原因と分類 **112** ／ 口腔リハビリテーション実施の対象者 **115** ／ 口腔機能評価 **115** ／ 口腔リハビリテーションの手法 **117**

10 口腔ケア ···（大野友久）119

口腔ケアの必要性 **119** ／ 口腔内環境を整える視点 **119** ／ 高齢者における口腔ケアの意義 **120** ／ 口腔ケアの基本知識と用具 **120** ／ ジェルを用いた口腔ケアの実際 **120**

11 窒息に対する正しい対応 ··（安藤 綾・岩田充永）125

窒息発生の現状 **125** ／ 窒息発生時の対応 **127**

Column 震災避難者への「食べる」支援―災害時の対応 ······················（前田圭介／白石 愛）**131**
Column オーラルフレイルと口腔機能低下症 ···（藤本篤士）**136**
Column 摂食嚥下障害に関する歯科の卒前・卒後教育 ·······················（松尾浩一郎）**138**

Part 4 住み慣れた地域で 口から食べて 豊かな老後を *141*

01 摂食嚥下障害に対する介護保険行政の取り組み ······················（秋野憲一）142

地域包括ケアシステムと摂食嚥下障害への対応 **142** ／ 口から食べる楽しみの支援の充実（平成27年度介護報酬改定） **142** ／ 在宅医療・介護連携推進事業 **144** ／ 介護予防・日常生活支援総合事業 **145**

02 地域高齢者におけるサルコペニアの予防・治療のアプローチ ···（山田 実）146

サルコペニア対策の考え方 **146** ／ 地域でサルコペニアを判定する方法 **147** ／ 遠隔監視型郵送

式介護予防プログラム　*147*

03 東京都新宿区における食支援 ………………………………………（五島朋幸）*150*
新食研が考える食支援　*150*　／　新食研の活動　*151*　／　地域連携　*153*　／　食支援の実現とストラテジー　*153*

04 京都府における摂食嚥下障害に対する多職種・異業種連携 ………………（荒金英樹）*154*
京滋摂食嚥下を考える会　*154*　／　介護食を地域の食文化へ　*155*　／　京都の食を支える地域づくり　*156*　／　多職種・異業種連携の課題　*157*

05 大阪府大東市における介護予防活動 ………………………………………（逢坂伸子）*158*
大東市における「大東元気でまっせ体操」普及の取り組み　*159*　／　「大東元気でまっせ体操」の取り組みの介護予防効果　*160*

06 地域に根ざした管理栄養士の摂食嚥下障害に対する活動 …………………（江頭文江）*162*
訪問栄養指導の開始と地域とのつながり　*162*　／　地域からの情報発信　*163*　／　研修会の企画と再編　*165*

07 施設における摂食嚥下障害への対応 ………………………………………（秋山利津子）*167*
介護保険で使用できる施設　*167*　／　介護保険制度における口腔・栄養関連ケア　*167*　／　摂食嚥下障害者への口腔ケア　*168*　／　摂食嚥下障害者への食事支援　*168*

INDEX　*171*

〔本書中の写真は許諾を得て掲載しています。〕

Part 1

Round Table Discussion

老化と摂食嚥下障害をめぐる諸問題および展望

高齢者の「口から食べる」を多職種・地域で支えるために，今何をなすべきか

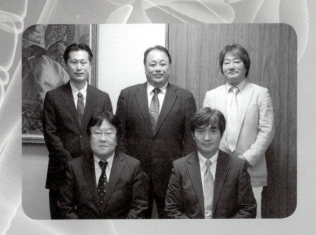

Round Table Discussion

老化と摂食嚥下障害をめぐる諸問題および展望
――高齢者の「口から食べる」を多職種・地域で支えるために，今何をなすべきか

Moderater

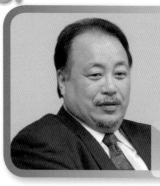

藤本篤士　Fujimoto Atsushi
札幌西円山病院 歯科診療部長

Speakers

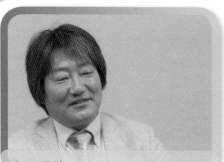

糸田昌隆　Itoda Masataka
大阪歯科大学医療保健学部口腔保健学科　教授

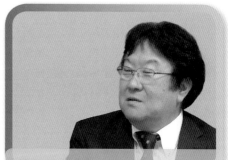

葛谷雅文　Kuzuya Masafumi
名古屋大学大学院医学系研究科総合医学専攻発育・加齢医学講座（地域在宅医療学・老年科学分野）教授

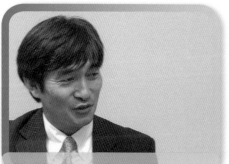

植田耕一郎　Ueda Koichiro
日本大学歯学部摂食機能療法学講座　教授
日本摂食嚥下リハビリテーション学会 理事長

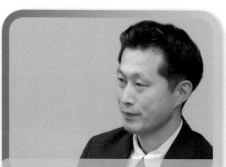

若林秀隆　Wakabayashi Hidetaka
横浜市立大学附属市民総合医療センター
リハビリテーション科 講師

藤本（司会）● 2007年に超高齢社会[*1]に突入したわが国の高齢化はその後も進む一方で，今日の高齢化率は27％を超えています（2017年1月現在）．社会の急速な高齢化に伴い，疾病構造をはじめ，"老化"そのもののとらえ方，高齢者とのかかわり方，問題の発生と対応のあり方も変貌し続ける中で，高齢者の健康とQOLをいかに支えるかという課題も複雑化しています．その流れからも，現在の介護保険制度（2006年改正）においては，介護予防を基本理念として，「運動器機能向上」「栄養改善」「口腔機能向上」の3つを柱とする支援が展開されています．高齢者のQOLにおける口腔機能の重要性がクローズアップされた形です．

そこで本日は，老化に伴って発症・顕在化する，口腔機能をめぐるさまざまな問題について，日頃の臨床で感じていることを含め，ざっくばらんにお話しいただければと思います．

Topic 老化に伴う 食べる機能の変化

藤本● 多くの高齢者および家族が望んでいる「口から食べる」ことが，老化に伴って阻害されていく要因には，歯の欠損による咀嚼効率の低下や，何らかの疾患による嚥下障害などさまざまあるわけですが，導入として，ヒトの一生における食の変化についての標準形を確認したうえで，諸問題を考えていきたいと思います．

ヒトには産まれたときから嚥下という機能が備わっていて，ある程度乳歯列が生えそろったところから咀嚼という機能が成熟し始めるわけですが，この過程において食形態は，咀嚼・嚥下機能の成熟に従って，液体からだんだん軟らかいもの，そして通常の形態のものへと変化していきますね．一方，年をとると，栄養量については，何の病気もしなくても，身体機能，精神機能が低下していくのと並行して減少していく．そして食形態については，成長期とは逆に，固形物から軟らかいものへ，軟らかいものから液体に近いものへと変わっていって死にいたるというのが，歯もそれなりにそろっていて，大病もせずに老衰で亡くなるようなヒトの一生における食形態の変化の標準的な形かなと思っているのですが（図1），栄養素の変化という意味ではいかがでしょうか．

葛谷● 成長過程に必要な栄養素と，退行期に必

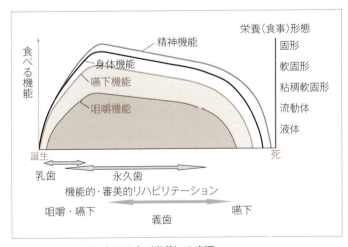

図1 ヒトの一生における食（栄養）の変遷

[*1] **超高齢社会**
総人口に対して65歳以上の高齢者人口が占める"高齢化率"が21％以上の社会．
日本は2007年に高齢化率21.5％となり超高齢社会となった．

要な栄養素は，おのずと違ってくると思います．たとえば必須アミノ酸も，小児では必須でも，成人では必須ではないものがあるし，タンパク質の体重当たりの必要量も，10歳ぐらいまではかなり高い値ですが，成人ではプラトーになって，その後高齢期になると少し上がるけれど小児期ほど高くはありません．

ところで，藤本先生は今，老衰に至るまで歯が保たれている場合を標準形とされていましたが，歯が十分に残っている高齢者でも，咀嚼機能はだいぶ落ちるのでしょうか．私の印象ですと，やはり高齢者では歯が少なくなっている人が多くて，歯が少なければ咀嚼機能が落ちるということは理解しやすいのですが．

⬇咀嚼能力は残存歯数に限らず低下するか？

藤本● 植田先生，歯が十分に残っている人でも咀嚼機能は変わるでしょうか．筋力の問題とか舌や頬の運動機能の問題になると思うのですが．

植田● 老化に伴って，咬合力が低下するだろうとか，咀嚼能力が低下するだろうとか，唾液分泌量が減るだろうとか，味覚的な閾値の変化からも咀嚼に影響があるだろう，などはいわれていますね．

藤本● それは歯があるということが前提でしょうか．それとも歯を失って総義歯になってからのことでしょうか．

植田● "咀嚼効率" といういい方だと，歯があるほうが効率がよいのは当然だと思いますが，能力的なことや咀嚼機能自体を考えてみると，歯があってもなくても，食塊形成に行き着くことはできますから，必ずしも歯がなくても，咀嚼はできるといえます．

咀嚼運動は，半分は随意で半分は不随意で行われる熟達随意運動といわれる部分です．歯根膜に受容器があり，そこに圧がかかることで咀嚼が惹起されていくという考え方がありますが，では，無歯顎になって歯根膜が一切ない状態の人に，咬合力を粘膜だけで負担する総義歯を装着した場合，熟達随意運動ができないかというとそうではありません．最初のうちはできなくても，わずかな時間の学習によって，咀嚼運動は立派に獲得されていきます．筋そのものに学習を十分受け入れるだけの受容体があるので，歯がなくても咀嚼サイクルというのは学習によって成り立つわけですね．

藤本● 下顎は全歯列残存しているけれど，上顎が無歯顎という嚥下障害の患者さんがいて，今朝も食形態を変えながらVFを撮っていたのですが，見学にきていた歯科衛生士学校の学生から「なぜ下顎にしか歯がないのに，モグモグ噛む動作をしてから飲み込むのですか？」と質問されました．「モグモグという下顎運動は，上下の歯で食物をすりつぶすためだけでなく，舌を動かすためにも必要なんだよ」と説明したのですが，適当だったでしょうか．

下顎を動かさずに舌だけ動かしても嚥下はできないと思いまして．

植田● できないでしょうね．水飲み嚥下と異なり，固形食の場合は，モグモグという咀嚼様の動作と連動して初めて嚥下が惹起されますので，当然下顎の動きは必須条件です．

藤本● 私のイメージとしては，下顎運動には，歯で咀嚼するのに必要な運動という面と，舌の運動を効率化させるとか，舌運動を助けるための運動という面の，二面性があるのではないかと思っているのですが，いかがでしょうか．

植田● 多分そのあたりは，生理学的には説明がつきやすいところではないでしょうか．

糸田● 植田先生がおっしゃったように，咀嚼は，初期は随意運動で，ある程度一定の時間をかけて食物の粉砕がほぼ終わった時点から食塊形成を経て，不随意運動に変わるのだと思います．この際の下顎運動は，嚥下のために舌の運動を助けるための運動ではなく，咀嚼のプロセスにおける食物の細かな粉砕と食塊形成の部分の補助的な運動ではないでしょうか．

下顎運動自体は，咀嚼中は水平・垂直方向に三次元的に動いていて，食塊形成に近くなってくればくるほど，垂直方向での補助的な運動として落ち着いてくるように思います．

藤本● マニアックすぎるかもしれませんが，臨床で患者さんの下顎の運動を見たときに，その人が咀嚼できるか，嚥下できるかということが，他

職種の人たちにもある程度わかるメルクマールみたいなものがないかなと思っているのですが，どうでしょうかね．

若林 ● それは深く考えたことがなかったです．私としては，100歳を越えても現役医師である日野原重明先生（2017年7月，105歳で死去）が，どんなものをどんなふうに咀嚼して嚥下されているのかなという疑問をもっていたぐらいでして．

🔽 食形態は何によって変わっていくのか

藤本 ● たとえば，日野原先生は，フライドチキンは食べますかね．私は general（常食）の中で難易度が高いのはフライドチキンだと思っているので，よく話題にするのですが．

葛谷 ● 沖縄あたりでは，80歳，90歳といった高齢者でもフライドチキンが大好物という方も多いようです．

糸田 ● 自立高齢者であれば，食形態はあまり変わらないのではないですか．フライドチキンも，歯がある人は食べようとしますよ．常食ではない食形態に変わってしまう原因には，身体機能の低下や，口腔内の状況が悪くなって噛めなくなるなど，外的要因によるものが多いのではないでしょうか．

藤本 ● もし歯があったとしても，身体機能と精神機能は落ちますよね．加齢により筋力は低下してきても，食形態は変わらないでしょうか．

植田 ● いえ，80歳，90歳でフライドチキンを問題なく食べている人でも，それがその先もずっと続いて，亡くなる当日まで食べ続けられるというのは，生理的老化からすると稀だと思います．年を重ねて，やはり機能的にはダウンスロープをたどっていきますから．

藤本 ● ここでは人生最後の数年の話をしていると思うのですが，食形態とは，その数年間における，そのときどきの機能の状態にあわせた形態，機能低下や歯の欠損にあわせた形態になっていくということですね．

糸田 ● そうですね．かつて健常高齢者の食事について地域で調べさせてもらったことがあるのですが，前歯も臼歯もないのに「私，何でも食べられますよ」という人が結構いたのです．ですが，実際に食べているものを書き出してもらうと，やはりバラつきがあって，一見，何でも食べているように見えるのですが，結局，食べられるものしか食べていないのですね．

「食べていますよ」といっていても，実は知らず知らずのうちに自分の口腔内の環境に影響を受けて，食べられるものを自己選択している．

若林 ● 意識してか無意識かはわからないが，自己選択はしているのでしょうね．選択している中では「何でも食べられる」とおっしゃっているのでしょう．

糸田 ● そういう気がします．

Topic 健やかな超高齢社会推進 のためのキーワード

🔽「ロコモティブシンドローム」「サルコペニア」「フレイル」

藤本 ● 超高齢社会において注視すべき新しい病態概念として「サルコペニア」「フレイル」「ロコモティブシンドローム（以下ロコモ）」などがあり，これからの高齢者の医療・介護を考えるときの新しいキーワードともなっています．

サルコペニア（32～35頁）とフレイル（36～39頁）は，われわれ医療者の間では以前から結構話題に上りますが，ロコモ（40～44頁）はそれほどではないように思いますが．

若林 ● それが，世間一般的には逆で，すでに約5割の人がロコモを認知しているということで，ロコモの認知度はサルコペニアやフレイルに比べると明らかに高いのです．サルコペニアは約3割，フレイルは約1割で，市民公開講座などで会場の人たちに聞いてみると，ロコモが格段によく知られています．

健康日本21（第二次）の達成目標の中に，平成33（2021）年までにロコモの認知度を80％まで上げるということが挙がっているぐらいです[*2]．

葛谷● 欧米では1980〜1990年代から認知されていたフレイルおよびサルコペニアとは異なり，ロコモティブシンドロームは2007年に日本整形外科学会により提唱された新しい概念ですが，それがちょうど厚生労働省が超高齢社会のポピュレーションストラテジーを考えていた頃だったので，採用されて普及が図られたという背景もあるでしょうね．

認知度を高めて，そこに注意を喚起したいというのが，国の考えだと思います．

糸田●「メタボリックシンドローム」の認知拡大が図られたときと同じで，「ロコモティブシンドローム」も社会運動的な用語ともいえますね．

藤本● ロコモの認知度はすでに結構高いのですね．"サルコペニア"も疾病名としてICD-10（WHOによる国際疾病分類第10版）に収載された[*3]こともあって，これから一般にも知られるようになりそうですね．

一方，かつては「虚弱」や「老衰」といったネガティブな日本語で表現された"frailty"は，本来は，加齢に伴う生理機能低下に基づく身体的，精神・心理的，社会的な問題を包含し，適正な介入によって可逆性も得られるという多面性をもつものなので，適当な日本語にすることが難しく，結局，日本老年医学会によって「フレイル」とカタカナ4文字で表現されることになりました．今後「フレイル」として定着していくことと思われます．

さらに近年は「オーラルフレイル」という用語も出てきましたが，これはどうでしょう．

▼ そして「オーラルフレイル」

糸田● オーラルフレイルという用語は日本歯科医師会のはたらきかけもあって，普及してきていると思いますが，概念に漠然としている部分もあって，現段階では，はっきり定義づけるのは難しいのではないでしょうか．多分オーラルフレイルも，「8020運動」のような社会運動的な用語として成立させたいのではないかと思っています．

たとえばロコモとフレイルは明らかに違いますよね．同じように，オーラルフレイルは，呼称に"フレイル"を含むけれど，フレイルとは別物で，ロコモと同様に，高齢者施策の社会運動的な用語ともいえるのではないかと．

藤本● ポピュレーションストラテジーの1つのきっかけにしたいということですね．

私としては，フレイルとオーラルフレイルの関係というか，境界も今一つわかりにくい気がしています．フレイルは身体性，精神・心理性，社会性の3つを包含した形の概念ですが，オーラルフレイルは，身体性の部分がメインになっているようにも思えまして．

オーラルフレイルになった結果，コミュニティに出られずに社会性が落ちるとか，精神性が落ちていくということはありそうですが，オーラルフレイルそのものとしては，サルコペニアの一歩手前，プレサルコペニアのような状態をいうのではないかと思うのですが．

糸田● そうですね．オーラルフレイルは「口腔機能低下症」に至る前の段階，すなわち介護予防の「口腔機能向上」サービス適用に至るよりも前の段階の概念だと思います．その意味でも，介護予防における口腔機能のとらえ方を理解しないと，オーラルフレイルも理解できないと思います．

植田先生，平成12（2000）年に開始された介護保険制度が，その6年後の平成18（2006）年に「介護予防」を重視する形に改正されて，その柱の一つとして「口腔機能向上」のサービスが追加されましたよね．これにはどのような経緯があったのでしょうか．

植田● 実は，平成12（2000）年に介護保険が始まった当初から，「介護予防」という理念はあったのです．ただ，では介護予防では何をするかという具体的なサービスというか，施策は一切提示されませんでした．介護保険開始前にも，一部で

[*2] 健康日本21（第二次）の「社会生活を営むために必要な機能の維持・向上に関する目標」の「(3) 高齢者の健康」において，「③ロコモティブシンドローム（運動器症候群）を認知している国民の割合の増加」（平成27年44.4%→平成34年度80%）が挙げられている．

[*3] 2016年，ICD-10のM「筋骨格系および結合組織の疾患」の「軟部組織障害」のM62「その他の筋障害」のM62.5「筋の消耗および萎縮，他に分類されないもの」にサルコペニアが追加された．

口腔に関するサービスを何か入れようという動きはあったのですが，いかんせんエビデンスが――それを行うことによって本当に介護度がよくなるのかなどというエビデンスも，口腔ケアにどれだけの時間がかかるかなどという介護負担にかかるエビデンスも――一切なかったので，当然介護保険に入ることはありませんでした．

そこで，平成16（2004）年ぐらいから，研究班を作ってエビデンス作りを始め――やはり口腔ケアによる誤嚥性肺炎発症減少のデータは一番の後押しになったと思います――2年間蓄積したところで，平成18（2006）年に「運動器機能向上」「栄養改善」「口腔機能向上」という三本柱の介護予防サービスが提案されました．最初は「口腔機能低下予防」サービスということで始めようとしたのですが，"低下予防"では少しネガティブではという意見もあり，「口腔機能向上支援」という形になりました．

糸田 ● 死因の第3位である肺炎で亡くなる方の9割以上は65歳以上の高齢者であり，肺炎の中でも高齢になるほど誤嚥性肺炎の割合が増加する現状からも，誤嚥性肺炎予防のための口腔ケアと嚥下機能のリハビリテーション（以下リハ）の重要性が認められて，介護保険制度が強化されたのですね．

そういう現状がある一方で，植田先生がいらっしゃる日本大学病院[*4]（東京都千代田区）はすごく都心にあるため高齢の患者さんは少ない印象を受けるのですが，誤嚥性肺炎の患者さんも来られますか．

植田 ● 確かに都心にある急性期病院なのですが，救急搬送されてくる患者さんで一番多いのは，やはり脳卒中の方，そして誤嚥性肺炎の方です．平均年齢は83歳です．

糸田 ● 今は都市部でも高齢化率が上がっているうえ，救急搬送というと，周囲から都心の病院に集まってくるから，高齢者が多くなるのですね．

誤嚥性肺炎 をめぐるトピック

● 診断は適切になされているか？

藤本 ● 誤嚥性肺炎に関する話題が出ました．病院や施設における誤嚥性肺炎発生が大きな問題になっていますが，適切な診断の必要性も問われるのではないでしょうか．

施設から誤嚥性肺炎の疑いで病院に入院した195人を調べたところ，実際に誤嚥性肺炎だった者は21%で，あとの42%は化学性肺臓炎，33%は胃酸誤嚥のみだったというMylotteらの報告があります[*5]．そしてこの中で抗菌薬投与が必要なのは当然21%の誤嚥性肺炎の患者のみなのに，化学性肺臓炎と胃酸誤嚥のみの患者にも，同様に抗菌薬が投与されていたというのですね．不必要な治療を行わないためには，症状と検査所見のみで診断するのではなく，誤嚥の既往の有無を確認すべきであるという内容でした．

糸田 ● 日本でも，化学性肺臓炎はほとんど認められないという高齢者施設もありますよね．そして「発熱したら抗菌薬」という神話も健在ですね．

藤本 ● 私見なのですが，唾液分泌量を確認することも，誤嚥性肺炎の診断に役立つのではないかと思うのですが．口の中の細菌をどの媒体を使って肺に送っているのかというと唾液ですよね．口の中がカラカラに乾燥している患者で，口腔ケアも行っているのに，熱を出したらすぐに肺炎だ，抗菌薬だ，ということに疑問があります．口の中は確かに汚れているけれど，それを誤嚥して肺炎を起こすには，唾液がある程度あるというのが前提にならないでしょうか．

[*4] **日本大学病院**
日本大学医学部附属ではなく，日本大学本体の直属の総合病院．同病院のある神田駿河台1丁目内には日本大学歯学部および歯学部付属病院がある．日本大学医学部附属病院としては日本大学医学部附属板橋病院がある．

[*5] Mylotte, J.M. et al.: Pneumonia versus aspiration pneumonitis in nursing home residents: Diagnosis and Management. *J.Am. Geriatr.Soc.*, **51**: 1～7, 2003.

糸田● 唾液量が少なくても，消化管からの逆流物によって咽頭あたりの菌が肺に入るということもあるのではないですか．

誤嚥性肺炎の原因ともなる PPI の長期使用

葛谷● 化学性肺臓炎や胃酸誤嚥のみというのは，嘔吐の既往により起こるのではないでしょうか．また，唾液を誤嚥しなくても，ただ食事をしていてむせ込んで肺炎になることはありますね．

それと，高齢者には胃酸分泌抑制薬のPPI（プロトンポンプ阻害薬）がよく処方されていますが，これにより胃で殺菌できないぐらいpHが上がってしまい炎症の契機になることが問題になっています．

たとえばクロストリジウム・ディフィシル関連下痢症になりやすくなります．この下痢症は，かつては抗菌薬の長期投与で起こるといわれていましたが，最近の高齢者は抗菌薬を投与しなくてもなってしまうので，PPI が原因の一つとされるようになりました．同じように，PPI の作用により胃酸で細菌が消滅せず，嘔吐したときに細菌が肺に入ってしまい誤嚥性肺炎を起こすこともあるでしょう．

藤本● ある内科医から，今は PPI や H2 ブロッカーは，なるべく 8 週以上の長期投与はしないようにしていることをお聞きしました．胃潰瘍の治療においても，まず 8 週間をメドとした投与として，効かなかったら別なことを考える必要があるというように．

若林● もちろんそれが正論ですが，臨床現場ではまだ普及していないと思います．

私の知り合いが，PPI の長期投与をしている患者さんの栄養状態はどうかという研究をしていましたが，8 週間以上の長期間使っている人はざらにいました．なかには適用疾患がある人もいますが，適用疾患がなくなっても，ずるずると続けている人も多数います．

葛谷● PPI や H2 ブロッカーの長期処方が認められているのは，本来は逆流性食道炎だけだったのですが，NSAIDs やアスピリンの副作用である潰瘍発生を予防するために PPI の併用が認められたので，延々と処方されることが増えてしまっています．

藤本● それで，□□ブロンや□□キャブをずっと飲んでいる患者さんが多いのですね．

葛谷● さらに，最近は，PPI の長期投与は，認知症のリスクになるのではないかとの報告もあります．したがって，できるだけ長期処方を避けることは基本的に正しいと思います．

若林● 長期処方が減って胃酸の pH が適当に保たれるようになれば，誤嚥性肺炎も減りますね．

葛谷● 誤嚥性肺炎もクロストリジウム・ディフィシル関連下痢症も減る可能性はありますね．

一方で，PPI のように強く酸を抑制する物質は，栄養の吸収を変えるのではないかとも考えたこともあるのですが，私が調べた限りでは，そういった報告はあまりありませんでした．

Topic 介護現場が抱える摂食嚥下機能低下の問題

最も多い問題は"老嚥"と"摂食嚥下障害"の間にある

藤本● 植田先生は，大学病院の患者さんも，在宅の患者さんも診ていらっしゃると思いますが，やはり重度の摂食嚥下障害の方が多いのでしょうか．

植田● 摂食嚥下障害というと，すぐに誤嚥や胃瘻のほうに目が行きがちなのですが，胃瘻で絶食という人は，要支援・要介護者の1割ほどの「要介護5」の中の一部の人たちですよね．となると，それ以外の人たちは，全員口から食べているということになります．

それでは介護現場は何に悩んでいるかというと，胃瘻の人に対して何とか食べさせようということがメインではなくて，食べてはいるけれど，思うように食べられない人をどうしたらよいかということなのです．すなわち，なかなか口を開けてくれない，先ほどのようにモグモグはしても一

向に飲み込んでくれない，よくこぼす，偏食がある，水分を飲んでくれない，みたいなことについて，どうしたらよいか日々悩んでいるわけですね．

藤本● 介護現場が悩んでいるのは，まさに「老嚥」と「摂食嚥下障害」の狭間というところになるのでしょうか．

植田● 実は「老嚥」という用語は初めて聞きました．老化による嚥下障害でしょうか．

若林● 老化による嚥下機能低下のことですね（73，78頁）．"障害"には至っていない，"機能低下"です．英語ですと1991年ぐらいから"presbyphagia"という言葉があるのですが，老年医学の世界でもまだあまり知られていないと思います．

これまでも摂食嚥下障害は問題視されてきましたが，嚥下のフレイルみたいな状態はあまり注目されてこなかったと思います．しかし，今まで経口でぎりぎり食べていた人が悪くなって入院して，炎症があるため禁食でベッド上安静で1日300 calの点滴とかになったら，数日とか1週間で重篤な状態に陥ってしまう例を臨床でたくさん経験してきました．そうなる前に誰かが見つけて，その時点でよいアプローチすることで，重度の嚥下障害まで落ちないようにできないかという思いが強くなってきました．

多分今そこを診る人があまりいないですね．何とか経口摂取だけで食べているということで問題視されない……．

藤本● presbyphagia，老嚥という言葉は，私たちは普通に使っていましたが，そんなに広まっていないのですか．

若林● 現状では広まっていませんね．

⬇ どこからが摂食嚥下"障害"か

糸田● 介護予防で「口腔機能向上」が出てきたのは，「老嚥」の問題もかなり含んでいると思うのです．ですから用語の整理も含めて状態を仕分けることが必要だと思うのですが．

藤本● 正常な状態，老嚥，摂食嚥下障害の一歩手前の状態，摂食嚥下障害……．「明らかにむせる」は摂食嚥下障害ですか．

若林● いや，正常でもむせる人はいますから，むせイコール摂食嚥下障害ではないですね．

植田● 違いますね．

藤本● では，「誤嚥する」と，摂食嚥下障害ということになりますか．

若林● 私もときどき誤嚥しますよ．だから，摂食嚥下障害とは何かという線引きはすごく難しいですよね．

1日600回行う嚥下運動の中で，誰もが1回や2回は誤嚥しうると思います．健常高齢者でも，3〜5割の人は誤嚥しているという報告もいくつかありますしね．

藤本● VFをよく行っている内科医の中には，「誤嚥しない人はいない」とおっしゃる方もいます．では，摂食嚥下障害かどうかを分ける一番のポイントは何でしょう．

糸田● 摂食嚥下障害は，「生きていくうえでの必要エネルギー量を経口摂取できないこと」と定義されていると思いますが．

若林● でも，ペースト食を全部食べられている人は摂食嚥下障害ではないといいきれますか．

糸田● それも疑問ですよね．

植田● 咽頭相の障害は摂食嚥下障害の一側面であって，それこそ咀嚼の障害も，認知や行為の障害も，全部摂食嚥下障害といえるのですが．

藤本● では，それら全部を含めないと摂食嚥下障害とはいえないのでしょうか．摂食嚥下障害にいたる過程には，認知症や機能障害などいろいろあるけれど，それらによって何かが起こったところで，結果的に摂食嚥下障害なのかどうかに分けられるということではなくて．

糸田● 臨床の場で私たちは，何かが起こったところで，その患者さんに摂食嚥下障害があるとわかるわけですが．

若林● もちろん，誤嚥性肺炎とか窒息とか脱水とか低栄養とかが起こって入院加療を要するような人は，多分最初から摂食嚥下障害があるといっていいと思うのですが．

葛谷● 老嚥というのは，摂食嚥下障害の手前の，<u>嚥下のフレイル</u>的な位置づけであり，要介護が摂食嚥下障害，自立と要介護の間にあるのが老嚥ということですね．

Topic: オーラルサルコペニア との対峙

藤本● では,老嚥はオーラルフレイルですか.

若林● 似てはいるでしょうね.重なる部分はあると思います.

糸田● オーラルフレイルという概念には二面性があると思うのです.

　柏スタディ*6での報告では,要介護や病気になる手前の段階である全身のフレイルのうち,14%が口腔の崩壊から始まるとされています.つまり,口腔の崩壊が原因となって,身体性・精神性・社会性も衰えていって身体的フレイルにいたる.この全身のフレイルの中の14%を"口腔のフレイル"として,オーラルフレイルというのが1つのとらえ方.

　もう1つは,老嚥や口腔機能低下症も含め,口腔の衰えが始まっている状態を広くオーラルフレイルといおうというとらえ方で,先ほども話しましたが,今日は社会運動的に,後者のほうで認知が図られている気がします.

藤本● 少し複雑なのですね.

臨床で取り入れやすい「オーラルサルコペニア」という新概念

葛谷● フレイル自体も,まだ定義や診断基準が混沌としていますからね.身体の問題以外の,精神心理的問題・社会的問題を定量化して評価することは難しいですし.

　一方,フレイルの一因ともなるサルコペニアは,加齢に伴う筋量減少・筋力低下を表す概念ですから,筋肉を評価すればいいのでわかりやすいのですが.

　先ほどからお聞きしていて思ったのですが,老嚥も口腔機能低下症も,サルコペニアの一種なのではないですか.咀嚼や摂食嚥下にかかわる筋肉の萎縮や機能低下によって起こる現象なので,口腔のリルコペニアということでオーラルサルコペニア.

糸田● そうですね.従来はオーラルサルコペニアという用語はなかったのですが,このほど熊本リハビリテーション病院の白石 愛さんたちが,ヨーロッパ経腸栄養学会による専門誌 *Clinical Nutrition* で発表された,脳卒中患者の口腔状態とサルコペニア発生の関連についての研究論文において,"oral sarcopenia"を注視することの重要性が示されました*7ので,今後はオーラルサルコペニアという概念も広まっていくのではないでしょうか(59〜60頁).

　医学界全体で考えるとしても,オーラルフレイルよりもオーラルサルコペニアのほうがイメージしやすいと思います.

若林● オーラルサルコペニアはわかりやすいですね.筋肉のことだけをいうのですし.

藤本● わかりやすいですよね.筋肉の萎縮と機能低下によって起こる口腔機能の問題がオーラルサルコペニア.

　となると,老嚥も摂食嚥下障害もオーラルサルコペニアに含まれますか.

若林● 両方とも含んでしまってよいのではないでしょうか.

　サルコペニアで身体機能低下が生じている人には,健常者に近いフレイルレベルの人もいるし,自力で歩けない障害者に近いレベルの人も含まれますよね.これと同様に,オーラルサルコペニアについても,普通に食べられるけれど口腔機能が落ちて老嚥になっている人も入るし,摂食嚥下障害になってしまった人も入るということになると思います.

---

*6 **柏スタディ**
　東京大学高齢社会総合研究機構教授の飯島勝矢氏らが主体となって2012年より継続実施されている千葉県柏市の地域高齢者を対象とした「栄養とからだの健康増進調査」である.第1次から第4次までの計画で実施された口腔を含めた大規模健康調査であり,柏スタディの知見によって昨今の全国的なフレイル予防などへの機運が高まる大きな誘因となった.

*7 **オーラルサルコペニアに初めて言及した論文**
　Shiraishi, A. et al.: Prevalence of stroke-related sarcopenia and its association with poor oral status in post-acute stroke patients: Implications for oral sarcopenia. *Clin.Nutr.* 2016.12 (in press)

臨床におけるオーラルサルコペニアの診断・治療の早期確立が求められる

葛谷● それでいいですよね．さらに，オーラルサルコペニアという概念の認知拡大を図り，臨床に反映していくには，まず研究が必要だと思いますが，実際にどうやって筋量を計測して，筋力を定量化していくかという方策が今後ほしいですね．

若林● 筋力では最大舌圧値が20 kPa以上というのが1つの目安とされていますが．

藤本● それで舌圧計も保険適用になりましたが，廃用と神経難病の患者さんの舌圧は全体的に落ちるけれど，脳梗塞や麻痺，障害がある方の場合は，舌圧も三次元的に変わることから，舌のどの部位の舌圧が低下しているかという情報が必要になると思います．

若林● 筋量に関しては，すでに超音波で舌の厚さを計るとか，CTでオトガイ舌骨筋を計るなどは行われています．

葛谷● でも多分，世界的にはまだそんなにやられてないでしょうから，早く日本でオーラルサルコペニアの定義，診断，治療について発表してしまったほうがいいですね．

糸田● 臨床的にはやはりエコーが使いやすいですし，筋量の評価という部分ではいいかもしれないかなとは思います．嚥下関連筋はたくさんありますが，まずはエコーで舌の筋量評価．

若林● 舌骨上筋群の一部もエコーで診ることができますね．

糸田● はい．今ポータブルのエコーがあるので，いけると思います．口腔は舌の厚みを見て，嚥下に関しては咽頭部分の筋をスクリーニングするのがいいのかなという気もしますが．

植田● 今歯科では，「口腔機能低下症」という新しい歯科疾患名を入れようという動きになっていて，評価項目としてはやはり咬合力や舌圧などの7項目が挙げられています*8．

若林● 7項目評価して，口腔機能低下症と診断がつくと，なぜその人は口腔機能が落ちているかがわかって，それに対してこういうアプローチをするなどもわかるようになっているのですか．

藤本● それはまだこれからだと思います．今後エビデンスを積んで原因や治療法についても示していって，いずれは「口腔機能低下症」を疾病名として保険収載を図りたいというところだと思います．一般の歯科診療所で，さまざまな検査システムをそろえて7項目の評価を行っていくことは簡単ではないかもしれませんが．

葛谷● 同じことがサルコペニアにもいえると思います．サルコペニアがICD-10に入っても臨床的になかなか広がらないのは，やはり実際に筋肉定量というのが一般の診療所ではなかなかできないという背景もあると思うので，もっと簡便に評価できる方法が必要ですね．

臨床目線の簡便な診断基準と介入提示が必要

若林● エコーよりも簡便な方法ということでは，現時点では下腿周囲長計測が有用ではないでしょうか．カットオフ値は，日本人では地域在宅高齢者の場合，男性34 cm，女性33 cmといわれていますが，入院高齢患者の場合，男性30 cm，女性29 cmです．

葛谷● そうですね．栄養障害の方だと，海外でも31 cmぐらいですからね．

若林● そうすると，健常に近いフレイルレベルのサルコペニアと，障害者に近いレベルのサルコペニアが，同じ基準で評価されるのは問題ではないでしょうか．

　このことと同じで，オーラルサルコペニアについても，健常から老嚥に近いぐらい人に対しての「この辺から気をつけよう」という予防的介入が必要な段階──ここがオーラルフレイルにあたるのかもしれませんが──と，摂食嚥下障害が進んでしまった人に対する「ここで何とかしないと危険」という積極的な治療的介入が必要な段階があ

---

*8 **口腔機能低下症の診断基準**
・口腔不潔（総微生物数6.5 Log10（CFU/mL）以上），・口腔乾燥（口腔水分計：27.0未満），・咬合力低下（200 N未満），・舌口唇運動機能低下（オーラルディアドコキネシス：6回/秒未満），・低舌圧（最大舌圧30 kPa未満），・咀嚼機能低下（グルコース濃度100 mg/dL未満），・嚥下機能低下（EAT-10合計点数3点以上）．
　上記7項目中，3項目以上該当すれば，「口腔機能低下症」と診断する〔日本老年歯科医学会，2016．〕．

るので，これらがわかる診断基準がほしくなりますね．

葛谷● せっかくオーラルサルコペニアの定義を作っていくのなら，介入の効果についてのエビデンスも示したいですね．たとえば舌圧の変化からリハ効果を示すとか．

若林● 筋力トレーニングをすると，舌圧は上がります．舌圧の回復が最初に現れます．

糸田● あとは，その舌自体を支えている舌骨上筋群の強化ですね．あわせて行うのが一般的でしょうか．ただ，筋量や開口量が増えたという例は見たことがありません．

藤本● もし筋量が増えるとしても，高齢者で速筋が増えることはないから，遅筋の増加ですよね．しかし咽頭の嚥下反射にかかわる筋肉というのはほとんど速筋なので，そういう訓練によって遅筋が増えると，協調性に問題も出てくるかもしれないですね．オーラルサルコペニアのリハを考えるうえで，このあたりも今後の研究課題の一つとなりそうです．

臨床家としては，これからオーラルサルコペニアとどのように対峙していくかというところが大きな課題になっていきそうですね．

葛谷● オーラルサルコペニアという診断がついたら，介入もどこからスタートしたらよいのか．それこそ完全な障害になってからリハを始めるのではなくて，老嚥のときから早く診断してリハを始めましょう，という1つの流れができますね．

Topic 予防の正しい考え方とアンチエイジング

▼ 正しい予防意識の喚起が必要

藤本● 今話してきたようなオーラルサルコペニアや摂食嚥下障害のようなテーマで社会貢献していくには，何が一番必要となるでしょうか．

糸田● 予防的概念でしょうね．元気なとき，やはりいわゆる団塊の世代とか団塊ジュニアという世代は，健康志向，健康IQは高いので，わかりやすい運動があれば，老化に伴う摂食嚥下障害への予防にも関心をもって取り組んでくれると思います．

若林● 予防は当然非常に重要なのですが，予防をいわゆるアンチエイジングとか不老不死みたいなとらえ方で考える流れになってしまうのはやはり違うなと思います．人は長生きしたら誰でもフレイルになって，もっと長生きして障害者になっていつか死ぬという大前提がわかったうえで，そのうえでできる範囲の予防みたいな話にしなくてはならないなと．

人はいつまでも死なないとか，人はいつまでも障害者にならないとか，そんなふうに思い込んでしまっている一般の人がたくさんいるので，"予防"を訴えて間違った動きになると困ると思いまして．

葛谷● 私もアンチエイジングという言葉には抵抗があったのですが，最近の科学の進歩を見ていると，動物レベルではありますが，本当にアンチエイジングという現象が起こっているのです．

パラビオーシス（parabiosis）という方法では，老化したマウスと若いマウスの腹部を切開して結合して皮膚を縫合すると，2匹間の血液が循環するわけです（並体癒合）．結合する前の高齢マウスは心肥大を起こしていて，神経細胞の再生も骨格筋量も少ないのですが，若いマウスの血液と混ざると，普通の若い心臓に戻って，心筋も若返って，筋肉も萎縮が改善すると報告されています．またパラビオーシスを行わなくても，若いマウスの血清を採って高齢マウスに打つだけでも，同じことが起こります．逆に高齢マウスの血液を若いマウスに打ち込むと，老化するというのです（53頁）．

私もかつてはアンチエイジングに関しては否定的な意見をもっていたのですが，そういう基礎研究を見ているうちに，同じようなことが将来的にはヒトにもありうるのかなと思って，最近考えが変わってきました．

藤本● それはまさしくアンチエイジングですね．そうすると不老不死もいつか現実になるのでしょうか．

葛谷 ● これが最大寿命を延長するものかどうかはまだわからないです．たとえば人間だったら120歳の最大（限界寿命）を150歳まで延ばせるかというものではなく，老化とともに変化が起こった臓器を少し若返らせる可能性が出てきたということですね．パラビオーシスで最大寿命が延びるという報告はないと思います．

現実的には，結局最大寿命は変わらないので，障害が起こる時期をなるべく遅らせて，健康寿命を延ばしたい．最後は要介護になるのは仕方ないけれど，問題が起こらないように備えて，問題が起こったら早期に対応することで，要介護時間をなるべく短くさせようという方向の予防のとらえ方ですね．

糸田 ● 現在，男性で10年近く，女性で13年近くもある不健康寿命をできるだけ短くするのが，予防的リハの目標とするところでしょうね．

高齢者の栄養と寿命の関係

葛谷 ● また，エネルギー制限すると寿命が延びるという研究もあります．このようなことも51～53頁のコラムで解説しています．

若林 ● 高齢者にタンパク質をたくさん摂取させるのは間違いではないか，控えたほうがむしろよいのではないかという見解も聞きますね．

葛谷 ● それもまた変わってきているようです．かつては，赤身の肉を大量に食べる成人は，がんにかかりやすく早く死ぬという報告がたくさんありました．ところが2014年に *Cell Metabolism* で発表された，アメリカで6,000人以上の成人を対象に行われた18年にわたる食事の追跡調査の報告では，若い人は高タンパク食だと早死にするけれど，66歳以上の高齢者ではまったく逆転して，高タンパク食の人のほうががん死も少なくなって長生きすることがわかったというのです[*9]．循環器疾患による死も少なくて，総死亡率も少ないのです．

だから高齢者と若い人ではタンパク質摂取と生命体維持の関係が全然違って，高齢者はやはり高タンパクのほうがよいと．一方，若い人で低炭水化物ダイエットをしている人が，炭水化物のかわりにタンパク質を食べすぎると逆によくないのですね．

地域ごとのポピュレーションアプローチが有効

藤本 ● 栄養のお話が出ましたが，高齢者が低栄養に陥らないためにも，口腔機能の維持を図ること，機能低下があれば早く気づいて対応していくことの重要性を広く啓蒙していくには，どのような機会が必要でしょうか．

葛谷 ● かつて介護予防事業として二次予防事業が展開されていたとき，たとえば口腔に問題がある人たちを集めて予防教室のようなものをやっていましたよね．日常生活支援総合事業に転換してからは，ああいった活動はなくなっているのですか．

植田 ● 介護予防という介護の世界からすると，もう難しいかもしれません．予防給付という文言は残っていますが，かなり限定されていますね．やはり自治体によってかなり差があると思います．

葛谷 ● だから結局，市区町村で，高齢者が集まって運動できるとか，サロンとして集まれるような場を設けるとよいのではないでしょうか．

植田 ● オーラルフレイルなどは，まさにそういう総合事業の普及啓発の中に入れていって，ポピュレーションアプローチを図ろうという方向ではあると思います．

糸田 ● 大阪府大東市では，市内の数十カ所で，高齢者が入れ替わり立ち替わり集まって，週2回体操を行っています（158～161頁）．そこでは，栄養と口腔と運動の3つを一緒にしたアプローチが図られているので，現実的かなと思います．

葛谷 ● 地域の人たちが集まれるサロンのような場があれば，そこで定期的に歯の問題とか摂食嚥下の問題などをスクリーニングするといったアプローチもできますよね．

[*9] Levine, M.E et al.: Low protein intake is associated with a major reduction in IGF-1, cancer, and overall moetality in the 65 and younger but not older population. *Cell. Metab.*, **19**(3): 407～409, 2014.

Topic 多職種連携による摂食嚥下障害への対応

多職種の養成機関で進む摂食嚥下障害の教育の充実化

藤本● 摂食嚥下障害の治療における多職種連携の必要性が問われていますが,その素地作りはどうなっているのでしょう.

医師国家試験における摂食嚥下障害に関連する問題を過去4年分調べてみたら,第108回試験(2014年)では「高齢者の栄養管理について正しいのはどれか」という1問がありました.それが第109回(2015年)には2問,第110回(2016年)では3問,第111回(2017年)は2問と,コンスタントに出題されています(**表1**).また,摂食嚥下関連以外にも,多職種連携,高齢者の医療や介護,超高齢社会にかかわる問題の出題も多くなっています(第108回:1題,第109回:6題,第110回:4題,第111回:9題).

葛谷● これらは何科の問題として出題されているのですか.

藤本● 今は科別出題ではなく,順不同で全科を網羅して問題が出されます.

若林● リハについての出題もあります.

葛谷● なるほど.しかしこういう風潮はありがたいですね.高齢者に関する問題をたくさん出してもらうと,学生教育の場も動きますからね.国家試験の問題も重視して授業内容を決めておられることもあるようなので.

植田● それは歯学部も同じです.

藤本● 多分,かつての医師国家試験にはこういう問題は出ていなかったのではないかと思うのですが,4年前から出されるようになって,その後も増えています.となると,これからは医学生も,免許取得後の医師も口腔ケアや嚥下について勉強されるのでしょうね.

知人の看護師や言語聴覚士に聞いてみたら,彼らの養成機関においても,口腔ケアや嚥下についてのカリキュラムはここ数年ですごく増えているそうです.多職種の教育の場も動いているのですね.

摂食嚥下障害の治療への取り組みは各バックグラウンドで異なる

糸田● ただ,各医療職が考える摂食嚥下障害はちょっと視点が違うと思います.たとえば,耳鼻科医が考える摂食嚥下障害と,歯科医師が考える摂食嚥下障害と,呼吸器内科医が考える摂食嚥下障害は,それぞれ視点が異なります.

若林● 臨床では,医療者の視点だけではなく,各科で診ている患者さんも違うと思います.

葛谷● そのあたりは,各病院・各科の事情によっても異なりますよね.たとえば,名古屋大学医学部附属病院(名大病院)では,耳鼻咽喉科の医師とリハビリテーション部の先生がNSTの摂食嚥下チームを作って,院内で嚥下の問題があればどういうルートでどんな検査を行うかのシステムを作ってくれました.

藤本● 国立の大学でそういうことができるのですね.

葛谷● 名大病院では,摂食・嚥下障害看護認定看護師が外来で患者さんを診るというシステムも作りました.

Topic 摂食嚥下障害に対する各組織の動き

各職能団体・学術組織・医療機関のスタンス

藤本● 看護師には日本看護協会が定めた摂食・嚥下障害認定看護師制度がありますが,歯科衛生士にも日本歯科衛生士会(日衛会)が定めた認定歯科衛生士制度があり,認定分野Aに「摂食・嚥下リハビリテーション」のコースがあります[*10].

一方,歯科医師の摂食嚥下関連の認定制度となると,日本老年歯科医学会(老年歯科医学会)と

表1　近年の医師国家試験（第108回～第111回）における高齢者の摂食嚥下障害に関連する出題例

第108回（2014年）

G28　高齢者の栄養管理について正しいのはどれか．
a．経管栄養剤の注入は側臥位で行う．
b．口腔ケアは嚥下性肺炎の予防に有用である．
c．胃瘻からの経管栄養では誤嚥は起こらない．
d．経鼻胃管は胃瘻による経管栄養より不快感が少ない．
e．中心静脈栄養は経腸栄養に比較して感染症の合併が少ない．

第109回（2015年）

G-36　嚥下機能評価において標準的に用いられるのはどれか．
a．CT
b．MRI
c．超音波検査
d．内視鏡検査
e．バリウム造影検査

I-48　80歳の男性．発熱と食欲低下とを主訴に来院した．半年前から食事中にむせることがあった．3カ月前に発熱で入院しペニシリン系抗菌薬で治癒した．2日前から発熱が出現し食事摂取ができなくなったため受診した．胸部エックス線写真で右下肺野に浸潤影を認め，前回と同じ抗菌薬で軽快した．1年前に脳梗塞の既往がある．
この患者の繰り返す病態の予防に効果が期待できるのはどれか．
a．口腔ケア
b．食後の臥位安静
c．鎮咳剤の服用
d．向精神薬の服用
e．ヒスタミンH2受容体拮抗薬の服用

第110回（2016年）

D-6　誤嚥を疑う嚥下内視鏡検査の所見はどれか．
a．声帯麻痺
b．食塊の咽頭侵入
c．鼻咽腔閉鎖不全
d．ホワイトアウト
e．喉頭蓋谷への食塊貯留

F-9　嚥下機能検査にて経口摂取が可能であると判断された誤嚥性肺炎の既往をもつ高齢者への対応として適切でないのはどれか．
a．食後の座位保持
b．流動食の推奨
c．摂食嚥下訓練
d．栄養評価
e．口腔ケア

G-14　高齢者の嚥下障害について正しいのはどれか．
a．水分の誤嚥は少ない．
b．体位の影響を受けない．
c．喉頭閉鎖不全を伴わない．
d．サルコペニアの要因ではない．
e．むせがなくても誤嚥を否定できない．

第111回（2017年）

B-6　舌根と喉頭の協調運動によって喉頭蓋が傾いて誤嚥を予防する．この協調運動において喉頭が移動する方向はどれか．
a．前上方
b．前方
c．前下方
d．後方
e．後下方

X-29　76歳の男性．肺炎のため5日前から入院中である．症状は軽快してきたが，食事摂取が十分ではなく特に主食をほとんど食べていない．このことを気にした病棟看護師が，担当医に対して「入院してから主食をほとんど食べていないようです．今，5分粥食が出ていますがどうしましょうか」と話しかけた．看護師に対する返答として最も適切なのはどれか．
a．私の食事指示が不適切だということでしょうか．
b．そうですね．しかしそれは栄養士が検討すべき問題です．
c．食べられない原因について，何かあなたの意見はありますか．
d．では，うつ病の可能性があるので精神科に診察を依頼します．
e．副菜が食べられているので消化管は問題ないということですね．

日本摂食嚥下リハビリテーション学会（摂食嚥下リハ学会）による認定なので，学会主導型になりますね．

植田 ● 老年歯科医学会は認定歯科医師制度ですが，摂食嚥下リハ学会は"認定士"制度です．多職種も含めた認定なので"認定士"なのです．医師も歯科医師も看護師も栄養士ほか多職種も認定士です[*11]．

というのは，今の摂食嚥下リハ学会があくまでもベースラインであるというスタンスだからで

[*10] **日衛会の認定歯科衛生士制度**
・認定分野A（日衛会による認定）：生活習慣病予防（特定保健指導），在宅療養指導（口腔機能管理），摂食・嚥下リハビリテーション．
・認定分野B（日衛会と各専門学会による連携認定）：障害者歯科，老年歯科，地域歯科保健，口腔保健管理．

[*11] **日本摂食嚥下リハビリテーション学会認定士内訳**（2016年9月現在1,896名）
　言語聴覚士643名，歯科医師503名，看護師280名，医師213名，歯科衛生士113名，栄養士58名，作業療法士33名，理学療法士31名，その他22名．

す．摂食嚥下リハ学会認定士というベースの上に，さらに医師，歯科医師，看護師といった職種別に摂食嚥下関連の認定制度を作ってもらえばよいという考えです．たとえば，日本栄養士会には「摂食嚥下リハビリテーション栄養専門管理栄養士」制度があるのですが，この受験には摂食嚥下リハ学会の認定士を取得した者であることが必須です．

若林● 学会のスタンスも，摂食嚥下リハ学会と老年歯科医学会では異なる印象があります．どちらかというと，摂食嚥下リハ学会では，重度の摂食嚥下障害の患者さんにいかに食べさせるかというところがやはりメインで，老年歯科医学会では，現在食べることができているけれど，このまま放っておいたら悪くなってしまうのではないかという人に対するアプローチができるとよいのではないでしょうか．

わが国の現状に即したガイドラインが求められる

藤本● ところで，摂食嚥下障害の治療についてのガイドラインというものはあるのですか．

植田● 摂食嚥下リハ学会では，訓練法など治療の一般的な手技という部分についてはマニュアルを作成して提示しています*[12]．

若林● いわゆるエビデンスのシステマティックレビューをベースにして，GRADEシステムで作られたガイドラインというのは，まだないですよね．

糸田● 摂食嚥下障害は原因疾患が多岐に及ぶからガイドライン作りも難しいですよね．

藤本● 海外ではどうですか．

若林● 海外でも聞いたことがないですね．

藤本● 結構いろいろな国に摂食嚥下障害関係の学会はあると思うのですが，なぜガイドラインが出てこないのでしょう．

若林● いろいろな国にはあっても，研究活動体制が整っているところは少ないのではないですか．

植田● 摂食嚥下リハ学会はちゃんとやっているほうだとは思うのですが（笑）．ただ，日本と欧米の学会では，摂食嚥下障害のとらえ方に少し温度差が少しあるように思います．日本では，摂食嚥下障害の対象者は，高齢者・超高齢者というイメージなのですが，海外では交通事故やがんなどによる中途障害者というイメージで．

若林● 違いますね．アメリカでは，摂食嚥下障害の原因は胃食道逆流症が一番多いそうですから，もう全然違います．ヨーロッパのほうがまだ高齢者の摂食嚥下障害を意識していると思います．

藤本● となると，摂食嚥下治療のガイドラインも，日本独自のものを作る必要がありますね．ここはぜひ摂食嚥下リハ学会で作っていただきたいです．

若林● ガイドライン作りでは，システマティックレビューをできるだけのレベルの論文がちゃんとあるかどうかが問題ですよね．各治療法についてどの程度推奨するかしないかを示さなくてはならないのですが，質の高いエビデンスとなるレベルの論文はまだ少ないですね．

植田● 臨床手技のマニュアル作りも大変だったのですが，ガイドラインはさらに項目ごとにエビデンスを貼り付けなければ作れないですからね．ニーズはあるけれど，なかなか難しいところでもあります．

Topic 認知症患者への歯科的対応

機能障害を見逃さずに対応する

藤本● 認知症の患者さんで，モグモグモグモグいつまでもかみ続けるだけでいつまでも飲みこまない，咀嚼することは覚えているけれど，口の中にため込むだけで嚥下はしないというケースが臨床では結構よくありますね．咀嚼で食物を粉砕し

---

*[12]「嚥下内視鏡検査の手順」（2012年）「嚥下造影の検査法」（2014年），「訓練法のまとめ」（2014年），「摂食嚥下障害の評価（簡易版）」（2014年），「間歇的口腔食道経管栄養法の標準的手順」（2015年）など．

ても，舌や頬の圧が低下しているため食塊を舌背までもっていくことができなくなる，いわゆる舌挙上不全が起こっている場合は，PAP（舌接触補助床．88頁）という，口蓋を厚くした義歯を入れてみると，結構飲み込めるようになることがあります．

でも今の世の中ですと，認知症と機能障害が併発していても，どうしても認知症だけがクローズアップされて，機能障害は見逃されていることが多いような気がするのです．歯科医師は患者さんをちゃんと診て，機能障害があれば対応しなければならないのに，「認知症だから仕方ない」「認知症だから治療もしづらいし」ということで手を出さない……．

若林 ● 歯科医師だけではないですよ．「認知症だから仕方ない」といってしまう医師だっていますよ．認知症の患者さんというと，認知症だけに目が向いてしまう．

藤本 ● 舌挙上不全は認知症の周辺症状ではなく機能障害なのに，舌挙上不全の原因も認知症にされてしまう．でも中には，PAPを入れた日から一人で食事ができるようになる患者さんも実際にいるので，「認知症＝食べられない」と決めてしまうのは人権侵害だよね，と看護師さんたちとも話しています．

葛谷 ● 舌挙上ができないというのは，舌の厚みの問題ですか．

舌挙上不全への PAP による対応

藤本 ● 舌の力が弱くなってくる，舌圧が低下してくるということです．

私たちが飲み込むときは，舌を口蓋に押しつけるのですが，舌圧が低下するとそれができなくなるのです．口唇閉鎖・鼻咽腔閉鎖はできていても，飲み込めなくなります．だから入れ歯の口蓋部分を厚くして，舌の口蓋への密着を助けるようにするのがPAPです．

嚥下障害の患者さんで，嚥下運動の後に食物が口蓋とか舌背の上にたくさん残っているような人にPAPを入れると，改善するようなケースは結構あると思います．そしてこれは保険治療です．

葛谷 ● よく目にする，モグモグくしゃくしゃかんでいるだけでいつまでも飲み込まない人でも，PAPを装着すると飲み込めるようになる可能性があるのですね．

藤本 ● ただ，認知症の程度によっては，PAP作りのための印象を採ることができない人や，作っても装着をいやがって使ってくれない人もいます．やはり義歯を使ったことがない人からは拒否されやすいです．

葛谷 ● 今まで義歯を使えていた人で，咀嚼はできている人なら，効果が見込めそうですね．

若林 ● ただ，実際に現場で見ていると，たとえばこの人にはPAPが有効ではないかと思って歯科に依頼して作ってもらっても，あまりうまくいかなかった場合，それは適用が間違っていたのか，作ってもらった装置が悪かったのか，その他によるものなのか，それがよくわからないのですよね．

糸田 ● 認知症ということではありませんが，日本補綴歯科学会から，PAPのガイドラインは出ています[*13]．

藤本 ● PAPは結構難しいのです．脳梗塞の後遺症による麻痺や，神経難病のある人では，舌の機能低下状態も，全体的に上がらない，後方または前方しか上がらない，右側または左側しか上がらないなど，いろいろなので．

舌は三次元的に機能低下していって，舌の上がり方で形態も変わってくるので，PAPも診断に基づいて，個々の患者さんの状態に即してアナログで作っていかなくてはなりません．たとえば，舌が後方しか上がらない人は，いくら咀嚼しても食塊が前方にたまるだけで嚥下できないのですが，口蓋の前方だけ厚く作ったPAPにして飲み込みやすくします（**図2**）．

若林 ● でもPAPを検討してくれる歯科医師は，普通の高齢者医療・介護の現場にはそうそういないですよね．現場の医師が，この患者さんにはPAPがあればよいのではないかと思ったとしても……．

[*13] 摂食嚥下障害，構音障害に対する舌接触補助床（PAP）の診療ガイドライン（日本補綴歯科学会，2011年）

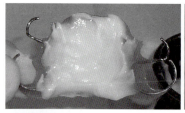 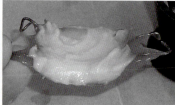

a, b：口蓋床にティッシュコンディショナーを築盛して機能印象を行う．

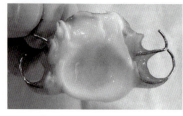 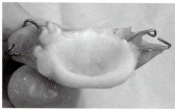 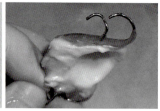

c〜e：嚥下時の舌運動を印記すると，舌後方部のみが挙上され，舌前方部が運動していない．

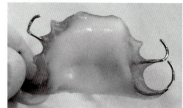 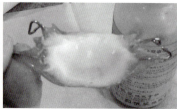 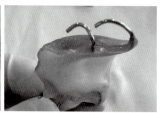

f〜h：3日間の機能印象面

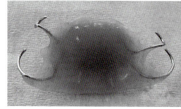 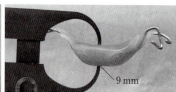 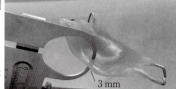 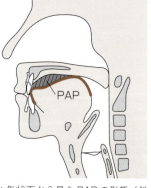

i〜k：完成したPAP．前方部が厚く，後方部が薄い形状となっている．

l：矢状面から見たPAPの形態（斜線部分がPAP）．嚥下運動時に生じる口蓋前方部の空隙を埋める形態となっている．

図2　舌前方部の運動機能低下と嚥下失行を呈した脳梗塞患者へのPAPの適応例
　患者は脳梗塞発症後2年6カ月後の73歳女性．捕食・咬断運動・咀嚼運動はできるが嚥下運動が随意でできない嚥下失行のため経鼻経管栄養であり，また唾液の処理ができず常時ティッシュペーパーの箱を携え拭っていた．嚥下運動が惹起されても舌後方しか持ち上がらず前方空間に食塊や唾液が貯留して嚥下ができないと考えられたためPAPを装着した．また嚥下失行に対しては干渉電流型低周波治療器（118頁の図2参照）により改善した．

糸田● でも，医師にその判断を求めるものではないと思います．歯科医師が判断しないと，多分だめだと思います．

藤本● 認知症と舌挙上不全が重なっているときに，どうしても認知症がクローズアップされて，機能障害が見逃されている症例が今の段階では非常に多いのが現実で，私がPAPを作る患者さんたちも，いろいろな医科・歯科の医療機関を経て

からうちの病院にきた方が多いです.

若林● 普通の医師も歯科医師も,認知症患者さんの舌挙上不全状態なんてなかなか評価できませんものね.どうすれば評価できるようになるのでしょう.

植田● モグモグするばかりでなかなか飲み込まないというのは,リハ学的には,嚥下躊躇だとか失行だとか,高次脳機能の問題ですかね.

若林● そうですね.どちらかというと高次脳機能の問題のほうを考えますね.もちろんお口も診ますが.それから,モグモグはしていても,すり潰しは行われていなくて,ちゃんとした咀嚼にはなっていないという場合もありますね.

植田● 逆に,今の段階では,医師も歯科医師も,大多数は,認知症の人の認知機能はとらえていても,口腔や咽頭相の機能障害を考えていないという気がします.

藤本● 認知症の患者さんは,認知症だからちゃんと食べられないのが当たり前と思われてしまって,すごく損をされているのではないかと思うのですね.うちの病院は,患者さんの90%が認知症の方なのですが,歯科の介入によって食べられるようになる人も多いので.

▼ 義歯装着による
オーラルジスキネジアの改善

藤本● 高齢者によく見られるオーラルジスキネジアという口唇や舌の不随意常同運動があって,抗パーキンソン薬や向精神薬の影響ともいわれていますが,特に認知症の患者さんでは舌と口唇を動かし続けている人がよくいます.

しかしオーラルジスキネジアのある患者さんに,適合のよい義歯を装着すると,その動きが止まることがありますよね.機序としてはよくわからないけれど,臨床ではよく経験します.それを経験している病棟の看護師から,「この患者さんも,義歯を入れたら動きが止まるのでは」と依頼されることもあります.

糸田● それは私も臨床でよく経験しています.義歯をもっている方であれば,義歯の適合を調整したうえで装着したその場で,モグモグも,ペロペロという舌の動きもピタリと止まるので,家族の方も驚かれて.

藤本● そんなことを体験すると,歯科医師はもっと義歯に強くならなくてはと思いますよね.患者さんの口がずっと動いているので,印象採得・咬合採得が難しいのは当然なのですが,旧義歯をコピーして,それを使って機能印象を行うという方法もありますからね.

認知症の人は2025年には700万人に上ると推計され,政府も対策に乗り出している[*14]中で,「認知症だから」といって歯科医師が手をこまねいていてはいけない.歯医者さん,がんばろうよ,認知症の患者さんも助けようよ,と思うのです.

植田● 認知症の人がどこにでもいる世の中になるのに,現在は歯科教育の中に「認知症とは何ぞや?」すらないわけですからね.しかし,歯科医師国家試験出題基準に認知症が明記されましたから,これからということになるでしょう.

Topic がん患者 の摂食嚥下機能保全

▼ 口腔がん患者への歯科的対応

藤本● 日本ではがんの罹患者数が増加し続けていて,毎日1,000人以上の方ががんで亡くなっているという現状があります.摂食嚥下障害は,このうち肺がん,胃がん,食道がん,口腔・咽頭がんの方たちで特に問題になると思いますが,この方たちにわれわれはどんな対応ができるかを考えてみたいと思います.

図3は現役で小学校の教師をされている方の症例なのですが,口腔がんのため上顎の4/5を切除

[*14] **認知症施策推進総合戦略(新オレンジプラン)**
「認知症高齢者等にやさしい地域づくりに向けて」を主眼に,「認知症の容態に応じた適時・適切な医療・介護等の提供」などの7つの柱に基づく政策を策定している.

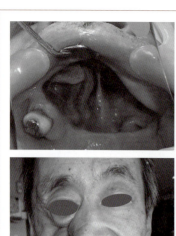
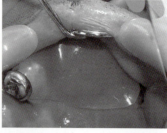
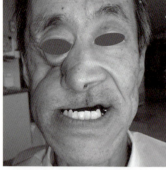
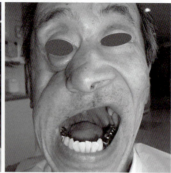
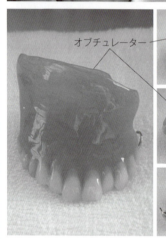

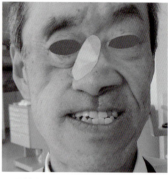

a, b：初診時の口蓋部の状態．上顎が4/5切除されているため口腔と鼻腔の交通を遮断するための口蓋床を装着して，流動食を飲むことで食事を摂っていた．

c, d：初診時の顔貌．上顎および上顎洞全体を大きく切除したため，右眼球を支える骨がなくなって眼球が下垂し，顔貌変形が著しい．

e〜h：右眼窩下部の瘢痕収縮部をオブチュレーター右側部分で持ち上げるようにして，眼球下垂を改善した．

i：顎義歯装着後の顔貌．現在歯を考慮した人工歯の叢生排列と右眼球位置上昇により顔貌が改善され，職場でのコミュニケーションも良好となり，患者の満足度も高かった．

図3　エナメル上皮腫による上顎4/5切除症例に対する顎補綴例
　形成外科，耳鼻科，口腔外科による3科合同手術後に，咀嚼障害と右眼球下垂による顔貌異常を主訴に紹介受診．特殊な形態の顎義歯を装着して咀嚼機能と顔貌の改善が図られた〔患者の同意を得て掲載〕．

しました．
　術後は口蓋床しか入っていないので流動食のみで固形物が食べられず，また眼球を支える骨を切除したので眼球が下垂して顔貌が大きく変形して，子どもの多い職場ではかなり辛い目に遭ったそうです．

　特殊な形態の顎義歯を装着して，ある程度の固形物が食べられるようになり，また眼球もオブチュレーター[*15]部分で持ち上げたので顔貌が大きく改善して，職場で普通に働くことができるようになったと喜ばれていました．

若林 ● 義歯装着がスムーズな社会復帰につな

[*15] **オブチュレーター**
　上顎を切除する口腔癌手術により生じる大きな欠損を塞ぐために，顎義歯に付与された突起部分（**図3**参照）．栓塞子ともいう．

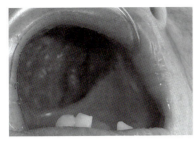
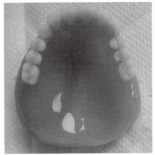
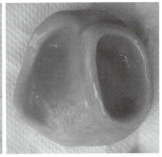

a：初診時の口蓋部の状態．右上顎1/2切除で無歯顎であった．

b, c：装着した顎義歯．無歯顎で維持がないため義歯粘着剤を使用した．

図4　歯肉がんによる上顎1/2切除症例に対する顎補綴例
患者は90歳の女性．欠損部分にガーゼを詰めて食事をしているがうまく食べられないし，牛乳が飲めないので，入れ歯を作ってほしいという主訴．顎義歯により改善して大喜びで自宅退院となった．

がったのですね．

藤本●図4もやはり口腔がんで上顎を1/2切除した90歳の患者さんなのですが，一番の希望は，「大好きな牛乳を飲みたい」でした．顎義歯を製作し，1週間ほど言語聴覚士に訓練してもらったところ，鼻のほうにもれることもなく飲めるようになって大喜びされました．

がんの中で口腔がんが占めるのは2％ほどではありますが，術後に口腔などに欠損が生じた患者さんは，社会や家庭での生活に支障をきたす方が多いですね．普通に「社会で暮らす」「家庭で過ごす」ことができるように，このような顎義歯などの歯科がやるべきことをしっかりとやって，多職種と連携したリハを行うことは，これからますます必要になると思います．

若林●顎義歯のような装置は，どの歯科医師でも作れるのですか．

藤本●それがなかなか……．PAPもそうですが，手がける歯科医師はそう多くないですね．今ご覧いただいた2症例も，他の医療機関からの紹介患者さんです．

植田●そんな感じですよね．できる先生のところに一極集中してしまう．でもこればかりは，歯科のスタンダードの治療として確立しておくことが必要だと思います．もちろん歯科医師全員が顎補綴をできる必要はありませんが，藤本先生のような方に，各地域単位ぐらいで，顎補綴もできる歯科医師を育てていただけるとよろしいと思うのですが．

糸田●顎補綴は特別な分野であり，そこに至るまでの考え方が違う医師も多いという現状もありますが，がん患者さんのQOL，ADLを考えると，顎補綴ができる歯科医師の養成も必要ですね．

頭頸部がん以外のがん患者への歯科的対応

藤本●植田先生がいらっしゃる日本大学歯学部は，総合病院である日本大学病院と近接していますが，どんながんの患者さんを診ているのですか．

植田●頭頸部に限らず，医科の各診療科から口腔ケア・摂食嚥下リハの依頼があり，呼吸器，消化器，脳……と一通り診ています．どのがんでも，手術直後は点滴や経管栄養管理下での摂食機能障害から始まりますし，また入院当初は口から食べている人でも，ターミナルを迎えると食べられないところに行き着き，依頼がくるのです．

頭頸部がん以外の患者に発生するサルコペニアによる摂食嚥下障害

糸田●がんが頭頸部のものであるほど，歯科が介入すべき場面は多いですよね．それ以外の領域のがんの患者さんでは，通常のリハ的な対応で食べられるでしょうし．

若林● それが，そうとも限らないのです．当院（横浜市立大学附属市民総合医療センター）に入院して嚥下リハを行っているがん患者さんの半分ほどは，食道がんや咽頭がんなどを罹患していて，癌による器質的嚥下障害が起こっている人です．しかし，そういう人たちのほうが食べられるようになるのですね．

食べられない人というのは，むしろ器質的嚥下障害を起こさない，他の各臓器のがんの患者さんに多いのです．そして，食べられるかどうかには，実はがんの進行度も強い関係はなくて，では何が問題かというと，サルコペニアなのです．サルコペニアといっても，がんの悪液質や廃用といった要因を含む二次性サルコペニア（加齢以外の原因で筋肉量が減少する）の要素が強いと思いますが，がんの状態にかかわらず，全身の筋肉量が少ない人が食べられないのです．

こういう患者さんは，がんによる器質的嚥下障害ではないのだから，リハを行えばうまく食べられるようになるかというと，そうではなくて，逆にそちらのほうが難しいことがあるのです．

糸田● 頭頸部以外のがんでは，がん自体ではなく，サルコペニアが摂食嚥下障害を惹起するということですか．

若林● 器質的には嚥下障害にならないはずなのになってしまう人たちということだから，バイアスもかかっているとは思いますが．

糸田● 確かに回復者も含めて，サルコペニアになっているがん患者さんは多いかもしれないですね．二次性サルコペニアの場合，可逆性はあるのでしょうか．

若林● 二次性とはいっても，廃用とか飢餓の要素も少なからずありますから，しっかりリハと栄養の介入でやっていけば，よくなる人はいます．

Topic 摂食嚥下障害の治療にかかわる 歯科の本分

歯科治療の原点回帰が求められる

藤本● すごく極端ですが，義歯治療が十分にできない歯科医師が，摂食嚥下障害の治療をやってもよいのかと思うのですが．

糸田● それはなんともいえないですね（苦笑）．

藤本● だって，装着した途端にパカパカ落ちる上顎総義歯をはじめ，これでは食べられるはずがない，嚥下障害の原因にもなってしまうと思われる義歯もたくさん目にするじゃないですか．だから，摂食嚥下障害の患者さんの治療を考えるとき，義歯治療の教育はすごく大事だと思うのです．

多職種連携を謳う1つ手前で，まず噛める義歯を作ることができる歯科医師を育てる，そういう教育体制を整えることが，社会に対する責務として，歯科にはあると思うのですが．

糸田● 確かに，新しい義歯を入れたら，急にごはんを食べられなくなったとか，食事量が急減したとか，「そんなアホな？」と思うことはよくありますね．

植田● 多職種が関係する摂食嚥下障害の治療の中で，たとえば咽頭相の障害は一般医科の先生も言語聴覚士も絶対見逃すわけにいかないところです．一方，準備期や口腔相の問題になると，やはりそこに直接タッチできるのは歯科医師なのですよね．

しかしたとえば歯科の摂食嚥下障害のセミナーなどでは，まず嚥下内視鏡（VE）のプレゼンを行って，一口量をどうしよう，メニューをどうしようなどという話に進んでいくことが多いですよね．でもやはり歯科の本分は，昔も今も変わらず，ぴったりした義歯を入れて，口の機能を整えるというところだと思うのです．それを抜きにした歯科医師による摂食嚥下治療はやはりないだろうなと．

藤本● そこがベースですよね．顎補綴のように特殊な治療は，全員には求めないにしても．

植田● たとえば，認知症で意思の疎通ができない人に対して印象採得や咬合採得をどう行うかとか，寝たきりの人の残根だらけの口腔内にどう齲蝕処置を行うか，補綴処置を行うか，などについては，まだ全然議論が尽くされていないですよ

ね．そういった，本来当然歯科の中で行われるべき議論を全くしないままに，やれ誤嚥だ，やれ胃瘻だという話に歯科医師が行ってしまうのは，本末転倒かなと．

糸田 ● 全く同感です．歯を残根の状態で放置しているような歯科医師では仕方ないですよね．

歯科医師国家試験に見る歯学部教育の問題

藤本 ● 先ほど植田先生から，歯学部における認知症の教育の必要性をご提案いただきましたが，学部においても，そして卒後においても，現状に即した，かつこれからを見据えた教育が重要だと思います（138〜139頁のコラム参照）．

植田 ● 教育の問題ということでは，現在は，歯科医師国家試験の出題基準の「歯科医学各論」のうち大体1/4が口腔外科領域（顎・口腔領域の疾患）で占められていることもあげられます．歯科保存領域（歯・歯髄・歯周組織の疾患）も1/4，歯科補綴領域（歯質・歯・顎顔面欠損と機能障害）も1/4です．歯科医師の9割が開業医というわが国の現状において，補綴，保存のウエイトと口腔外科疾患のウエイトが一緒というのはおかしくて．

口腔外科手術を行う歯科医師は一握りなのですが，一般的な治療ニーズである義歯やう蝕の問題と同じウエイトを占めているのです．「主として全身に関連する疾患」としては，"中項目"に，もしかすると一生診ることのないような，10万人に1人，5万人に1人といった発生率の疾患が並んでいるのはさすがに問題だろうということで，これから協議されるわけですが．

かつては，歯科医師もそういうまれな疾患を知らないと，医師と一緒にやっていけないと考えられたのでしょうが，そのような難病は，一般の医師もよく知らないですよ．医師と協働するには，もっとポピュラーな脳卒中，認知症，パーキンソン病といった疾患をよく知って，歯科的な対応ができなければならないと思うのです．

葛谷 ● 口腔外科の先生も一般開業医の先生も，歯学部で同じ教育を受けて，同じ国家資格を取得した歯科医師ですよね．口腔外科が設置されている病院は全国にあるので，その病院では，口腔外科の先生に，オーラルジスキネジアを止めたいから義歯を作って下さい，舌挙上不全に対応したいからPAPを作ってくださいとお願いしたら作ってもらえますか．

藤本 ● 口腔外科の先生は，一般的には補綴の研修はされていないので，難しいことが多いかもしれません．もちろんやっている先生もいらっしゃいますが．

植田 ● 同じ歯科医師ではありますが，逆に私はもちろん口腔がんの手術などできませんし．

糸田 ● 近年，「歯科口腔外科」と標榜されている病院では，医局員として一般歯科の歯科医師と口腔外科の歯科医師の両方がいて，補綴関係の治療を行う一般歯科班と，手術を行う口腔外科班の2つともあるところが多くなってきています．

植田 ● 歯科口腔外科も，これからは，口腔ケアや誤嚥性肺炎予防などを行っていくかどうかで，病院の中での存在価値が問われそうです．歯学部付属病院でやっている分にはいいですが，総合病院の中でやっていこうと思ったら，やはり歯科の本分を示していかないと．

＊　＊　＊

藤本 ● 本日は，高齢者の摂食嚥下障害に携わっていく者として，大変貴重なご意見・ご提案をいただくことができました．エビデンスの裏付けがなく，学術的ではない話題もありますが，その分も実際の現場経験に基づく臨床実感を共有できたことで，これから自分たちが患者さんのために行っていくべきことがより明確になったと思います．

特にオーラルサルコペニアについては，これを機に，現場における注意を喚起するとともに，診断基準，治療法などをみんなで詰めていって，高齢者が長く「口から食べられる」ことに還元していくことが求められると思いますので，これからもよろしくお願いいたします．

Part 2

老化に伴う代表的要介護要因

01 フレイル，サルコペニア，ロコモティブシンドロームの概念と日本におけるその重要性

葛谷雅文
Kuzuya Masafumi

Summary

超高齢社会に突入した日本において，健康寿命の延伸は高齢者の望みであり，後期高齢者がさらに増加する社会を持続可能な社会にするためにも是が非でも達成しなければいけない課題である．その戦略としてフレイル，サルコペニア，ロコモティブシンドロームに注目し，それらの対策を講じることが大変重要である．

Key words サルコペニア，フレイル，ロコモティブシンドローム

はじめに

超高齢社会に突入したわが国では，高齢者が総人口の1/4以上を占めるに至っているばかりか，75歳以上の後期高齢者の割合も1/8以上を占めるに至っている．この高齢化はさらに進行し，2050年には後期高齢者の割合も1/4に到達することが予測されている．

この人口の高齢化により，日本の疾病構造は明らかに変化し，これまでさほど注目されてこなかった疾病や病態がクローズアップされるに至っている．その典型的な疾病は認知症であり，また今回取り上げるサルコペニア，フレイル，さらにはロコモティブシンドロームである．

超高齢社会における医療のパラダイムシフト

後期高齢者が増加する社会においては，それ以前と比較して明らかに患者像が変わり，これに伴い医療のパラダイムシフトが起こっている．

表1に以前と超高齢社会における医療の比較を示すが，後期高齢者が爆発的に増えるという人口構造の変化は，慢性疾患を抱えた人口が増加し，さらには何らかの障害を抱えながら地域で生活する人口が増えることを意味する．これにより現在の病院医療を中心とした医療システムでは現状（超高齢社会）に対応できなくなってしまうことが予測され，現在，地域中心（在宅中心）の医療（地域包括ケアシステム）への変革が進んでいることは周知のとおりである．障害者に対応した医療システムは，在宅（地域）での療養生活を支える介護と在宅医療であることが，病院医療から在宅医療へのパラダイムシフトが必要な理由である．もちろん急性期医療や病院医療がなくなるわけではなく，その役割の重要性は言わずもがなであるが，その需要の多さの話である．

今までの医療の場での連携といえば，"病病連携""病診連携"であったが，現在求

表1 求められる医療のパラダイムシフト

	以前	超高齢社会
疾病対象者	若年者，前期高齢者	後期高齢者，超高齢者
疾患	急性期疾患	急性期疾患，慢性期疾患
障害の種類	疾患（治療可能）	障害（治療不能）
機能障害・後遺症	なし	あり
必要な対応	病院医療（急性期医療）治療（キュア）	地域（在宅）医療，慢性期医療，地域包括ケア，支える医療
求められる医学教育	診断学，治療学	障害者医療，リハビリテーション，終末期医療，緩和医療，慢性期医療，包括医療，在宅医療
看取り場所	病院	自宅，介護施設
死	医療の敗北	どのように看取るか，QOD（quality of death）
医療間連携	必要	必要
医療介護福祉連携	不要	必要（多職種連携）
学問	学問体系の構築	これからの学問

められる連携は"多職種連携"であり，"医療介護連携"である．今後多死社会を迎えるわが国では，「死は医療の敗北」ではなく，「いかに満足できる死を迎えられるか」の"Quality of Death（QOD）"が重視されることになる．

フレイル，サルコペニア，ロコモティブシンドロームの概念と変遷

フレイル，サルコペニア，ロコモティブシンドロームの3つの病態について，定義などの詳細は別項で述べられるので，ここでは簡単な歴史を記載するにとどめる．

これらの中で最も古い言葉は"フレイル"（英語：frailty）である．

1 フレイル

1980年代の欧米では，"frail elderly"（フレイル高齢者）は，その特徴を「多くの慢性疾患と同時に精神心理問題を抱え，社会的な孤立をあわせもつ状態」ととらえられたり，さらには包括的な医療提供の必要となる対象者として「著しく身体的・精神的・社会的に障害をもち，多くのサービス供給が必要な高齢者」とされたりしていた．また老年学の分野においても，種々の障害のため施設入所が必要な高齢者が一般的に"frail elderly"と呼称されたりもしていた．このように，当時はフレイル，フレイル高齢者とは，「基本的日常生活動作（ADL）障害があり，さまざまな基礎疾患を抱え，在宅療養の継続が難しい高齢者」というような概念であった．

1990年代になって，"frailty"を「種々の介入が可能な状況，すなわち可逆的な状態」ととらえ，「老年医学的な介入により恩恵を受ける対象者」を"frail elderly"として定義づける流れが出始めた．言い換えると，frailtyを「physically independent

（自立）と dependent（要介護状態）の中間に位置する状態」として定義する流れである（図1）．Buchner and Wagner は1992年に frailty を初めて「体の予備力が低下し，身体機能障害に陥りやすい状態」として，すでにある障害の状態とは明確に区別し，「ADL 障害の前段階」として定義づけた[1]．これらの基盤には「加齢に伴う症候群として，多臓器にわたる生理的機能低下やホメオスターシス（恒常性）低下，身体活動性，健康状態を維持するためのエネルギー予備能の欠乏を基盤として，種々のストレスに対して身体機能障害や健康障害を起こしやすい状態」との概念が存在する．（図1，2）

その後 Fried らは，"physical frailty（身体的フレイル）"の定義として，①体重減少，②易疲労感，③筋力低下，④歩行速度低下，⑤身体活動性低下，の5項目を診断基準とし，3つ以上に当てはまる場合は frailty として診断し，1つまたは2つ該当する場合は prefrailty（プレフレイル）とした[2]．このフェノタイプ＊は確実に先の3年間に起こる転倒，移動障害，ADL 障害，入院，生命予後に関連していることが明らかにされた．Fried は後に，さらにこの frailty をサルコペニア，予備力低下（恒常

> ＊身体的フレイルのフェノタイプ
> 身体的フレイルの診断基準とされる右記の①～⑤は，同病態の特徴的な徴候でもあり，「身体的フレイル（虚弱）の表現型（フェノタイプ）」とよばれている．

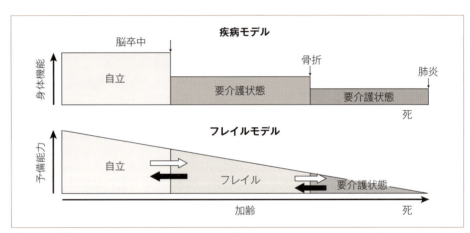

図1 要介護にいたる疾病モデルとフレイルモデル 〔文献[4]の281頁・図1より〕

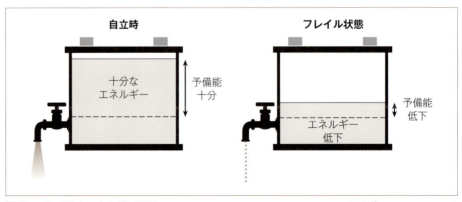

図2 フレイルとエネルギー不足 〔文献[5]の205頁・図1より〕

性低下）と関連させる理論を提示している．

日本の要介護に至るプロセスを大きく2つに分けるとすると，疾病や外傷を要因とする"疾病モデル"と"フレイルモデル"に分けることができる（図1）．この"フレイルモデル"は，「フレイル状態において適切に介入することにより，再び自立に戻すことができる」という点で大変重要であると思われる．

2 サルコペニアおよびロコモティブシンドローム

一方，"サルコペニア"は，Rosenbergにより1997年に提示された造語*で，オリジナルでは「加齢に伴う筋肉量（lean body mass）の減少」を指す[3]．

また"ロコモティブシンドローム"は2007年に日本整形外科学会が提唱した言葉*で，「運動器の障害によって，移動機能が低下した状態」をいう．すなわち，要介護に至る要因として重要な運動器疾患に注目した概念であり，臓器としては骨，関節，筋肉が関連する．ロコモティブシンドロームをきたす疾患は，骨の場合は骨粗鬆症，関節は変形性関節症，変形性脊椎症（脊柱管狭窄症），筋肉はサルコペニアということになる．

> *サルコペニア
> sarcopenia. ギリシャ語のsarx（肉）とpenia（減少）をあわせたRosenbergによる造語．
>
> *ロコモティブシンドローム
> 英語表記ではlocomotive syndrome（運動器症候群）となるが，わが国発の概念の和製英語．

健康寿命の延伸と介護予防

第4次国民健康づくり対策——『第2次健康日本21』が平成25（2013）年から10年間の目標を立てて現在稼動中であるが，その中で高齢者を対象とした目標としては，「健康寿命の延伸」があげられている．"健康寿命"とは健康上の問題がない状態で日常生活を送れる期間を指し，言い換えると，「生活するのに援助が必要のない期間」，すなわち要介護状態に至らない期間とすることができる．現在，平均寿命と健康寿命の間には，男性で9.0年，女性で12.4年の差があり，この差を縮めることが目標となる．

超高齢社会では，要介護認定を受け，さまざまな公的サービスを受ける高齢者がさらに増加することは明らかである．今後，介護保険制度を破綻させない仕組み作りが必要なことは言うまでもないが，何よりも要介護状態にならないように，認定を受けるにしても，少しでも遅らせるような手立てが必要である．

図3に平成25（2013）年の国民生活基礎調査で要介護にいたった年齢階級別要因を示す．前期高齢者では明らかに脳血管障害によるものが多いが，その割合は高齢になるほど低下してくる．逆に多くなるのが骨折・転倒，認知症ならびに高齢による衰弱である．

図4に日本人全体において要支援・要介護状態になった要因を表すが，脳血管障害を含む生活習慣病関連が全体の30.1%を占め，さらに認知症，高齢による衰弱，骨折・転倒，関節疾患などの老年症候群関連が51.9%を占める．この図からは，今後日本人の介護予防（言い換えると，健康寿命の延伸）を図るには，比較的若い頃からの生活習慣予防と高齢期になってからの老年症候群予防が重要であることがわかる．こ

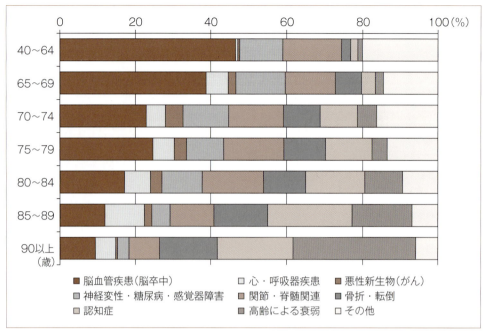

図3 要介護にいたる年齢階級別要因
(厚生労働省「平成25年国民生活基礎調査の概況」より)

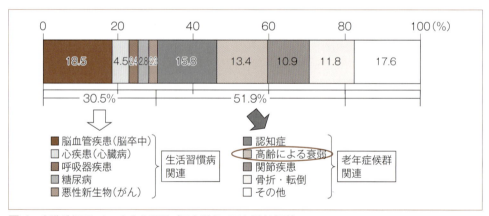

図4 介護が必要になった主な原因（要介護者，要支援者合計）
(厚生労働省「平成25年国民生活基礎調査の概況」より)〔文献6)の2605頁・図2より〕

の老年症候群関連の中に「高齢による衰弱」の項目があり，これがフレイルにあたる．本図では，要介護認定にいたる中でフレイル（高齢による衰弱）が要因となるのは13.4％となっているが，実は骨折・転倒などもフレイル，サルコペニア，ロコモティブシンドロームと密接関係しており，かなりの割合でこれらを経由して要介護状態になっているものと思われる．さらにこの要因は後期高齢者に多いことも特徴である．

またロコモティブシンドロームについては，『第2次健康日本21』において「ロコモティブシンドロームを認知している国民の割合を増加させる」ことも10年間の目標とされている．

上記からわかるように，"フレイル""サルコペニア""ロコモティブシンドローム"はまぎれもなく現在の日本において介護予防の観点，健康寿命延伸の観点からも大変重要な概念であり，今後これらの予防に対する対策が急務である．

さらに広い概念へ

本項で概説したフレイルは身体機能をターゲットとした概念であるが，フレイルの概念には，たとえば認知機能，社会性，さらには口腔に注目した，cognitive frail（精神・心理的フレイル），social frail（社会的フレイル）や oral frail（オーラルフレイル）といった幅広い概念がある．一方，ロコモティブシンドロームに含まれるサルコペニアは筋肉に関する概念で，元来は四肢骨格筋に対して使用された言葉である．

しかしこれらは，近年ではさらに幅広く，嚥下に関連する筋肉の萎縮，機能低下にまで広がる考え方が注目されてきている．他項でこの分野の詳細が記載されるので参照していただきたい．

References

1) Buchner, D.M. and Wagner, E. H. : Preventing frail health. *Clin. Geriatr. Med.*, **8**：1～17, 1992.
2) Fried, L.P. et al. : Cardiovascular Health Study Collaborative Research Group. *Frailty* in older adults；evidence for a phenotype. *J. Gerontol. A Biol. Sci. Med. Sci.*, **56**：M146～156, 2001.
3) Rosenberg, I.H. : Summary comments. *Am. J. Clin. Nutr.*, **50**：1231～1233, 1989.
4) 葛谷雅文：老年医学における Sarcopenia & Frailty の重要性．日老医誌，**46**：279～285, 2009.
5) 葛谷雅文：フレイルに対する介入と栄養ケアの重要性．臨床栄養別冊／JCN セレクト10．高齢者栄養ケア UPDATE 1 (1)．医歯薬出版，東京，204～208, 2015.
6) 葛谷雅文：超高齢社会におけるサルコペニアとフレイル．日内誌，**104**：2602～2607, 2015.

02 サルコペニア

島田裕之
Shimada Hiroyuki

Summary

サルコペニアは筋量，筋力，運動機能の低下した状態を指し，その予防や改善のために運動は強力な介入手段であることが明らかにされている．特に高負荷の筋力トレーニングは，短期間で高い効果を得るのに有効である．運動の効果は，運動を継続しなければ保持されないため，生活習慣として運動の実施を確立していくことが肝要であろう．

Key words サルコペニア，筋力低下，歩行，高齢者，トレーニング，介護予防

加齢とサルコペニア

生涯で筋力が最高に達するのは20～30歳代であり，その後は徐々に低下し，健康な者であっても高齢期には急激に筋力低下が進行する．図1に地域在住高齢者10,829名の骨格筋量，握力，歩行速度の加齢変化を示す．すべての項目で有意な機能低下が認められた．また，高齢期には日常の活動量の低下による筋機能の低下が認められ，なかでも下肢や体幹における抗重力筋の低下は著しく，これによって起居移動動作能力が低下して生活機能障害を惹起する．

この加齢とともに筋量や筋力が低下する現象をサルコペニアとよぶが，その有症率は加齢とともに上昇し，65歳以上の高齢者の約5～25％，80歳以上の高齢者では30～50％以上がサルコペニアを有していると報告されている．

サルコペニアに伴う機能低下や傷害を予防・改善するためには，適切な栄養摂取と筋力トレーニングが有効であり，高齢期においても安全を確保しつつ，バランスのよ

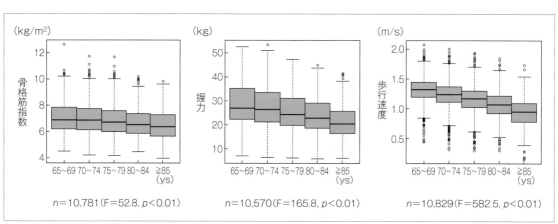

図1 筋量，筋力，歩行速度の加齢変化
箱ひげ図にて骨格筋指数，握力，歩行速度の加齢変化を示した．すべての項目で年代間に有意差が認められたが，歩行速度において比較的急速に機能の低下が認められた．

い食事，サプリメントの活用，効果的なトレーニングを行うことがサルコペニアの予防のために重要であるといえる．

サルコペニアの操作的定義

　従来のサルコペニアの操作的定義は骨格筋量を中心とした身体組成のみで行われていたが，日常生活機能を低下させる危険因子としてサルコペニアをとらえるのであれば，筋力を含めた検討が必須である．

　筋力低下と身体機能障害とは非線形の関係にあり，筋力が中等度から高度に低下したとき，最も多く身体機能障害が出現する．そのため，ほとんどの高齢者に出現する筋量の減少のうち，障害を引き起こす可能性が高くなる基準となる筋量の値が明確になることで，サルコペニア予防の意義を明確にすることができる．

　また，筋力は筋量のみで説明されるものではなく，神経筋機能や心理状態に左右され，筋量と筋力との関係は必ずしも明確ではない．そのため，筋量の測定とともに筋力の測定を行うことで，高齢者の筋の機能をより正確に把握することが可能となる．

　また，ヨーロッパ[1]とアジア[2]で組織された国際的ワーキンググループの定義では，筋量，筋力の低下とともに，運動機能の低下がサルコペニアの構成要素として含められ[1]，サルコペニアと生活機能障害との関係を示しやすい臨床や保健活動において意義の高い定義になった．その一方で，運動機能の変数を入れることでフレイルやロコモティブシンドロームとの差別化が難しく，臨床的にどの指標を代表値として用いるべきか判断しにくいといった問題が生じている．

　国際的ワーキンググループによるサルコペニア判定のための測定項目には，四肢筋量，握力，歩行速度が含まれる．四肢筋量は主として形態計測，生体電気インピーダンス法（BIA）*，二重X線エネルギー吸収法（DXA）*，MRI*，CT*画像の解析によって実施され，筋量が推定される．

　これらのうちDXAやBIAは測定が簡便で，機器の移動ができるため，大規模集団の測定を行うのに有利である．MRIやCTは正確な測定が可能であるが，測定費用が高価であり，測定の所要時間が比較的長いため大規模調査には不向きである．また，DXAは肢における正確な測定が可能であるが，機器の操作に放射線技師が必要となる．BIAは安価で測定できる反面，その結果が集団特異的であり正確性に欠けるといった特徴を有する．

　そこで筆者らは，BIAによる四肢筋量を推定する回帰式を求めた．65歳以上の地域在住高齢者250名（平均73.5歳）を対象として，DXA法による身体組成の評価と，BIA法による全身ならびに部位別のインピーダンス値の計測を同時期に行った．そして，DXA法で計測された四肢筋量を従属変数，インピーダンス値（50 Hz）と身長，体重を独立変数とした重回帰分析を用いて，BIA法の測定結果からASMを推定する回帰式を作成した[3]．

*BIA
　bioelectrical impedance analysis（バイオインピーダンス法）．

*DXA
　dual X-ray absorptiometry.（二重X線エネルギー吸収法）．

*MRI
　magnetic resonance imaging（磁気共鳴映像）．

*CT
　computed tomography（コンピュータ断層撮影）．

> 男性：四肢筋量 = 0.197×(身長)²/インピーダンス値 + 0.179×(体重) − 0.019
> 女性：四肢筋量 = 0.221×(身長)²/インピーダンス値 + 0.117×(体重) + 0.881

　また，筋量低下の判定は，四肢筋量を身長（m）の2乗で除したskeletal muscle mass index（SMI）によってなされることが多い．日本人の成人から求めたSMIのカットオフ値は男性が6.87 kg/m² 以下，女性が5.46 kg/m² 以下とされている[4]．また，アジアのワーキンググループの報告では，男性が7.0 kg/m² 未満，女性が5.4 kg/m² 未満とされた．握力については，アジア人のカットポイントは，男性が26 kg未満，女性が18 kg未満とされている[2]．

　また，歩行速度のカットポイントは，ヨーロッパおよびアジアのワーキンググループともに0.8 m/s以下とされている．この値は地域在住高齢者の歩行速度の測定値からみると低値であり，より早期のスクリーニングを目的とした場合には適当でないかもしれない．事実，4,811名の地域在住高齢者を対象としたサルコペニアのスクリーニングにおいて，筋量と筋力のみでの判定と歩行速度（カットポイント0.8 m/s）を加えたアルゴリズムでの判定とでは，わずか7名（0.15％）の違いしかなかった[5]．

　心疾患，呼吸器疾患，認知症，パーキンソン病，この3カ月間での入院，基本的日常生活動作が困難である者を除外した地域在住高齢者7,459名（平均年齢73.2歳）の歩行速度の分布をみると，平均1.22±0.22 m/s（中央値1.23 m/s）であり，0.8 m/s以下の対象者は全体の3.7％であった．これらの結果は，地域在住高齢者においては，サルコペニアと判定されるほどの歩行機能の低下を有する者は，ほとんど存在しないことを示唆するものである．

　サルコペニアの予防のためには，早期からの取り組みが必要であると考えられ，スクリーニングのためのカットポイントが0.8 m/s以下で妥当かどうかは今後検討していく必要があるだろう．先行研究をみると0.8 m/sと同様に1.0 m/s未満の歩行速度でも死亡，施設入所，要介護状態のリスクが向上することが示されている（図2）．

サルコペニアによる弊害と解消法

　サルコペニアは日常生活機能の低下と密接な関連をもつことが明らかにされている．たとえば，Baumgartnerはサルコペニアを有する高齢者はそうでない高齢者と比較して，手段的日常生活活動能力の低下の危険が3.6～4.1倍高いことを明らかにしている[6]．また，サルコペニアは転倒の危険因子でもあり，サルコペニアでない高齢者と比較して1.8倍転倒の危険性が高いことが明らかとされている[7]．

　サルコペニアの予防や改善のために積極的な筋力トレーニングを行い，筋量や筋力を高める必要がある．筋肉のトレーナビリティは，高齢期にも保たれており，適切に実施すれば事故の危険性も少ない．筋力の維持のためには，最大筋力の20～30％の軽負荷の運動でも可能であり，筋によっては平地を歩くだけでも，この程度の活動を

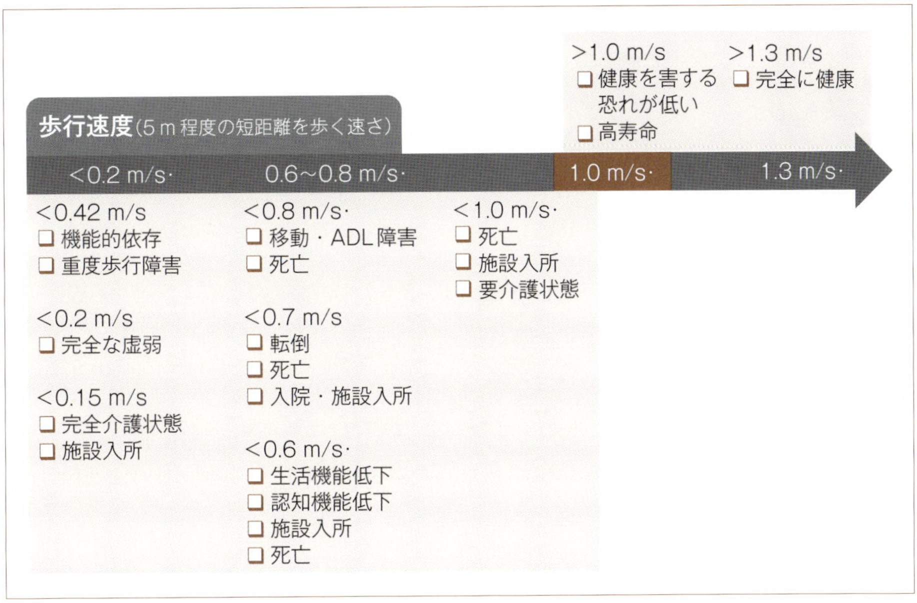

図2 歩行速度低下と健康被害との関係
〔Abellan K.G. et al. : Gait speed at usual pace as a predictor of adverse outcomes in community-dwelling older people an International Academy on Nutrition and Aging (IANA) Task Force. *J. Nutr. Health Aging.* **13** : 881〜889, 2009. などによる〕

する．ただし，筋力を向上するためには，最大筋力の60〜80%程度の負荷をかける必要があり，この程度の筋活動となるとマシンを用いたレジスタンストレーニングや階段を上るなどの高負荷運動を行うことが有効である．ただし，高齢者に高負荷レジスタンストレーニングを適用する場合には，一時的な血圧上昇や軟部組織損傷に対する危険性を考慮したうえで，段階的に運動を進める必要がある．

　また，アミノ酸やビタミンDの摂取は筋の同化作用を高めるうえで重要であり，運動と栄養摂取の組み合わせで高い効果が期待できる．たとえば，運動とアミノ酸，アミノ酸とビタミンD，αリノレン酸との組み合わせがサルコペニア予防に効果的であることが報告されている．

References

1) Cruz-Jentoft, A.J. et al. : Sarcopenia: European consensus on definition and diagnosis: Report of the European Working Group on Sarcopenia in Older People. *Age Ageing,* **39** : 412〜423, 2010.
2) Chen, L.K. et al. : Sarcopenia in Asia: consensus report of the Asian Working Group for Sarcopenia. *J. Am. Med. Dir. Assoc.,* **15** : 95〜101, 2014.
3) Yoshida, D. et al. : Development of an equation for estimating appendicular skeletal muscle mass in Japanese older adults using bioelectrical impedance analysis. *Geriatr. Gerontol. Int.,* **14** : 851〜857, 2014.
4) Sanada, K. et al. : A cross-sectional study of sarcopenia in Japanese men and women: reference values and association with cardiovascular risk factors. *Eur. J. Appl. Physiol.,* **110** : 57〜65, 2010.
5) Yoshida, D. et al. : Using two different algorithms to determine the prevalence of sarcopenia. *Geriatr. Gerontol. Int.,* 14(Supple 1) : 46〜51, 2014.
6) Baumgartner, R.N. et al. : Epidemiology of sarcopenia among the elderly in New Mexico. *Am. J. Epidemiol.,* **148** : 755〜763, 1998.
7) Yamada, M. et al. : Prevalence of sarcopenia in community-dwelling Japanese older adults. *J. Am. Med. Dir. Assoc.* **14** : 911〜915, 2013.

03 フレイル

荒井秀典
Arai Hidenori

Summary
「年のせい」ということですまされやすい症候が，実は介入により可逆性を示すことが明らかになっている．すなわち，骨格筋の衰えなどから起こってくるフレイルは，栄養・運動による介入により"老化の針"を逆に回すことができることが知られている．栄養に関しては，口腔機能の衰えによりもたらされる場合もあり，咀嚼，嚥下機能などの評価も重要である．

Key words 老化，脆弱性，要介護，握力，歩行速度，サルコペニア

フレイルの概念

今，フレイルが注目されている．

加齢によりさまざまな臓器の機能は徐々に衰え，臓器予備能は低下し，恒常性を維持することが難しくなってくる．しかしこの加齢に伴う変化は個人差が大きく，90歳以上になっても活動的な人もいれば，60歳代でも生活機能の衰えのため介護施設に入所する人もいる．また，さまざまな疾病の合併により徐々に身体機能が衰えたり，疾病に罹患していなくても身体的・精神的機能の衰えを示したり，社会との交流が乏しくなることにより，それが身体・精神機能の衰えにつながり，早く老いていく人もいる．多くの人において，このような身体的・精神的機能の衰えを「年のせいだから」とあきらめているケースが多いと思われるが，栄養を見直し，運動を適切に行うことでこのような衰えを克服することができる場合がある．そこでフレイルという概念が着目されているわけである．

フレイルとは，加齢に伴うさまざまな臓器機能変化や予備能力低下によって外的なストレスに対する脆弱性が亢進した状態であり，健常な状態と要介護状態の中間に位置すると考えられる（図1）．外的ストレスとは，軽度の感染症や事故，手術などによる侵襲であり，これらの外的ストレスにさらされた場合，フレイル高齢者はせん妄，褥瘡，感染症などの合併率が高くなる．また，フレイル高齢者においては認知症のリスクも高くなることに注意すべきである．

フレイルには，身体的要因のみならず，精神・心理的，社会的要因もあると考えられており，包括的な評価，対策が必要である．特に，栄養は重要な要因であり，食事内容とともに適切な栄養摂取の阻害要因となる口腔機能の低下や嚥下機能の低下には十分な注意が必要となる．

フレイルは要介護状態や死亡などさまざまな不良の転帰につながる病態であり（図2），患者ケアにおいて重要な概念である．

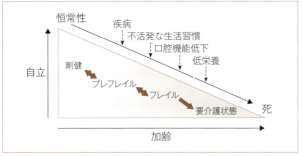

図1 フレイルと加齢との関係
　加齢とともに恒常性が低下し，さまざまな疾病，生活習慣，口腔機能低下，低栄養などの要因によってフレイルとなり，要介護状態となる．フレイルとなると外的ストレスに対し，脆弱性を示す．

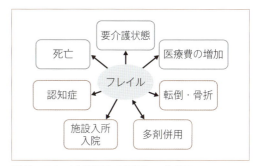

図2 フレイルは不良の転帰につながる

フレイルのスクリーニングおよび診断

　地域や医療現場においてフレイルを評価し，適切な介入を行うことが重要である．

　これまでの研究からフレイルの指標についてさまざまな尺度や評価方法が提唱されているが，移動能力，筋力，認知機能，栄養状態，バランス能力，持久力，身体活動性，社会性などの構成要素について複数項目をあわせて評価する場合が多い．前々項（26〜31頁）でも述べられたように，Friedらは，①体重減少（1年間に4.5 kg以上），②易疲労感，③筋力低下（握力による評価が一般的），④歩行速度低下，⑤身体活動性低下，のうち3項目以上該当した場合をフレイル，1〜2項目に該当した場合をプレフレイルと定義した[1]．彼女らの解析によると，フレイルと判定された人はその後の追跡で死亡率が上昇している（5年生存率は約70％）．

　わが国でもフレイルの実態を把握するため，65歳以上の地域在宅高齢者を対象とした調査が実施されている[2]．フレイルの構成要素とされる5項目の各基準について，

- 体重減少は「この2年間で体重が5％以上減少したか」に「はい」と回答，
- 易疲労感は「自分は活力が満ちあふれていると感じるか」に「いいえ」と回答，
- 身体活動低下は「軽い運動・体操」および「定期的な運動・スポーツ」を「していない」と回答，
- 歩行速度低下は男女とも1.0 m/秒未満，
- 握力低下は男性26 kg未満，女性17 kg未満

としている．これらの項目の3つ以上に該当する者をフレイルとした場合，11.3％が該当した．この結果は，要介護認定を受けておらず，神経疾患や認知機能障害をもたない高齢者においても，約10％の高齢者はフレイルの状態にあり，高齢者には要介護状態の予防を目的とした身体活動の向上が必要と考えられる．

　フレイルの評価には，身体的側面のみならず，精神・心理的側面，社会的側面に対する評価も含む指標が必要とされているが，わが国で導入された基本チェックリスト（KCL）は，フレイルについての包括的な評価を含む優れた指標であり，2006年の介護保険制度の改定の際に，近い将来介護が必要になる高齢者を抽出するスクリーニン

表1 簡易フレイルインデックス 〔文献4)より〕

・6カ月間で2～3kgの体重減少がありましたか	「はい」で1点
・以前に比べて歩く速度が遅くなってきたと思いますか	「はい」で1点
・ウォーキングなどの運動を週に1回以上していますか	「いいえ」で1点
・5分前のことが思い出せますか	「いいえ」で1点
・(ここ2週間)わけもなく疲れたような感じがする	「はい」で1点

グ法として厚生労働省の研究班によって開発された．

KCLの質問は，生活機能状態を尋ねる25個の質問からなり，「はい・いいえ」で回答するものである．その質問項目は7つの領域にわたり，IADL*(#1～5)，身体機能(#6～10)，栄養状態(#11, 12)，口腔機能(#13～15)，閉じこもり(#16, 17)，認知機能(#18～20)，気分(#21～25)と簡便に総合機能評価ができるが，この中にも栄養，口腔機能の評価が含まれる．Satakeらにより25項目中8点以上のものは有意に自立性の喪失や死亡のリスクが高くなることが示されている[3]．

筆者らは，より簡便にフレイルをチェックできるよう，基本チェックリストや生活機能に関する質問をもとに5つの質問からなる簡易版のフレイルインデックスを作成した（表1）[4]．そして5つの質問のうち，3つ以上満たす場合には，要介護，転倒，死亡リスクが有意に高くなることが明らかとなった．このような簡単なスクリーニングにより，フレイルかどうかを判定し，その後のケアにつなげることができる．

*IADL
instrumental activities of daily living：手段的日常生活活動．
日常生活を送るうえで必要な活動のうち，食事，排泄などのようなADLに比べ，複雑で高次な活動を指す．すなわち，買い物，洗濯，掃除などの家事全般，金銭管理，服薬管理，交通機関の利用，電話の応対などをいう．

身体的フレイルの要因としてのサルコペニアの嚥下機能への影響

フレイルが身体的側面のみならず，精神心理的，社会的側面を含む概念であるのに対し，**サルコペニアは「加齢に伴う骨格筋量の減少」を意味する**．すなわち，サルコペニアは身体的フレイルの重要な要因である．サルコペニアもまた死亡のみならず，ADL*低下，転倒，入院などのリスクと関係し，心不全などの疾患との関連が強い．

欧州老年医学会を中心とするワーキンググループは，2010年にコンセンサス論文を発表したが[5]，サルコペニアは，「筋量と筋力の進行性かつ全身性の減少に特徴づけられる症候群で，身体機能障害，QOL低下，死のリスクを伴うもの」と定義され，筋量低下，筋力低下，身体機能低下（歩行速度0.8m/秒以下）から構成される臨床的な診断手順が示された．そこでは，筋量低下が必須条件とされ，それに筋力低下または身体機能低下のどちらかが加われば，サルコペニアの診断に至る．その中で，低筋肉量の定義は若年者（おおむね20～40歳，男女別）の平均値−2SD未満とされている．

このようにサルコペニアに関する研究は欧米が先行したが，欧米人の基準がアジア人にそのまま適用できるかどうかについても明らかではないため，筆者らは，2013年3月にアジア各国の研究者からなるアジアサルコペニアワーキンググループ（AWGS）を設立し，そこでの議論を経て，アジア人のための診断基準を提唱した

*ADL
activities of daily living.
日常生活活動．食事，排泄，入浴，着替え，歩行などの毎日繰り返される基本的な身体的活動群．

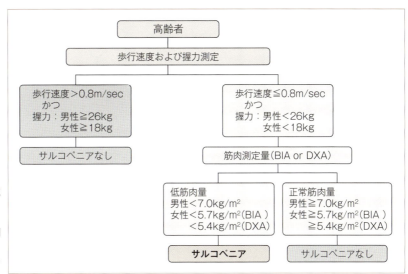

図3 AWGSによるサルコペニアの診断
BIA：バイオインピーダンス法，DXA：二重X線エネルギー吸収測定法.
〔Chen, L.K. et al.：*J. Am. Med. Dir. Assoc.* **15**：95～101, 2014,[6]より〕

（図3）[6]．筆者らの診断基準においても，ヨーロッパの基準同様に握力・歩行速度いずれかの低下を有し，骨格筋量の減少が認められる場合にサルコペニアと診断することとした．しかしながら，欧米人とは体格や生活習慣も異なり，筋力や筋量に違いがあることが明らかになり，握力と筋量についてはアジア独自の基準を定めた．すなわち，握力は男性26 kg未満，女性18 kg未満を握力低下とし，筋量についてはDXA法では，男性7.0 kg/m² 未満，女性5.4 kg/m² 未満，BIA法では，男性7.0 kg/m² 未満，女性5.7 kg/m² 未満を筋量低下と定義した．

高齢者では口腔機能の低下などによりタンパク質の摂取量が低下しやすく，また運動不足に陥りやすいことから，サルコペニアの合併率が75歳を超えると高くなる．また，四肢の骨格筋のみならず，嚥下に関わる筋肉も衰えることがあり，嚥下機能の低下，誤嚥などにつながる場合があるため，サルコペニアの評価は重要である．

＊ ＊ ＊

フレイルは，高齢者の生命・機能予後の推定や包括的医療を行ううえでも重要な概念であり，介入可能な病態であることから，高齢者の合併症を防ぎ，そのQOLを高めるためには，すべての医療専門職が理解し，診断，介入を行うべき病態である．

References

1) Fried, L.P. et al.：Frailty in older adults: evidence for a phenotype. *J. Gerontol. A Biol. Sci. Med. Sci.*, **56**：M146～156, 2001.
2) Shimada, H. et al.：Combined Prevalence of Frailty and Mild Cognitive Impairment in a Population of Elderly Japanese People. *J. Am. Med. Dir. Assoc.* **14**：518～524, 2013.
3) Satake, S. et al.：Validity of the Kihon Checklist for assessing frailty status. *Geriatr. Gerontol. Int.*, **16**：709～15, 2016.
4) Yamada, M. and Arai, H.：Predictability of frailty scores on healthy life expectancy in community-dwelling Japanese older adults. *J. Am. Med. Dir. Assoc.*, **16**：1002, e7～e11, 2015.
5) Cruz-Jentoft, A.J. et al.：Sarcopenia: European consensus on definition and diagnosis: Report of the European Working Group on Sarcopenia in Older People. *Age and ageing.* **39**：412～423, 2010.
6) Chen, L.K. et al.：Sarcopenia in Asia: consensus report of the Asian Working Group for Sarcopenia. *J.Am. Med. Dir. Assoc.* **15**：95～101, 2014.

04 ロコモティブシンドローム

原田 敦
Harada Atsushi

Summary

運動器の障害のために移動機能の低下をきたした状態をロコモティブシンドロームという．立ち上がりテスト，2 ステップテスト，ロコモ 25 からなるロコモ度テストでロコモ度 1 あるいは 2 を判定する．主要な介入は開眼片脚立ちとスクワットからなるロコモーショントレーニングが推薦されている．

Key words ロコモティブシンドローム，移動能力，ロコモ度テスト，ロコモ 25，ロコモーショントレーニング

ロコモティブシンドロームの概要

1 ロコモティブシンドロームとは (https://locomo-joa.jp/locomo/01.html)

> *移動機能
> 立つ・歩く・走る・座るなど，日常生活に必要な"身体の移動に関わる機能"をいう．

運動器の障害のために移動機能*の低下をきたした状態を「ロコモティブシンドローム」（略称：「ロコモ」，和名：「運動器症候群」）という．進行すると介護が必要になるリスクが高くなる．ロコモは筋肉，骨，関節，軟骨，椎間板といった運動器のいずれか，あるいは複数に障害が起こり，「立つ」「歩く」といった機能が低下している状態をいう．進行すると日常生活にも支障が生じてくる．

2007 年，日本整形外科学会は，人類が経験したことのない超高齢社会・日本の未来を見据え，このロコモという概念を提唱した．いつまでも自分の足で歩き続けていくために，運動器を長持ちさせ，ロコモを予防し，健康寿命を延ばしていくことが，今，必要なのである．

日本においてロコモを有する人の数は，40 歳以上で，「ロコモ度 1」は 4,590 万人（男性 2,020 万人，女性 2,570 万人），「ロコモ度 2」は 1,380 万人（男性 460 万人，女性 920 万人）と現在のところ推計されている[1]．

図 1 に示すように，ロコモの要因組織別に代表的疾患をみると，まず骨では，その量的減少や質的劣化が原因となる疾患は骨粗鬆症や骨折であり，関節軟骨や椎間板では，変形性関節症や変形性脊椎症があげられ，筋肉や神経系では，神経障害やサルコペニアがあげられる．変形性脊椎症で神経障害が合併する疾患としては，脊柱管狭窄症があげられる．これらの疾患が症候性となると，疼痛，関節可動域制限，柔軟性低下，姿勢変化，筋力低下，バランス能力低下などの症状が出て，移動能力の低下をきたすようになる．

2 ロコモティブシンドロームのアウトカム (https://locomo-joa.jp/locomo/01.html)

ロコモとなり，移動能力の低下をきたすようになる段階から，さらに進行すれば，

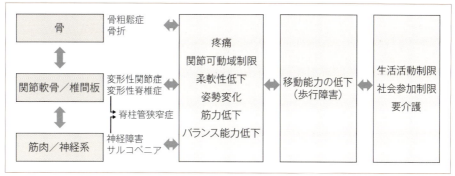

図1 ロコモティブシンドロームの概念図　　〔https://locomo-joa.jp/locomo/01.html より〕

表1 ロコモ度テスト

- 立ち上がりテスト（下肢筋力判定法）
- 2ステップテスト（歩幅判定法）
- ロコモ25（身体状態・生活状況判定法）

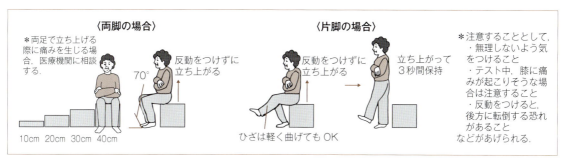

図2 立ち上がりテスト　　〔https://locomo-joa.jp/check/test/stand-up.html より〕

生活活動制限，社会参加制限，要介護などの結果をもたらす（**図1**）．したがって，ロコモの重要なアウトカムとしては，生活活動制限，社会参加制限，要介護があげられる．

ロコモティブシンドロームの簡便な診査法
(https://locomo-joa.jp/check/test/)

1 ロコモ度テスト

　ロコモの診断は**ロコモ度テスト**で判定する（**表1**）．ロコモ度テストとは，移動機能を確認するためのテストである．「立ち上がりテスト」（下肢筋力判定法，**図2**），「2ステップテスト」（歩幅判定法，**図3**），「ロコモ25」（身体状態・生活状況判定法）の3つのテストからなっている．定期的にロコモ度テストを行い，移動機能の状態をチェックすることが望ましい．

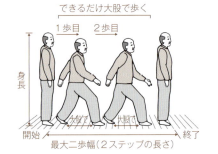

図3 2ステップテスト　　　〔https://locomo-joa.jp/check/test/two-step.html より〕

1）立ち上がりテスト（図2）

このテストでは下肢筋力を測る．片脚または両脚で，決まった高さから立ち上がれるかどうかで，程度を判定する．台は40 cm，30 cm，20 cm，10 cmの4種類の高さがあり，両脚または片脚で行う．

（1）テスト法

①両脚の場合…10・20・30・40 cmの台を用意する．まず40 cmの台に両腕を組んで腰かける．このとき両脚は肩幅くらいに広げ，床に対して脛がおよそ70°（40 cmの台の場合）になるようにして，反動をつけずに立ち上がり，そのまま3秒間保持する──❶．

②片脚の場合…40 cmの台から両脚で立ち上がれたら，片脚でテストを行う．❶の姿勢に戻り，左右どちらかの脚を上げる．このとき上げたほうの脚の膝は軽く曲げる．反動をつけずに立ち上がり，そのまま3秒間保持する．

（2）測定結果

片脚40 cmができた場合，低い台での片脚でテストを行い，10 cmずつ低い台に移り，片脚ずつテストする．左右とも片脚で立ち上がれた一番低い台がテスト結果である．片脚40 cmができなかった場合，両脚でテストを行い，10 cmずつ低い台に移り両脚での立ち上がりをテストする．両脚で立ち上がれた一番低い台がテスト結果である．

2）2ステップテスト（図3）

このテストでは歩幅を測定するが，同時に下肢の筋力・バランス能力・柔軟性などを含めた歩行能力が総合的に評価できる．

次の計算式で2ステップ値を算出する．

2歩幅（cm）÷身長（cm）＝2ステップ値．

3）ロコモ25（表2）

この1カ月の間に，からだの痛みや日常生活で困難なことはなかったかについて，表2に示す25の質問に答えてもらい，ロコモ度を調べる．

これは，25項目の自記式質問票からなり，1問ごとに5つの選択肢があり，選択肢に0〜4点が配点され，合計点（0〜100点）で評価し，点数が低いほど良好というものである．

表2 ロコモ25

- 頸・肩・腕・手のどこかに痛み（しびれを含む）がありますか．
- 背中・腰・お尻のどこかに痛みがありますか．
- 下肢（脚のつけね，太もも，膝，ふくらはぎ，すね，足首，足）のどこかに痛み（しびれも含む）がありますか．
- ふだんの生活でからだを動かすのはどの程度つらいと感じますか．
- ベッドや寝床から起きたり，横になったりするのはどの程度困難ですか．
- 腰掛けから立ち上がるのはどの程度困難ですか．
- 家の中を歩くのはどの程度困難ですか．
- シャツを着たり脱いだりするのはどの程度困難ですか．
- ズボンやパンツを着たり脱いだりするのはどの程度困難ですか．
- トイレで用足しをするのはどの程度困難ですか．
- お風呂で身体を洗うのはどの程度困難ですか．
- 階段の昇り降りはどの程度困難ですか．
- 急ぎ足で歩くのはどの程度困難ですか．
- 外に出かけるとき，身だしなみを整えるのはどの程度困難ですか．
- 休まずにどれくらい歩き続けることができますか
- 隣・近所に外出するのはどの程度困難ですか．
- 2kg程度の買い物（1リットルの牛乳パック2個程度）をして持ち帰ることはどの程度困難ですか．
- 電車やバスを利用して外出するのはどの程度困難ですか．
- 家の軽い仕事（食事の準備や後始末，簡単な片づけなど）は，どの程度困難ですか．
- 家のやや重い仕事（掃除機の使用，ふとんの上げ下ろしなど）は，どの程度困難ですか．
- スポーツや踊り（ジョギング，水泳，ゲートボール，ダンスなど）は，どの程度困難ですか．
- 親しい人や友人とのおつきあいを控えていますか．
- 地域での活動やイベント，行事への参加を控えていますか．
- 家の中で転ぶのではないかと不安ですか．
- 先行き歩けなくなるのではないかと不安ですか．

〔https://locomo-joa.jp/check/test/locomo25.html より〕

	ロコモ度1	ロコモ度2
立ち上がりテスト	どちらか一側でも片脚で40cmの高さから立てない	両脚で20cmの高さから立てない
2ステップテスト	1.3未満	1.1未満
ロコモ25	7点以上	16点以上
	移動機能低下が始まっていると判断する段階	生活は自立して進行していると判断

図4 ロコモ度判定方法　〔https://locomo-joa.jp/check/judge/ より〕

2 ロコモ度判定方法（図4）

　現在の移動機能の状態からロコモティブシンドロームの段階を調べる．移動機能の状態は，立ち上がりテスト，2ステップテスト，ロコモ25，各テストの結果から確認する．年齢にかかわらず，各段階の項目に1つでもあてはまる場合には，「ロコモ度1」あるいは「ロコモ度2」と判定される．

　「ロコモ度1」は，移動機能の低下が始まっている状態である．筋力やバランス力が落ちてきているので，ロコトレ（ロコモーショントレーニング）をはじめとする運動を習慣づける必要がある．また，十分なタンパク質とカルシウムを含んだバランス

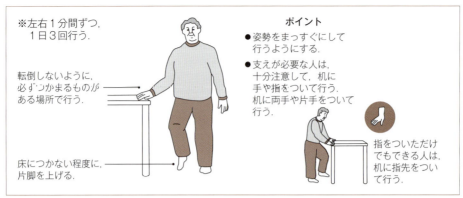

図5 ロコトレ1（バランス能力を鍛えるロコトレ）：片脚立ち

〔https://locomo-joa.jp/check/locotre/pdf/locotre.pdf〕

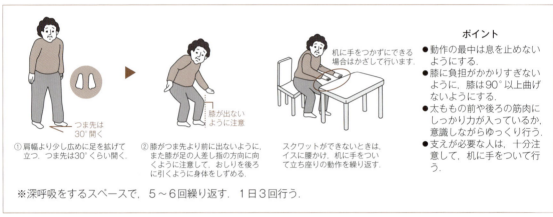

図6 ロコトレ2（下肢能力をつけるロコトレ）：スクワット

〔https://locomo-joa.jp/check/locotre/pdf/locotre.pdf〕

の取れた食事を摂るように気をつける．

「ロコモ度2」は移動機能の低下が進行している状態である．自立した生活ができなくなるリスクが高くなっている．特に痛みを伴う場合は，何らかの運動器疾患が発症している可能性もあるので，整形外科専門医の受診をすすめる．

ロコモティブシンドロームの介入法；ロコモーショントレーニング （https:locomo-joa.jp/check/locotore/ より）

ロコモにはいろいろなレベルがあり，それはどれくらい歩けるかによってわかる．十分に歩ける人と，よく歩けない人では，ロコモーショントレーニングの行い方も違う．自分に合った安全な方法で，まずバランス能力をつける「片脚立ち」と下肢筋力をつける「スクワット」を始める（**図5，6**）．

References

1) Nakamura, K. and Ogata, T. : Locomotive syndrome: Definition and management. *Clin. Rev. Bone Miner. Metab.* **14** : 56〜67, 2016. (DOI 10.1007/s12018-016-9208-2)

05 認知機能低下および認知症

鈴木裕介
Suzuki Yusuke

Summary

認知機能の加齢による低下は個人差が大きく，さまざまな要因に左右される．認知症の診断は認知機能障害の程度が生活に支障をきたすレベルかどうかで決まる．認知症の症状は，物忘れを中心とする中核症状と関連する行動心理症状に大別されるが，原因となる疾患は多岐にわたる．治療には薬物療法と介護環境調整など非薬物的アプローチの両方が重要である．

Key words 軽度認知機能障害，生活機能障害，中核症状，行動心理症状

認知機能と加齢

知的機能とは，論理的に考える，計画を立てる，問題解決する，抽象的に考える，考えを把握する，言語機能，学習機能など，さまざまな知的活動を含む機能であり，従来の経験によらない**流動性知能*** と，経験に基づく**結晶性知能*** に分類される．

認知機能は，記憶，思考，理解，計算，学習，言語，判断などの知的能力に加え，概念化や抽象的思考など広範な領域の高次脳機能を必要とする．加齢が認知機能に与える影響は「物忘れ」「情報処理速度」「個人差と機能による変化の差異」に要約される．

1）物忘れ

加齢に伴って忘れっぽくなることは，程度の差こそあれ誰もが経験的に感じる事象であるが，すべての記憶が加齢によって低下するとは限らない．

認知症の項でも述べるが，過去に獲得された記憶（長期記憶や言語性の知識，自動車運転など習慣性の動作性記憶）などは，加齢による影響は受けにくいのに対して，日々経験する出来事の記憶は，加齢による影響を受けやすいと考えられる．

人は記憶に対して無意識に重みづけを行っており，印象に残らない身の回りの出来事の記憶は加齢により失われやすい*．

2）情報処理速度

外部からの情報を脳内で処理して反応する情報処理速度は，一般的に加齢によって低下すると考えられる．加齢によって運動神経が鈍ってくるのも，脳内での刺激に対する反応処理速度の低下が末梢の運動神経への命令伝達の遅延によって引き起こされるのと同様に，思考過程における遅延が課題の遂行速度を遅くする原因である．しかしながら，速度は低下しても，時間をかければ遂行できるのが加齢による変化であり，その点は認知症による実行機能の障害とは異なる．

3）個人差と機能による変化の差異

加齢による認知機能の変化は個人差が大きい．個人差は内因性の要因（遺伝，身体や精神の状態）以外に，外因性の要因（教育，職業，趣味，習慣，生活環境，社会と

---

* **流動性知能**
応用力や思考の柔軟性，情報の処理能力やその効率によって規定される流動性知能は，認知症など知的能力に重大な障害をもたらす病態に罹患しない場合でも，年齢とともに緩徐に低下すると考えられているが，その低下幅は同年齢の個人差ほど大きくはないと考えられており，遺伝的に備わった知能や教育歴などを含む生活史にも影響を受ける．

* **結晶性知能**
一方，経験に基づいた知識の蓄積によって規定される結晶性知能は，中高年になっても簡単に低下するものではなく，認知症などで過去の経験の記憶が失われない限りは，加齢で簡単に低下するものではないと考えられている．

* **記憶の重みづけ**
「歳をとると月日が過ぎるのを早く感じる」ということをよく耳にするが，日常の出来事記憶の喪失とあながち無関係ではなさそうである．

のつながり）など，さまざまな要因により影響されるものなので，一律に評価することは困難である．

認知症の定義

認知症は一般的に，「いったん正常に発達した知的機能が後天的な脳の障害によって持続的に低下し，複数の認知機能障害があるために，日常生活や社会生活に支障をきたすようになった状態であり，これらは意識障害を伴わない」と定義される*．

ここで注目すべき点は，認知症の水準であるかどうかの境界には，「生活障害の有無」というきわめてあいまいな判断基準が用いられていることである．例をあげると，同じ認知機能のレベルを有すると考えられる2人が曜日を間違えた場合，隠居生活の一方の高齢者では生活にさして支障はないかもしれないが，現役で働いている他方にとっては明らかに支障をきたすはずである．このように現時点での診断基準は，個人が置かれている生活状況によって，認知症と判断されるタイミングに幅が生じる可能性を包含している．

認知症は生活環境の変化（入院や引っ越し，配偶者との離別など）がきっかけで周囲の人に気づかれることもまれではないが，多くの認知症はゆっくり持続的に進行し，最初は年齢相応と考えていた物忘れが，いつのまにか自分でも気になる程度に自覚され（主観的認知障害），物忘れによるエピソードが自覚的・他覚的に顕在化し（軽度認知障害）認知症（dementia）に至る一連の経過を経る．これら一連の経過の境目は曖昧であり，いつ認知症に移行したかは，たまたま観察されたエピソードで判断するよりほかない（図1）．

認知症の理解をさらに複雑にするのは，すべての高齢者が一連の経過をたどって認知症に至るわけではないことであり，経過を通して物忘れの自覚や生活困難感を感じないまま認知症に至るケースも珍しくはない一方で，年齢相応の物忘れや軽度認知障害にとどまり認知症へと進行しないケースも多々ある．認知症への進行群と非進行群を分ける要因の疫学や生物学的研究により，認知症予防のための知識が今後深まることが期待される．

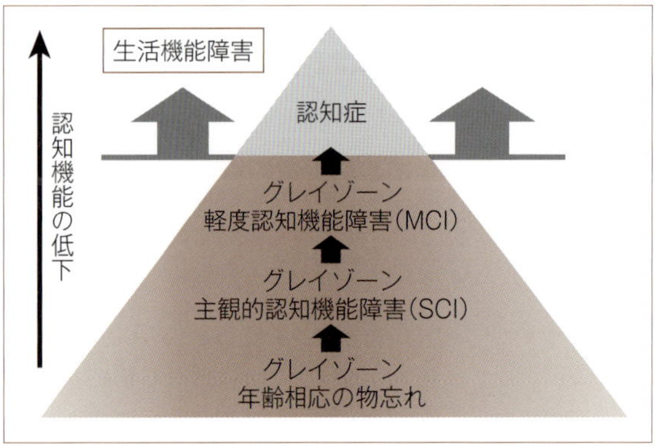

*国際的な認知症の定義
世界で広く用いられる国際疾病分類（ICD）や，精神障害の診断と統計マニュアル（DSM）の診断基準においても，基本的な定義に相違はない．

図1 「年相応の物忘れ」から「認知症」への進行過程

認知症と年齢相応の物忘れの違い

認知症による物忘れと年齢相応の物忘れの違いを明確にすることは容易ではない．理由は先述したような境界の不明瞭さに起因するが，あえて簡潔に比較するならば，認知症では経験した事柄すべてが記憶から抜け落ちるため生活に不自由をきたすのに対して，年齢相応の物忘れはその一部しか脱落せず，生活上はさほど不自由を生じることがない*．

一般に，年齢相応の物忘れの場合はヒントを与えたりすると思い出せることが多いが，認知症による物忘れの場合は記憶の獲得自体が不完全なので，ヒントを与えても思い出せないことのほうが多い．また認知症では病識を欠く場合が多いが，年齢相応の物忘れやうつによる物忘れでは，本人が忘れることをことさらに強調する場合のほうが多い（表1）．

> *認知症と年齢相応の物忘れにおける朝食の記憶
> 認知症では今日朝ごはんを食べたこと自体を忘れる（困る）のに対して，年相応の物忘れでは朝ごはんのおかずの中味が思い出せない（特段困らない）というようなたとえがよく引き合いに出される．ただし認知症のごく早期の場合には区別がつかない場合もあり，判断に迷うことも多い．

認知症の初発症状

認知症による症状の気づきは患者の置かれた生活環境により異なるが，介護者の思い起こし（「言われてみればあの頃からあった」と思い出される症状）による初発症状の中で特に頻度の多いものとして「物の名前が出てこない」「興味，関心の喪失」「置き忘れ，しまい忘れ」がある*．

認知症の初期に気づかれる症状は多彩で，個人によって異なるので，1つでも当てはまるエピソードがあったら「待てよ？」と思って医療機関への受診をすすめる．あるいは簡易スクリーニング検査のように簡単な質問をしてみることも早期発見の鍵となる．早期発見を妨げる因子として周りの人が「年のせい」ですませてしまうことや，本人の病識が低く，受診動機につながりにくいことが指摘される．

> *認知症の初発症状
> 具体的には，物の固有名詞が出てこないので，会話において「あれ」「それ」など代名詞の使用や，思い出せないことをごまかす（取り繕い）ことが多くなる．最近のニュースや続けていた趣味に関心を示さなくなることも気付きのきっかけになる．物を置いたところを忘れて頻繁に探し物をしているうちに，一番近い人が泥棒に仕立て上げられてしまうことも決してまれではない．

認知症の簡易スクリーニング検査

認知症のスクリーニング検査とは，診断のための検査（後述）ではなく，一般人口の中から疑わしい個人をなるべく簡便な方法で見つけ出すための手段であり，簡単な質問法を用いるのが一般的である．代表的な質問法に，世界で広く用いられるミニメンタルステート試験（MMSE）と，日本で開発された長谷川式簡易知能評価スケー

表1 年齢相応の物忘れと認知症による物忘れの違い

年齢相応の物忘れ	認知症による物忘れ
経験した事柄の一部分を忘れる	経験した事柄の全体を忘れる
ヒントを与えれば何とか思いだせる	ヒントを与えても見当がつかない
日時や場所の間違いはまずない	日時や場所の間違いがある
物忘れの自覚がある	自覚に欠け，物忘れを否定する
普段の生活には支障はない	普段の生活に支障が出る

ル改訂版（HDS-R）がある．

　ともに質問の内容には共通点があり，両方とも点数が高いほど認知機能は良好という判断になるが，認知症の類型によって失点するパターンは若干異なる．もっとも多いアルツハイマー型認知症の初期では，質問項目中，日時の見当識と一度覚えた単語の再生を尋ねる項目において失点がよくみられる．

認知症の臨床症状

　認知症はその病型や病期によって現れる症状や程度がさまざまであるが，大まかには，記銘力や見当識の障害に基づく**中核症状**（物忘れ，日時，場所の認知の欠如，実行機能の障害）と，中核症状が原因で起こるさまざまな**行動心理症状**とに分けられる．行動心理症状は，妄想，幻覚，攻撃性などのいわゆる**陽性症状**と，抑うつ，無気力など**陰性症状**に分けることもできる．

　認知症の介護を困難にするのは，中核症状よりもむしろ行動心理症状であることのほうが多い．

認知症の病型分類と頻度

1　認知症の病型

　認知症の原因疾患は実に多岐にわたる．原因によって症状の出現の仕方や，進行の度合いが異なるが，一方で共通の症状も多く見られる．最近では認知症を，原因となる疾患別にとらえるよりも，共通の症候の集まりとして考えたほうが実際の対応がしやすいという考え方が一般的になっている．実際に，認知症の2大原因疾患であるアルツハイマー型認知症と血管性認知症では，その臨床症状だけでなく脳内で起こっている異常な病理変化にもかなりの共通点があることがわかっている．原因別に主な分類を行うと**表2**のように要約できる．

2　病型別の頻度

　調査によってばらつきはあるが，アルツハイマー型認知症が原因疾患の半数以上を占める．残りは2割弱が血管性認知症，1割前後がレビー小体型認知症，あとは前頭側頭型認知症を含めて1割以下の比較的まれな病態が原因と考えられている．頻度はまれであっても，正常圧水頭症，慢性硬膜下血腫，脳腫瘍のように早く見つけて外科的に処置することが，その後の認知機能にとって重要な疾患もある．

　アルツハイマー型認知症の4割以上に脳血管障害の合併が認められるとする報告もあり，複数の原因疾患が併存することは決してまれではない．

　このように単一の疾患で症状が説明できないことが，病型ごとに症状の理解をすることを難しくしている．

表2　認知症の病型別分類（主な原因疾患のみ）

1) 神経変性疾患によるもの
   - アルツハイマー型が代表的（認知症全体の半分以上）．
   - パーキンソン症状や幻視を特徴とするレビー小体型認知症も結構多い．
   - 前頭側頭型変性症（ピック型に代表される）は頻度こそ少ないが，行動上の問題で初期から進行するまで介護負担感が大きい．
   - ほとんどが持続進行性（進行の速さは疾患や発症年齢により異なる）．
2) 脳血管障害によるもの
   - 血管性認知症が代表的．
   - 障害を受ける血管の太さや部位により出現する症状が異なる．
   - 通常，症状は階段状に進行する．
   - 変性疾患と合併することも高率にある．
3) 代謝障害によるもの（ビタミン欠乏　甲状腺機能異常，アルコール性など）
   - まれな病態だが，血液検査や症状で鑑別や補充による介入が可能．
4) 脳腫瘍など頭蓋内病変によるもの
   - 急に発症する場合は血管性の要素以外にこの可能性を考える．
5) 正常圧水頭症，慢性硬膜下血腫
   - 臨床症状や病歴が診断に重要．外科的な治療によって症状の軽快が望めるので早期発見が重要．

原因疾患別の認知症の特徴

1) アルツハイマー型認知症の特徴

①緩徐に進行する（一般的に）．②高齢発症でも脳内の病理変化は症状出現の15年以上前に始まっている．③将来の発症を予測するための診断方法は確立されていない．④初期は物忘れ，見当識（特に時間：曜日・月日など）の障害が目立つ．⑤病識は一般に低く，医療機関への受診を嫌がることが多い．⑥初期にはうつ傾向が見られ，うつ病との鑑別に苦慮することもある．⑦早期の発見と介護環境の整備が患者のQOL維持には重要．

2) 血管性認知症の特徴

①典型例では脳梗塞（神経症状伴う）の発症後3カ月以内に発症．②神経所見の異常（麻痺など）伴うこともある．③階段上に症状が悪化する場合が多い．④正常な機能と異常な機能が混在している（まだら認知症．例：日時はだめだが計算はまったく正常にできる）．⑤課題を与えると，時間はかかるがなんとか達成できたりする．

血管性認知症と一般的なアルツハイマー型認知症との違いは，**表3**のように要約できる．

表3　アルツハイマー型認知症と血管性認知症との違い

	アルツハイマー型認知症によくみられる特徴	血管性認知症によくみられる特徴
雰囲気	楽観的，多幸的	悲観的，深刻味
認知症状	もの忘れ　見当識障害	意欲低下
神経症状	みられない	麻痺，歩行障害，構語障害
精神症状	もの盗られ妄想	感情失禁
症状経過	緩徐に進行	階段状に進行

3) レビー小体型認知症の特徴

①パーキンソン病に合併する認知症と鑑別が困難な場合がある．②大脳全体にレビー小体という物質の沈着が観察される．③歩行障害（小刻みでパーキンソン病と同じ），幻視（人が見える）．④ぼーっとしているときと清明なときの覚醒度の差が激しいなどの特徴的な症状がある．⑤転倒しやすく，意識消失発作なども見ら

れる.

4）前頭側頭葉変性症（ピック型に代表される）の特徴

①前頭葉，側頭葉の萎縮が強く，前頭葉機能の障害が症状に表れる．②性格変化，行動の異常が目立ち，記憶の障害は当初目立たない．③脱抑制とよばれる無節操，衝動的な行為が周囲を困惑させる．④常同行為（同じ時間，同じ行為を行う）が特徴的．⑤特定の食への固執が見られたりする．⑥異常行動への対応から介護者が強い負担感を感じやすい認知症．⑦問題行動は初期に強く進行するにつれて緩和される．⑧語義（言葉の意味）がわからなくなるタイプもある．

5）正常圧水頭症の特徴

①認知症，歩行障害，尿失禁がみられたらこの疾患を疑う．②背中から髄液を少量抜く（タップテスト）によって症状が軽快（特に歩行）する場合はシャント（短絡）手術の適応がある．

6）慢性硬膜下血腫の特徴

①軽微な頭部外傷によっても頭蓋内にゆっくり出血した血液が脳の表面に血腫を作り，脳を圧迫することにより認知症の症状が出現する．②血腫内の血液を脳の表面から廃液することにより症状の改善が望める．

認知症の診断のための検査

認知症の診断に最も重要な情報は病歴と症候であり，本人をよく知る家人や友人からの病歴の聴取は診断における重要なプロセスであるが，近年は独居あるいは同居の配偶者にも認知機能上の問題があり，正確な情報が得られない場合もまれでない．MRI/CT や脳血流シンチグラムなどの画像検査はあくまで臨床症状から診断を類推するための補助診断であり，診断に必須ではない．

繰り返すが，ていねいな病歴と症状の聴取にまさる情報はない．

認知症の治療

認知症の治療は，大きく分けると薬物療法と非薬物療法に，症状別では**中核症状**に対する治療と，**周辺症状**に対する治療に分けられる．

アルツハイマー型認知症の中核症状には 2018 年時点で 4 種類の抗認知症薬の適応がある．しかしながらこれらは認知症を治す薬ではなく，進行を遅らせる効果しか認められない．現在，世界中で認知症の根本的な治療薬の開発が進行しているが，今のところ人への臨床試験ではなかなか効果が確認できていないのが現状である．

周辺症状に対しては薬物療法と非薬物的アプローチがある．周辺症状に対する薬物療法においては，症状に応じてさまざまな薬剤を使用するので，認知症の専門医と相談しながら行うことが強くすすめられる．

COLUMN
老化のメカニズム
——さまざまな老化学説について

老化とは

生物的には，"老化"とは「死亡率の増加を特徴とする」とした考え方もあるが，ヒトの個々の老化を考えたときにはこの定義は使用しにくい．むしろ，現在では老化を"機能"に基づいて考え，「時間の経過に伴う構造ならびに機能の変化で，環境との相互作用により，生物の生命と機能に悪影響を与え，死亡率を増加させる」というような定義が使用されることが多い．また老化を，「生物が生まれた時点から」とするのか，「成熟期以降」ととらえるのかの考え方もある．

老化の古典的仮説

表1に代表的な老化仮説を示す．ここでは，この中で最も多くの現象を説明でき，有力な候補として考えられているプログラム説について解説する．

細胞老化に関しては，体細胞分裂回数には限界（ヘイフリックの限界）があることを1961年にヘイフリックが報告した[1]．その後，染色体の末端にはテロメアとよばれる繰り返し塩基配列（TTAGGG）が存在し，細胞が分裂すると染色体の末端のテロメア配列が少しずつ消失し，ヒトではテロメアDNAが5000塩基くらいになると，細胞が寿命（分裂寿命）に達し，それ以上の分裂は起こらないことが明らかにされた．上記のヘイフリックの限界はこのテロメア短縮で説明できるとされている．

がん細胞などの分裂回数に制限がない細胞では，テロメラーゼというテロメアを伸長させる酵素をもっていることもわかっている．

これらの老化機序はすでに遺伝子に組み込まれたものであり，プログラム説を指示する現象とされている．

寿命を延ばす方法

表2に老化を遅らせることができる可能性がある方法を示す．

❶カロリー制限

カロリー制限（摂取エネルギー制限）は最も確立された方法で，少なくとも酵母，線虫～マウス，ラットレベルでは一致した多くの報告がある．

表1　代表的老化学説

	内容	指示する現象例
プログラム説	老化はあらかじめ遺伝子にプログラムされているという説	1. 細胞分裂回数の限界（ヘイフリックの限界） 2. テロメア長と寿命 3. 早老症の存在
エラー説	老化は遺伝子，タンパク質の障害（変異，変性）による誘導されるという説	1. 放射線障害による寿命の短縮
フリーラジカル説	活性酸素によるさまざまな障害が老化を促進	1. 高酸素下の寿命短縮 2. 種々の生物における活性酸素消去系酵素活性と寿命との関係

表2　寿命を延長させる方法

	解説	メカニズム
カロリー（摂取エネルギー）制限	3～4割程度の摂取カロリーを制限することにより少なくともげっ歯類～線虫レベルで寿命の延長が見られる．霊長類での結果は一致していない．	NAD+ 依存性の脱アセチル化酵素である sirtuin（サーチュイン）遺伝子が関与．
インスリン/IGF 受容体の機能低下	線虫において daf-2（ヒト，インスリン/インスリン様増殖因子-1（Insulin-like growth factor-1, IGF-1）受容体遺伝子のホモログ）に変異があると長生き．	da-f-2 遺伝子変異の寿命延長効果にはフォークヘッド転写因子である daf-16 の活性化が必須．
NMN（nicotinamide mononucleotide：ニコチンアミドモノヌクレオチド）	NMN はビタミン B3（ナイアシン）の一種で生体内での NAD の合成経路における中間体．NMN を投与することにより生体内の NAD が上昇．しかし，加齢に伴う疾病の予防効果は報告されているが，少なくとも遺伝子変異のない正常マウスでの寿命自体を延長するかどうかは不明．	NAD（nicotinamide adenine dinucleotide：ニコチンアミドアデニンジヌクレオチド）依存性の脱アセチル化酵素であるサーチュインの活性化が期待できる．
ラパマイシン	ラパマイシン（mTOR：mammalian target of rapamycin：哺乳類ラパマイシン標的タンパクの阻害薬）の投与によりマウスの寿命が延長．	PI3 K-AKT-mTOR カスケードを阻害することにより寿命の延長ができる．
parabiosis（並体癒合）	高齢マウスと若年マウスを並体癒合（血液を共有化）すると高齢マウスの種々の臓器の若返りを認める．	若年マウスの血漿成分が高齢マウスの若年化を誘導したと考えられる．

長らくこのカロリー制限は主要栄養素の含量とは無関係とされ，カロリー摂取自体の重要性が指摘されていた．しかし，線虫や昆虫を用いた最近の研究では，カロリーを固定して個々の栄養素の含有比率を変えてみたところ，タンパク質/炭水化物比が低いほど（タンパク質制限）寿命延長が認められることが明らかになっている[2]．

そのメカニズムとしては，ニコチンアミドアデニンジヌクレオチド（NAD+）依存性の脱アセチル化酵素であるサーチュインの活性化を介する経路，さらには下記のインスリン/インスリン様増殖因子-1（IGF-1）受容体の活性化を抑制する経路，さらには mTOR（mammalian target of rapamycin：哺乳類ラパマイシン標的タンパク）の活性化抑制などが考えられている（図1）．

❷ インスリン/IGF-1 受容体の機能低下

線虫の研究から daf-2 遺伝子の変異が寿命を延ばすことが報告され，この遺伝子はヒトのインスリン/IGF-1 受容体のホモログであることが明らかにされた[3]．すなわちインスリン/IGF-1 受容体の活性化の抑制が寿命を延ばす．このことは上記のカロリー制限の機構の1つでもある（図1）．

❸ NMN

NMN（nicotinamide mononucleotide：ニコチンアミドモノヌクレオチド）は生体内での NAD+ の合成経路における中間体であり，サーチュイン群を活性化することにより，糖尿病などの老化関連疾患の病態を軽減することが報告されている．しかし，NMN により正常マウスでの寿命の延長が起こるかどうかは不明である．

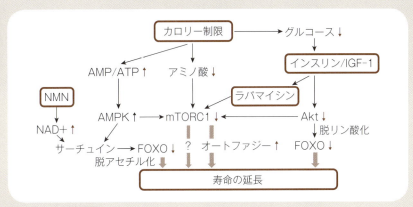

図1　寿命延長機構
AMPK：AMP活性化プロテインキナーゼ，FOXO：フォークヘッドボックスO（飢餓ストレス応答因子），mTORC1：哺乳類ラパマイシン標的タンパク複合体1，Akt：プロテインキナーゼB，NMN：ニコチンアミドモノヌクレオチド，NAD+：ニコチンアミドアデニンジヌクレオチド.

❹ラパマイシン

ラパマイシンは免疫抑制薬，抗悪性腫瘍薬として臨床的にも使用されているが，上記のmTORの阻害剤であり，動物実験により寿命延長が確かめられている[4]．図1に示すとおり，カロリー制限，インスリン/IGF-1受容体の活性化の抑制もその下流にあるmTORの抑制に関連している．

❺ parabiosis（並体癒合）

parabiosis（パラビオーシス）とはマウスやラットなどの動物2個体の皮膚を結合させ，血液循環を共有化（並体癒合）するモデルであるが，高齢ラットと若年ラットを並体癒合すると，高齢マウスの寿命が延びることが1970年代にすでに報告されていた．その後の研究から，脳，心臓，筋肉など種々の臓器の老化が若年動物の血液成分により若返ることが報告された（12頁）．

近年若年マウスの血漿にその若返り成分が存在し，その因子としてGDF11（growth differentiation factor 11：増殖分化因子）というタンパク質が候補にあがり大変注目をあびた[5]．しかし，その測定法に問題があるなど，今なお議論があるところであり，最近は否定的な報告が多い[6]．

＊　＊　＊

近年の老化研究は大変進んできており，老化制御が夢物語ではなくなってきている．特に上記のparabiosisの研究より血漿中に若返り因子があることは確からしく，さらにサルコペアの本体である骨格筋の若返りも可能とのことで，今後の研究に注目したい．

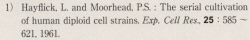

References

1) Hayflick, L. and Moorhead, P.S. : The serial cultivation of human diploid cell strains. *Exp. Cell Res.*, **25** : 585〜621, 1961.
2) Solon-Biet, S.M. et al. : The ratio of macronutrients, not caloric intake, dictates cardiometabolic health, aging, and longevity in ad libitum-fed mice. *Cell Metab.*, **19** : 418〜430, 2014.
3) Kenyon, C. et al. : A C. elegans mutant that lives twice as long as wild type. *Nature*, **366** : 461〜464, 1993.
4) Harrison, D.E. et al. : Rapamycin fed late in life extends lifespan in genetically heterogeneous mice. *Nature*, **460** : 392〜395, 2009.
5) Scudellari, M. : Ageing research: Blood to blood. *Nature*, **517** : 426〜429, 2015.
6) Schafer, M.J. et al. : Quantification of GDF11 and myostatin in human aging and cardiovascular disease. *Cell Metab.*, **23** : 1207〜1215, 2016.

Part 3

摂食嚥下障害・オーラルサルコペニアへの臨床現場での対応

01 摂食嚥下障害・オーラルサルコペニアをめぐる諸問題
—Part 3の総論として

藤本篤士
Fujimoto Atsushi

Summary
　高齢者における摂食嚥下障害・オーラルサルコペニアにかかわる種々の問題を俯瞰する．どの問題においても，臨床においては，従来の理論・エビデンスに基づく対応だけでは解決しきれない場合も多く，対象高齢者の全身状態・個別性および環境をとらえたうえでの，「口から食べる」ための安全なアプローチが必須となる．

Key words　オーラルサルコペニア，老嚥，口から食べる，直接訓練，間接訓練，予防的リハビリテーション栄養，口腔機能低下症，誤嚥性肺炎，口腔ケア，認知症，窒息

　Part 3の冒頭に位置する本項では，摂食嚥下障害・オーラルサルコペニアにかかわる種々の問題を総論的に俯瞰する．それぞれの問題について各分野のエキスパートにより詳細に解説される以降のセクションが該当する部分を【⇒】で示しているので，本パートを読み進めるときの参考にしていただきたい．

摂食嚥下障害とサルコペニア

　摂食嚥下障害については，小児や障害児に対する臨床や研究の歴史が古く，大学においても専門科での対応が行われてきたが，近年は人口構造の高齢化に伴い，高齢者の摂食嚥下障害への対応の必要性が増大してきた．しかし高齢者の場合の原因や背景疾患，環境因子などは，小児や障害児と比較して大きく異なり，高齢者についての研究や臨床はいまだ発展期にあるといえだろう．

　一方，老化とは切り離せない**サルコペニア**が正式な病名として2016年にICD-10に収載されたことからも明らかなように，筋肉に対する研究が進展してきており，高齢者の摂食嚥下障害ではサルコペニアを視点とするアプローチも重要視されてきている．特に摂食嚥下障害の原因がサルコペニアと考えられる「サルコペニアの摂食嚥下障害」については，診断や治療法の研究が徐々に進んでいるのみならず，予防的アプローチが高齢者の健康な生活の維持増進に資するものと考えられ，さまざまな取り組みが始まってきている．

　また摂食嚥下に直接かかわる器官である口腔のサルコペニア（オーラルサルコペニア）の問題は，臨床的に非常に大きな問題である．しかしサルコペニアがすぐに摂食嚥下障害に至るわけではない．高齢者の中には障害には至らない嚥下機能低下状態が多く見られる．この老人性嚥下機能低下を表す概念として**老嚥**（presbyphasia）があり[1]【⇒ 04. 摂食嚥下機能と老嚥，誤嚥（77〜83頁）】，これらにはサルコペニアが関連していると考えられ，進行することにより摂食嚥下障害に至ると考えられる*．

　すなわち，摂食嚥下障害の前段階での早期の予防的アプローチを考えるときに，老

*「老嚥」と「摂食嚥下障害」の臨床的イメージ
　臨床的イメージとしては，老嚥は，食形態の制限はほとんど必要なく通常の食事は可能であるが，餅やパン，厚い肉など咀嚼嚥下運動に大きな負担となる食形態や，水分と固形物の混在した二相性食品などでは誤嚥リスクが高くなったり，スムーズな咀嚼嚥下運動ができなくなるような状態である．
　一方，摂食嚥下障害は，とろみをつけた食品や均質な一相性食品，柔らかさを適正に調整するなど一定の食形態しか比較的安全に嚥下できない，もしくは嚥下できない状態ということになる【⇒ 8. 食事形態】[2]．

嚥は大変重要な概念であるといえる．

「口から食べる」ということ

　高齢者の摂食嚥下障害をきたす病態としては，口腔・咽頭部の腫瘍や炎症などの病変や，甲状腺腫などの口腔・咽頭部周囲の病変などに分類される解剖学的問題などがあげられる．また生理学的な問題としては，脳血管障害やパーキンソン病などの変性疾患，多発性硬化症などの炎症性疾患などによる中枢神経障害や末梢神経障害，神経筋疾患などがあげられる[3]．さらに加齢に伴うサルコペニアや，先行期障害に多く見られる認知症，味覚や嗜好の変化，摂食時の体幹の維持能や四肢機能の低下，味覚や視覚，嗅覚などの感覚低下，覚醒状態，歯の喪失や義歯の不適合，唾液分泌量低下による口腔乾燥や口腔の不衛生状態，服用薬剤の副作用など，さまざまな要因が複雑にかかわりあいながら，摂食嚥下障害という病態が形成されている．つまり摂食嚥下障害にアプローチするときには，嚥下機能だけではなく全身的な包括的アセスメントが必要であると同時に，低下した機能については，その状態の維持・改善に努めつつリスクを最小限にした「食べる」アプローチが必要となる．

　小山は「口から食べる」ため，専門職種以外でも評価可能な13項目を各5段階の包括的アセスメント法「KTバランスチャート®（Kuchikara Taberu Balance Chart：KTBC®）」[4]を考案し【⇒02．口から食べるための包括的アプローチ（63〜69頁）】，現在はその信頼性と妥当性が検証されている．さらにこの評価に基づいて，臨床現場で培われてきた具体的かつ適切な援助・介助技術＊についても詳細に解説しており，アセスメントからアプローチまでを一連として整理している．

　現在の摂食嚥下障害のアプローチは，嚥下機能評価とその対応に主眼を置いていると感じられる報告も多い．たとえばビデオ嚥下造影検査（VF）やビデオ嚥下内視鏡検査（VE）は，現状の確認と問題点のピックアップ，そしてより安全な対償的嚥下方法を探ることなどが目的であると考えられるが，誤嚥リスクがある・誤嚥するという嚥下機能の評価のみで，禁食という指示を決定するケースもあるようである．検査はもちろんであるが，治療も訓練も，嚥下機能のみを改善するのではなく，「人間が"口から食べる"ということを改善する」という視点に立って，摂食嚥下リハビリテーションにかかわることが最も大切である．

＊口から食べてもらうための介護技術
　たとえば「ゼリーをスプーンで患者の口に入れる」という一見難易度の低い介助動作も，姿勢の設定，頭位の固定，開眼アシスト，視覚情報の入れ方，スプーンの挿入方法，角度，口唇閉鎖の補助など，多くの高度な介助技術が必要となる．

直接訓練の重要性

　臨床現場での不思議として，嚥下障害であるにもかかわらず「普段のおかゆはムセるのに，大好きな鰻は普通のご飯でパクパク食べた」「好きなものはムセないで食べる」というような話を聞くことがある．笑い話にすぎず，たまたまそういう状況であったのだろうと考えることもできるが，臨床現場で働いている多くの介護者や家族が経験した話としてなどよく耳にするので，何らかの理由があるのではないだろうか．

たとえば一回嚥下量が変化すると無意識に誤嚥しないよう舌骨の運動速度を調整したり，食道入口部の開大−弛緩の時間が変化するなどを示唆する報告[5]から推察できるように，われわれはさまざまな感覚情報を処理して1秒以下の嚥下運動の中でさらに細かい運動パターンの微調整をしながらスムーズな嚥下運動を行っていると考えられる．一回嚥下量のような物理的変化でこのような運動調整が起こるとすれば，「好きな／嫌いな食べもの」「おいしい／まずい食べもの」「香りのよい／悪い食べもの」など，感覚的に食欲を増減させる情報によっても，嚥下運動がスムーズに，もしくはスムーズではなく行うよう無意識に運動パターンの調整をするということもありえるのではないだろうか．

筆者らは，直接訓練でゼリーを用いる際には，少なくともいくつかの風味から好みのものを選択してもらうことは行っている．好みでないものは食べづらい・飲み込めない・吐き出してしまう，好きなものはムセずにスムーズに食べる・たくさん食べるなど，何気ない日常的な食事風景から考えると，たとえば摂食嚥下障害の訓練を考えるときに，好みの味や食物を用いた直接訓練が適切であり，もしかするとこれが食形態よりも優位である可能性すら否定できないという場面にも遭遇することがある*．

さらに麻痺や疾患などにより何らかの筋運動障害があり，補償運動を伴う修正した嚥下運動パターンを習得して「誤嚥せず飲み込む」必要がある場合などでは，いっそう必要となる視点ではないだろうか．筆者自身は，摂食嚥下リハビリテーションでは，直接訓練を主眼に置いたアプローチが重要であると考えている．

間接訓練のとらえ方

摂食嚥下障害に対する間接訓練はどの筋肉の何を改善しているのだろうか．

摂食嚥下運動の一連の動作には50近い筋肉が関与している[6]*．特に嚥下運動の口腔期から咽頭期にかけては，口腔内にある食塊を食道に移送する時間は1秒以下という短時間で，関連する筋肉が協調しながら運動することによりスムーズな嚥下運動を行うことができる．

しかし高齢者の嚥下障害の場合は，これらの筋肉は加齢に伴うサルコペニアにより萎縮し，中でも収縮速度が速い速筋線維（TypeⅡ線維）が減少する．特に舌は，加齢と並行して筋線維が萎縮，減少するとともに，間質に脂肪が沈着することによって，機能性が徐々に低下していくことが知られている．この脂肪沈着は舌容積の保全のための筋繊維減少に対する代償性のものであるとも考えられており，舌の脂肪沈着が少なければ舌の萎縮にもつながり，また60歳代までは女性が男性より多いが，70歳代以降では男性が多くなる[7]．この結果，筋収縮速度や収縮力の低下が引き起こされ，喉頭挙上の遅れや咽頭部の食塊残留，食道入口部の開大不全，食塊移送速度の低下などにつながり，嚥下運動が障害される．

嚥下運動を改善するために，特に口腔期から咽頭期の速い運動で大切な役割を果たす速筋繊維を強化するためには，高負荷低回数の筋強化訓練が効果的であるが，嚥下

---

*個々の嗜好に応じた直接訓練の効果

ある症例報告で，最初の直接訓練に，患者が最も食べたがった"キャラメルコーン"を用いたと聞いたことがある．

当然，技術的裏付けや誤嚥時のリスク管理ができることが前提となり，訓練のすべてをキャラメルコーンで行ったわけではないが，「直接訓練の開始食品はゼリーまたはとろみ付き」というスタンダードを，筆者自身が見直すきっかけとなった．

*摂食嚥下運動に関連する口腔周囲の筋肉群

口裂周囲の表情筋群（11筋），咀嚼筋群（4筋），舌筋群（8筋），舌骨上筋群（4筋），舌骨下筋群（4筋），軟口蓋筋群（5筋），咽頭筋群（5筋），喉頭筋群（5筋）.

筋に関してはこのような訓練は現実的ではない．実際に嚥下機能の低下に対し，間接訓練として，シャキア法，舌前方保持嚥下訓練，舌口唇の体操，嚥下おでこ体操などさまざまな嚥下関連筋強化訓練が指導されるが【⇒ 09．口腔リハビリテーション（112～118 頁）】，速筋の強化につながる訓練とは考えづらく*，遅筋（Type I 繊維）の維持強化につながっていると考えるのが自然ではないだろうか．臨床現場では，間接訓練だけ行っていても，なかなか嚥下機能が改善しないこともよく経験する．

海外では筋刺激（neuro muscular electro stimulation：NMES）が嚥下障害の治療方法として広まっており，速筋に対して効果があると考えられている．また従来の一般的な経皮的電気刺激装置のパルス波よりも，より深部への刺激が可能と考えられる干渉波を用いる装置も開発されている．今後，日本においても経皮的電気刺激装置の臨床応用やその効果についての検討が進んでいくものと考えられる．

一方，筋強化訓練は速筋の強化とは考えづらいにもかかわらず，嚥下機能が改善したとする臨床報告も見られるが，内容を調べると，直接訓練も並行して行っている報告が多く，また嚥下筋の強化というよりも，嚥下機能全般の向上という報告が多いと感じる．それではこの嚥下機能全般とは何を指すのかを考えると，「嚥下筋群の協調性」すなわち「修正された嚥下運動パターンの獲得」ではないだろうか．——何らかの障害があったとしても，嚥下筋群の協調性の獲得に必要なのは，最もスムーズな嚥下運動が可能な食品を用いた直接訓練であり，それを補強するのが間接訓練という位置づけと筆者は考えている．

> *筋強化訓練のエビデンス
> シャキア法に関してはランダム化比較試験で喉頭挙上と食道入口部開大の有意な補強効果，喉頭前方移動距離の延長，食道入口部の開大前後径の増大，下咽頭の通過抵抗の軽減が報告されている[8, 9]が，エビデンスレベルが高いほかの訓練法は見当たらないことも現実である．

予防的リハビリテーション栄養

高齢者の摂食嚥下障害の場合にはその多くにサルコペニアがかかわっており，これに対応するために，直接訓練と筋強化訓練は欠かすことができない大切な訓練であるが，さらにもう一つ，栄養の視点*が必要不可欠である【⇒ 07．摂食嚥下障害患者への栄養管理（98 ～ 104 頁）】[10]．

摂食嚥下障害に対しては，栄養を考慮した訓練のプログラム構築や生活指導，かかわり方などを考えていく必要があるが，今後は予防の視点からリハビリテーションと栄養を総合的に考えていくことも重要である．この考え方に基づきフレイルやサルコペニア，老嚥や誤嚥になどに対する具体的かつ効果的な対応方法の考案をするなどして，**予防的リハビリテーション栄養**の考え方が広まっていくことを期待したい【⇒ 03．サルコペニアおよび低栄養へのリハビリテーション栄養（70 ～ 76 頁）】．

> *摂食嚥下障害における栄養の影響
> 注意すべき点としては，栄養不良状態でレジスタンストレーニングを行うと，筋タンパク異化が亢進して筋肉量の減少につながり，さらに肺炎などの炎症反応のコントロール不良や長時間の安静状態などでは，さらに筋タンパク異化を亢進させてしてしまうことである．
> また逆に，栄養状態を良好に保つこと，特にタンパク質（アミノ酸）摂取は筋タンパク同化を促進し，運動によりさらに筋タンパク同化が促進される．また効率的な筋タンパク同化には分岐鎖アミノ酸 BCAA やビタミン D の摂取が有効とされている．

オーラルサルコペニア

歯科では一般歯科診療所などで摂食嚥下障害に対する予防的な取り組みを進め，国民運動へと展開するために「オーラルフレイル」という用語が作られた（6 頁，136 頁参照）．しかし専門的な治療を必要とする摂食嚥下障害への診断や治療へのアプ

ローチを進めるときに重要な視点となる口腔のサルコペニアについては適当な用語はなく，"口腔のサルコペニア"という意味で「オーラルサルコペニア」という言葉が適当であろうと考えている（10頁）．いまだ一般的な言葉ではないが，この視点に基づいた診断基準や訓練・治療方法などについては徐々に研究が進むものと考えられる．

摂食嚥下障害については，日本の関連する専門学会でも診療ガイドラインは作られておらず，嚥下調整食形態やOE法の手順，嚥下内視鏡，嚥下造影の検査法のマニュアルなどにとどまっており，いまだ臨床家は数少ないエビデンスを頼りに手探りで摂食嚥下障害の診療に携わっているのが現状といえるだろう*．

サルコペニアの診断アルゴリズムとしては，筋肉量，筋力，身体能力を用いて診断することが標準的であるが[13, 14]，特に筋肉量についてはサルコペニアの診断に必要不可欠な項目となる．このアルゴリズムに基づいてオーラルサルコペニアの診断方法について考えると，咀嚼・嚥下筋の筋肉量の診断*が問題となると考えられる．

また超音波による舌の厚みの測定が試みられており[11]，筋肉量の推定に利用できる可能性もあるが，個別性を考慮した基準値の設定にはいたっていない．しかし特に舌については，臨床的には舌機能低下が摂食嚥下障害ばかりではなく構音障害などにもつながり，高齢者のQOLに大きく影響している現場を診ていると，舌圧という筋力と同時に舌の筋肉量の測定方法が確立されることが望ましいと考えられる【⇒05. 舌のサルコペニア（84〜90頁）】．

現在，日本老年歯科医学会で研究が進められている「**口腔機能低下症**」（136頁のコラム中の図参照）の診断項目の中には咬合力低下，舌口唇運動機能低下，低舌圧，咀嚼機能低下，嚥下機能低下があり，これらにより筋力と口腔能力（身体能力）の診断は可能であると考えられるので，筋肉量測定の問題をクリアできれば，オーラルサルコペニアの診断は可能となるであろう．また口腔機能低下症の仮説概念図をもとに一連の流れを考えると，「口腔機能低下症」と「口腔機能障害」の診断基準の視点は咀嚼・嚥下筋の筋肉量という見方もでき，筆者自身は「オーラルサルコペニア」と「口腔機能障害」の概念は非常に近いものと考えている．

しかし診断が重要であることは当然であるが，高齢者は加齢と並行してオーラルサルコペニアのリスクが徐々に高まる．診断だけではなく診断以上にオーラルサルコペニアに対しての効果的な対応方法の確立が急務ではないだろうか．

口腔ケア

"口腔ケア"*には「口腔の保清」と「口腔機能（摂食嚥下機能）の維持向上」の両者を含まれるが，高齢者の口腔保清に関しては【⇒10. 口腔ケア（119〜124頁）】，若年者と混同され誤解されている面も多いと思われる．

口腔の表面積を考えると，すべての歯がそろっている口腔では，歯の表面積は25％を占めるにすぎず，舌や口蓋，頬の内側など75％が口腔粘膜で占められている．したがって，ブラッシング（歯みがき）をすることは，口腔の表面積の25％を保清

***オーラルサルコペニアと嚥下障害の臨床実感**
実際に多くの高齢者の嚥下障害を診ていると，口腔に関しては，義歯とオーラルサルコペニアが問題となってるケースが多く，特に食塊形成や送り込みにかかわる舌筋[11]と，咽頭の食塊残留にかかわる頸部筋群[12]のサルコペニアは多いと感じている．

***咀嚼・嚥下筋の筋肉量の診断**
筋肉量の診断には全身的にはDXA法（33頁）やBIA法（33頁），CT, MRIなどの方法がある．これらの中では口腔用CTの利用が現実的であるが，他の方法では咀嚼・嚥下筋の診断に適用するのは臨床的に現実的ではない．

***口腔ケア**
「口腔保清」（口腔衛生管理）と，「口腔機能の維持・向上」（口腔機能管理）の両面を含む一般用語であり，学術用語としては「口腔健康管理」にあたる（老年歯科医学会）．
【10. 口腔ケア】の項では特に「口腔の保清」について言及している．

しているにすぎない．歯が少なくなれば歯の表面積の比率がさらに低下すると同時に，義歯装着者においては義歯という不潔になりやすい金属とプラスチックでできている異物の保清の必要性が出てくると同時に，義歯が覆っている口腔粘膜の自浄性* が失われてしまう．

口腔の自浄性には唾液と嚥下運動が重要な役割を果たしており，健常人は覚醒時には唾液を 0.3 mL/min 分泌し，3 分ごとに嚥下運動を行っている．つまり約 1 mL の唾液を口腔内に貯留するたびに嚥下して胃に送っているということになる．この唾液は口腔内の細菌や食物残渣，新陳代謝により剥離した粘膜細胞などを含んでおり，嚥下運動により平常時は pH 1.3 前後の強酸性環境である胃に送られて殺菌処理されることになる．義歯を装着していれば覆われている粘膜面の保清は難しくなるのは当然である．またこのサイクルは，就寝時にも，唾液分泌 0.1 mL/min，12 分ごとの嚥下運動とペースは遅くなるが行われており，1 日総計 1,500 mL の唾液分泌と 1 日総計約 600 回の嚥下運動によって口腔が保清されている．いわばこの運動は，低負荷高回数のトレーニングであって，日常的に嚥下関連筋群の維持強化を行っており，また逆にこれだけの高回数運動をしなければ嚥下関連筋の機能維持は難しくなってしまうと考えられないだろうか．このように考えれば，禁食・安静臥床状態は口腔内の汚染を進行させ，嚥下機能も低下させることにつながるのは当然であろう．

臨床でよく見られる高齢者の誤嚥性肺炎の発症の経緯や治療について考えると，禁食・安静臥床，不適切な栄養管理，発熱や炎症が長引くなどの状況も少なからず存在するのではないだろうか．もしそのような状況であれば，加齢，廃用，低栄養，疾患のサルコペニアの原因すべてが重複することになり，サルコペニアの進行，誤嚥性肺炎の発症，悪化という悪循環に陥りかねない．視点を変えると，誤嚥性肺炎は「サルコペニア関連肺炎」という見方もできるのではないだろうか．

口腔ケアは歯や義歯を保清するだけではなく，口腔粘膜をターゲットとした保清を行い，同時に生理的な唾液の嚥下運動や口腔の運動がスムーズにできる姿勢調整や口腔保湿が必要不可欠である[15]．口腔を保清することと嚥下運動，食べることには緊密な関係性があることを理解する必要がある．

認知症と摂食嚥下障害

多くの認知症は，重度になるほどに治療によって健常な状態に戻すことは難しく，また進行性であることから，治療やケアの目標としては，進行を遅らせながら BPSD（周辺症状）への対応などの支援や介助を主体として日常生活を支え続ける必要がある．この経過の中で，先行期の問題と口腔環境悪化を主体とする認知症の摂食嚥下障害は，栄養状態の悪化から ADL 低下へと【⇒ 06．認知症と摂食嚥下障害（91 〜 97 頁）】つながる可能性があり，それぞれの認知症の特性を考慮した対応が求められる．

しかし認知症の摂食嚥下障害で注意しなくてはならない点は，認知症の症状にマスクされた機能障害を見逃すことがないようにする必要があるということである*．

---

* 自浄性による口腔粘膜の保清

　粘膜は，食事や会話など何らかの口腔運動の際に，食物と粘膜，粘膜同士，歯や粘膜がたがいに擦過しあうことにより細菌の塊であるバイオフィルムが破壊され，唾液とともに嚥下されることにより保清される．つまり口腔の運動量低下，唾液分泌量低下，嚥下運動回数減少などにより口腔粘膜の保清状態が悪化してしまう．

* 認知症の症状に隠れた機能障害の一例

　「いつまでもかみ続けて飲み込まない」という症例に遭遇したことがある[16]．
　介助者は「認知症が原因で飲み込むことを忘れた」からと考え，声かけや促しで対応するだけであったが，精査すると，咀嚼運動により食塊形成能は十分だがその食塊を舌背上に移送する舌の機能低下が見られた．
　歯科的対応として，舌の機能低下状態にあわせて義歯の口蓋部を厚くした舌接触補助床（palatal augmentation plate：PAP．17，88 頁）を装着したところ改善し，完全に自立して食事を行うことができるようになったという症例を経験した．

認知症患者の先行期の問題に対する対応は重要であるが，摂食嚥下障害の原因のすべてを認知症に帰結することなく，機能障害を見逃すことなく診査・診断し，適切な対応を行うことが重要である．

窒息に対する正しい対応

2015年人口動態統計確定数より2014年と比較しながら不慮の事故に関して調べると，不慮の事故死者数は39,029→38,036人（前年比−3.5％）とやや減少しており，死因順位は窒息，転倒転落，溺死，交通事故，火災，中毒の順で変化はなかった．

食物による窒息死は4,874→4,686人（−3.9％）と減少しており，このうち家庭での窒息死も2,722→2,607人（−4.3％）と減少しているが，いまだ全国では毎日約13人が食物により窒息死しているのが現状である．またこの13人のうち約7人が家庭で，約6人がその他の場所で亡くなっており，詳細を調べると，介護老人保健施設では2日に1人，老人ホームや病院では毎日約1人のペースで誤嚥窒息による死亡事故が起こっていると推察される．ただし，病院における死亡者数は536→419人と前年比−21.8％と推定され*，摂食嚥下障害に対する取り組みがリスク管理の一環として広がってきていると推察できる．

家庭においては食事指導の際の食形態や食べ方指導が，加えて病院や施設では窒息事故に対するマニュアルの整備や正しい対応方法が実施できる環境整備が必要不可欠である*【⇒11. 窒息に対する正しい対応（125〜130頁）】．

*病院における死亡者数
（発生場所別死亡数：住居施設）から（介護老人保健施設での死亡数）と（老人ホームでの死亡数）を引いた数より推定した．

*65歳以上が窒息・誤飲したもの上位10品
お粥，もち，ご飯，肉，野菜・果物，パン，義歯，寿司，包み・袋，薬の順となっている（東京消防庁）．

References

1) Jahnke, V. : Dysphagia in the elderly. *HNO*, **39** : 442〜444, 1991.
2) 前田圭介：サルコペニアの摂食嚥下障害．Modern Physician, **35**(12)：1409〜1411, 2015.
3) 才藤栄一：摂食・嚥下リハビリテーション総論．摂食・嚥下リハビリテーション第2版．13〜27, 医歯薬出版，東京, 2007.
4) 小山珠美編：口から食べる幸せをサポートする包括的スキル KTバランスチャートの活用と支援第2版．医学書院，東京, 2017.
5) 上田菜美ほか：一回嚥下量の変化が嚥下時の舌骨運動に与える影響について．日摂食嚥下リハ会誌．**17**：36〜44, 2013.
6) 井出吉信：摂食嚥下に関与する筋．摂食・嚥下リハビリテーション第2版, 44〜50, 医歯薬出版，東京, 2007.
7) 浦郷篤史：加齢現象の概念．老年歯学, **3**：8〜14, 1999.
8) Shaker, R. et al. : Augmentation of deglutitive upper esophageal sphincter opening in the elderly by exercise. *Am. J. Physiol.*, **272** : G1518〜1522, 1997.
9) Shaker, R. et al. : Rehabilitation of swallowint by exercise in tube-fed patients with pharyngeal dysphagia secondary to abnormal UES opening. *Gastroenterology*, **122** : 1314〜1321, 2002.
10) 西岡心大：サルコペニアの摂食嚥下障害とリハビリテーション栄養．Modern Physician, **35**：1462〜1466, 2015.
11) Tamura, F. et al. : Tongue Thickness relates to nutritional stautus in the elderly. *Dysphagia*, **27** : 556〜561, 2012.
12) Israel, S. : Age-related changes in strength and special group. Strength and Power in Sport. 319〜328, Blackwell, Oxford, 2002.
13) Cruz-Jentoft, A.J. et al. : Sarcopenia : European consensus on definition and diagnosis : Report of the European Working Group on sarcopenia in older people. *Age Ageing*, **39** : 412〜423, 2010.
14) Chen,L.K.et al.: Sarcopenia in Asia : consensus report of the Asian working group for sarcopenia. *J. Am. Mwd. Dir. Assoc.*, **15** : 95〜101, 2014.
15) 藤本篤士，武井典子：口腔ケア概論．5疾病の口腔ケア．8〜11, 医歯薬出版，東京, 2013.
16) 藤本篤士：摂食嚥下障害を有する患者への歯科的アプローチ—他職種との協力の中で．Medical Rehabilitation, **116**：21〜28, 2010.

02 口から食べるための包括的アプローチ

小山珠美
Koyama Tamami

Summary

高齢社会において,「口からおいしく食べ続けたい」という願いを実現するために包括的支援を注ぐことが,われわれの責務である.食べることに困難を有した要介護高齢者に対しては,早期経口摂取開始と包括的アプローチが重要であり,多職種による包括的支援スキル向上のためにKTBC®の活用も有効である.

Key words　早期経口摂取開始,廃用症候群予防,KTBC®,包括的食支援スキル,食べる幸せ

はじめに

「口から食べる」ということは,栄養を摂り,味を楽しみ,生きる意欲を高めるなど,人として幸せに生きていくための根幹をなす生活行動である.しかしながら,加齢に伴う脳疾患や呼吸器疾患などによる摂食嚥下障害が生じ,誤嚥性肺炎を発症する要介護高齢者が増えてきた.このことは,長寿を生きる最大の楽しみである食へのニーズが満たされないばかりか,生きる希望の喪失をも招くことにもなり,深刻な社会問題である.

口から食べることに困難を有していても,最期の人生を閉じようとしているそのときまで,「幸せな気持ちで食べ続けたい」「食べさせてあげたい」と切実に願っているのは,本人やその家族である.病院,福祉施設,在宅,どこで生活していても,「口からおいしく食べ続けたい」という願いを実現すべく,包括的支援を注ぐことが,高齢社会に生きるわれわれの責務であり,未来への継承となる.

食べることを阻害する医療での課題

摂食嚥下障害を有する高齢者への"食べるリハビリテーション"は,全身の医学的な管理に加えて,生活者として心身の調和を図り,ADLを改善・維持することが不可欠である.特に要介護高齢者は,複合した合併症を有し,数日間活動性が低下するだけで心身の機能低下を引き起こす.

これまで医療現場では,誤嚥性肺炎予防(悪化)のためのリスク管理として,絶飲食を前提とした非経口栄養での管理が優先されてきた.食べない・喋らない・寝たきり状態が続くと,唾液が分泌されなくなり,口腔内が乾ききってしまう.これにより殺菌作用が低下し,口腔内が菌の温床となり,疾病に罹患しやすくなる.また,気道伸展位での臥床姿勢は鼻咽腔を閉鎖し,呼吸機能の回復を妨げる.さらに,脳の働きが低下し覚醒不良や認知機能低下を引き起こし廃用症候群への悪循環となる(図1).

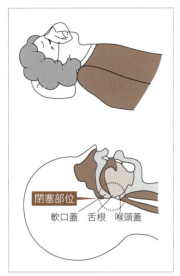

図1 気道伸展位での臥床による弊害

気道伸展位→舌根沈下,鼻咽頭閉鎖,口呼吸,口腔・咽頭乾燥,呼吸器感染症の温床,口腔機能低下・認知機能低下・呼吸機能低下,咳嗽力低下,呼吸筋機能低下,摂食嚥下機能低下,ADL低下・QOL低下.

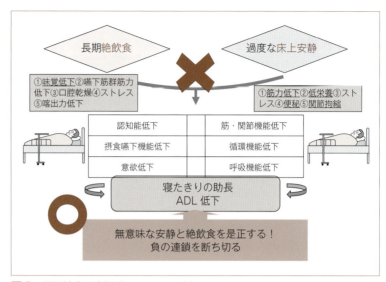

図2 医原性廃用症候群によるADL低下

何よりも空腹が満たされず,生きる希望を奪いとられて生気を失うことになる.

そう考えると,絶飲食が必要な患者は,そう多くいないはずである.むしろ絶飲食による健康阻害や寝たきりなどの問題が浮上してくる.特に急性期医療では,医原性廃用症候群をきたさないリハビリテーションの視点が重要である(図2).

食べることを一定の場面で評価することへの警鐘と食支援スキルアップ

口から食べるためのサポートは,摂食嚥下機能に加えて,QOLを勘案した生活者としての包括的視点での評価と支援スキルが必要である.しかし,これまでの多くの評価ツールでは,摂食嚥下機能や栄養などの一部の身体機能の評価に偏っており,心身の包括的な側面での多職種連携による評価と支援スキルが融合したものは乏しかった.また食べる力について,特定の専門職種のみが,ある一定の場面で評価・診断を下していることも多く,評価場面と生活場面での乖離が生じていることも否めない.専門家と称される有資格者の経験や力量はさまざまであり,人生のQOLを左右することだけに,特定の職種に委ねることの危険性をはらんでいる.

実際に食べることができるかどうかを,特定の場面だけで評価診断することは危険である.たとえば,ビデオ嚥下造影検査(VF)やビデオ嚥下内視鏡検査(VE)などの一側面での検査が重要視される傾向があるが,本来の検査目的を見据えたい.これらの検査は「どのようなアプローチをして食べる力を維持・強化していけばよいか」

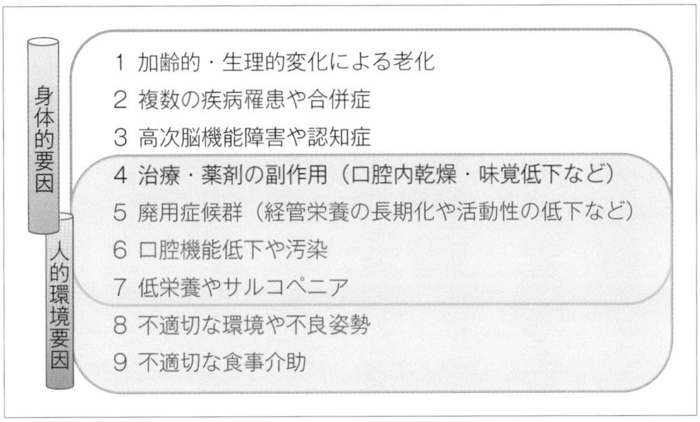

```
身体的要因
 1 加齢的・生理的変化による老化
 2 複数の疾病罹患や合併症
 3 高次脳機能障害や認知症
 4 治療・薬剤の副作用（口腔内乾燥・味覚低下など）
人的環境要因
 5 廃用症候群（経管栄養の長期化や活動性の低下など）
 6 口腔機能低下や汚染
 7 低栄養やサルコペニア
 8 不適切な環境や不良姿勢
 9 不適切な食事介助
```

図3　摂食嚥下障害を悪化させる誘因

ということを総合的に検討するための評価材料であるにもかかわらず，十分な準備や環境設定がなされないまま難易度を高くした検査がなされていることを見聞きする．また，主たる検者（検査を行う人）は実際の食事や生活場面を十分に観察していないため，総合的な視点を有していないことも多々ある．ときには，発熱などの症状がなくても，検査で咽頭残留の処理が十分でない場合，誤嚥性肺炎発症のリスクがあると判断されて経口摂取を禁じられるという実態もある．この検査で誤嚥を確認されてしまうと経口摂取は困難という評価結果のみが先行しがちであるため，慎重な判断が求められる．

臨床場面でもこれらと同様のことが起こっている．いわゆる不適切な人的環境の問題である．むせ，覚醒不良，摂食量不良，口腔汚染，低栄養，さらには不適切な食事介助など十分なケアやアプローチがなされないまま，「食べることが困難」と判断されてしまうことがある．最終的には代替栄養のみとなり，さらなる心身の機能低下が起こり寝たきり状態を引き起こすという悪循環をきたしてしまう．患者本人の身体的問題のみにとらわれることなく，人的環境として食支援にかかわる関係者の意識変革と食支援スキルアップが必要である．図3に摂食嚥下障害を悪化させる誘因を示す．

早期経口摂取開始の重要性と包括的食支援スキルの必要性

人間は誰しも完全ではない．身体の弱い部分があっても，他の側面が補完したり，誰かが不足を補うことで健康回復や心身の調和を図ることが可能となる．

筆者は看護師として，対象となる人たちを"摂食嚥下障害者"としてみるのではなく，「おいしく食べたい」と願っている"生活者"として見て支援してきた．この経験からも，口から食べることの援助は，栄養や嚥下機能などの一定の部分だけに着目するのではなく，生活者としての包括的視点での評価とアプローチが必要である．つまりは，良好な機能や能力（強み）をサポートする食支援技術を多職種で提供することで，食べる希望がつながり，より幸福な高齢社会を生き抜くことができるという考え方である．

口から食べることを継続できるためには，本人の食べる意欲，全身状態，呼吸状

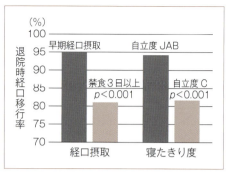

図4　退院時の経口摂取率（肺炎370例）
経口摂取維持には早期経口摂取開始と寝たきり度が関連する．
〔Koyama, T. et al.：*J. Am. Geriatr. Soc.*, **63**：2183～2185, 2015.[2]）より〕

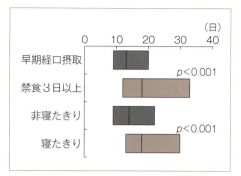

図5　経口摂取退院症例の在院日数（肺炎370例）
肺炎後の経口摂取退院期間に早期経口摂取と寝たきり度が関連する．
〔Koyama, T. et al.：*J. Am. Geriatr. Soc.*, **63**：2183～2185, 2015.[2]）より〕

態，口腔状態，認知機能，捕食から嚥下，姿勢，動作，活動性，食物形態，栄養などケアとリハビリテーションを充実させ，個人の有する強みを支持するための食支援技術が必要である．そのうえで，

①安全に食べ続けることができるためのリスク管理
②多職種による包括的ケアの充実

が求められる．①はこれまで"リスク管理"と称して絶飲食期間が長かったが，本来のリスク管理で重要なことは，食事場面でしっかりとした誤嚥予防と摂食安定となるための観察や援助（食物形態，摂食姿勢，食事介助など）を行うことである．②は食事以外でのトータルケアの重要性として摂食以外においても廃用症候群を予防しながら，口腔ケアの充実，活動性への援助，栄養ケア，合併症予防など包括的ケアを充実させることである．

ここにきて，ようやく早期に経口摂取を開始することの重要性が示唆されるようになった．食べることへのリスク管理を含めた早期経口摂取開始と包括的アプローチは，寝たきり状態を回避し，退院時の経口摂取移行率を高め，誤嚥性肺炎発症を低くする．加えて，在院日数の短縮という医療費抑制への成果をみるということが明らかになり，不要な絶飲食の是正が求められる[1〜3]（図4, 5）．

多職種で行う包括的食支援 "KTバランスチャート®" の開発

以上の観点から，多職種で行う包括的支援スキル向上のために，観察とアセスメントから支援を行う"KTバランスチャート®（<u>K</u>uchikara <u>T</u>aberu <u>B</u>alance <u>C</u>hart：以下KTBC®)" を開発した[4]．

食べることに困難を有した要介護高齢者は，自身では解決できない不足の面を有しており，多面的で系統立った支援スキルが必要である．KTBCの開発の本意は，対象者の不足部分を補いながら，可能性や強みを引き出す包括的支援スキルとケアリン

グを内包することにある．そのうえで，多職種で総合的に評価しながら，治療・ケア・リハビリテーションを展開し，その成果が可視化できることを意図した[5, 6]．いうなれば，当事者主権のために開発されたツールである．

1 KTBCの構成項目と活用法

KTBCの評価項目は，以下の4本柱と13項目で構成した．
1) **心身の医学的視点**：①食べる意欲，②全身状態，③呼吸状態，④口腔状態．
2) **摂食嚥下の機能的視点**：⑤認知機能（食事中），⑥咀嚼・送り込み，⑦嚥下．
3) **姿勢・活動的視点**：⑧姿勢・耐久性，⑨食事動作，⑩活動．
4) **摂食状況・食物形態・栄養的視点**：⑪摂食状況レベル，⑫食物形態，⑬栄養．

KTBCは，単に点数を付けて評価することではなく，「口から食べる幸せ」をよりよく支えていくためのアプローチに活用するために開発したものである．そのうえで，評価点はそれぞれの13項目を評価視点に沿って1～5点でスコア化*するように構成した．点数をレーダーチャートとしてグラフ化することで，介入が必要な側面と良好な能力が可視化され，介入前後の変化を多職種間で共有でき，QOLの維持・向上につながる（図6，表1）*．

生活者として心身を整えていくために，評価点が低い項目について，その状況で必要なケアの充実を図り，ステップアップできる方法を多職種で検討していく．評価点の高い項目は，維持や強化を意図してケアやリハビリテーションを継続する．一方，食べる力が衰えていく要介護高齢者も存在する．単に点数を高めるという考え方ではなく，当事者の個別的状況に応じたQOLへの勘案的視点が重要であることはいうまでもない．

なお，KTBCは信頼性と妥当性の検証のもとにアメリカ老年医学会雑誌（*JAGS*）に収載されている[7]．

2 評価からアプローチへの展開法

心身の医学的視点が良好な場合は，摂食嚥下機能も良好な場合が多い．熱もなく，

> ***KTBCのスコア**
> 1点…かなり不良もしくは困難．
> 2点…不良もしくは困難．
> 3点…やや不良もしくは困難．
> 4点…おおむね良好．
> 5点…かなり良好．
>
> ***KTBCへの記入**
> KTBCは出版社のホームページからダウンロードして記入し，評価指標やグラフ作成ができるようにした（http://www.igaku-shoin.co.jp/bookDetail.do?book=89146）．

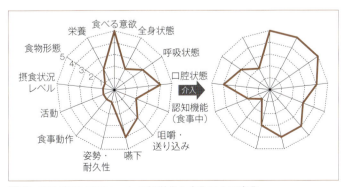

図6　KTバランスチャートの視覚化と介入による変化
〔Maeda, K. et al.：Reliability and validity of a simplified comprehensive assessment tool for feeding support: KT index. *J. Am. Geriatr. Soc.*, 64：248～252, 2016[7] より〕

表1　多職種で簡易的・非侵襲的に共有できる評価

- 13項目で多面的・包括的に評価
- どんな職種でも評価可能（簡易的）
- 日常の観察で評価可能（非侵襲的）
- 慣れれば数分で評価可能（簡便）

呼吸も安定しているにもかかわらず，非経口栄養のみという状況の人が多く存在する．そのような人へは早急に，摂食嚥下機能的視点を評価して経口摂取の可能性を見出し，摂食回数や量を増やしていくことが重要である．

展開方法として，まずは，全身状態，呼吸，口腔・咽頭・認知機能を整えたうえで，脳神経系，高次脳，口腔・咽頭所見などのフィジカルアセスメントからベッドサイドスクリーニング評価を実施する．覚醒不良などで評価の実施が困難と判断した場合は，病状に応じた呼吸訓練，口腔ケア，口腔周囲の間接訓練，抗重力位による姿勢保持訓練，特殊感覚刺激による覚醒への援助，視空間や身体認知へのアプローチ，環境調整などを関係者と協働で行い，早期に経口摂取が開始できるよう全身のコンディションを整えることが先決である．

食事の開始に関しては，主にスクリーニング評価の評価点に応じて行う．顔面神経麻痺や舌下神経麻痺がある場合は，口腔周囲筋群のストレッチなど障害別に応じた間接訓練や徒手的アシストを併用する．覚醒不良や認知機能の低下などの高次脳機能障害がある場合は，視覚情報に配慮した環境設定，脱感作療法など，症状に応じた方法を組み合わせる．図7に心身の状態が不良の場合の展開方法を示す．

治療と並行しながら呼吸ケア，口腔ケア（器質的・機能的），姿勢調整（頸部前屈位・角度アップ）を主軸としてアプローチし，認知機能を高めていく．そのうえで全身状態や呼吸状態の評価に応じて，タイムリーにベッドサイドスクリーニング評価を行い，経口摂取を開始し，摂食回数を増やしていく．また，早期離床を図り，呼吸，認知，活動性を高めつつ，栄養状態の悪化予防と改善を目指す．

経口摂取が開始できないと判断した場合は，全身状態の改善を図るために医学的治療と並行しながら，呼吸訓練，口腔周囲筋群のストレッチ，特殊感覚刺激や抗重力位

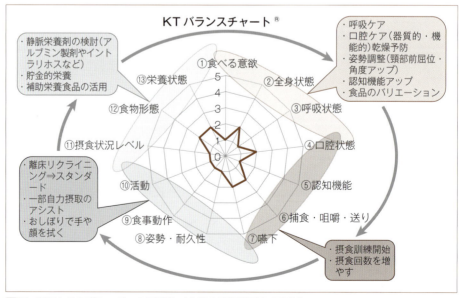

図7 評価からアプローチへの展開法（心身の状態が不良の場合）

による身体機能低下予防のアプローチなどを行う．ただし，低い評価点の原因として，覚醒不良，認知機能低下，気道クリアランス不良などがある．その場合は，原因を探って，治療，離床，呼吸ケア，認知機能を高めるようなアプローチを行うことが重要である．早期に口腔内への刺激を強化し，安全な飲食物を用いた感覚や味覚刺激を行い，摂取訓練を開始することで，随意的な口唇，舌，咽頭，喉頭などの運動が誘発され，意識レベルの改善を図ることができる．摂食開始時にJCSⅡ-10レベルであっても，徒手的な開眼のアシストや，抗重力位での姿勢の安定，口腔内への味覚刺激に働きかけることにより，覚醒を高めるアプローチとなり，経口摂取への移行を可能にした症例は数多く経験している．

段階的アプローチとしては，初回評価から継続的にモニタリングし，1～3日間で食欲・全身状態・摂食嚥下機能・セルフケア能力などに応じた食物形態や量の段階的ステップアップを行う．関係者は可能な限り，日々の昼食場面などで情報を共有することを推奨する．

なお，チームアプローチは構成されているメンバーによって柔軟に行う．とりわけ，職種別の強みを発揮できるようにするが，役割を決めすぎないほうがよい．特に，基本的な口腔ケア，姿勢調整，食事介助は誰もが同レベルでできるような学習とスキルアップが求められる．

＊　＊　＊

KTBCを用いた包括的食支援は，当事者や家族も含めた多職種間で共有できる．医療施設のみでなく，福祉施設や在宅でのチームアプローチにも活用でき，包括的地域連携が図れるツールである[8]．多様な居住地で，さまざまな状況下で"食べる幸せを支援"できる高齢社会の実現を期待したい．

References

1) Koyama, T. et al. : Effects of a Dysphagia Rehabilitation Program, Which Begins in the Acute Stage of Stroke, on the Early Acquisition of Oral Intake Ability，日摂食嚥下リハ会誌，**16**：20～31，2012．
2) Koyama, T. et al. : Early commencement of oral intake and physical function are associated with early hospital discharge with oral intake in hospitalized elderly individuals with pneumonia. *J. Am. Geriatr. Soc.*, **63**：2183～2185, 2015.
3) Momosaki, R. et al. : Predictive factors for oral intake after aspiration pneumonia in older adults. *Geriatr. Gerontol. Int.*, **16**：556～560, 2015.
4) 小山珠美編：口から食べる幸せをサポートする包括的スキル―KTバランスチャートの活用と支援第2版．医学書院，東京，12～94，2017．
5) 小山珠美：嚥下障害の栄養療法．増刊レジデントノート／栄養療法がわかる！できる！（泉野浩生編）．Vol.17-No17，166～174，羊土社，東京，2015．
6) 岡田晋吾・田城孝雄監修：地域医療連携ネットワークの構築．スーパー総合医　地域医療連携・多職種連携．中山書店，東京，224～229，中山書店，2015．
7) Maeda, K. et al. : Reliability and validity of a simplified comprehensive assessment tool for feeding support: Kuchi-Kara Taberu Index. *J. Am. Geriatr. Soc.* **64**：248～252, 2016.
8) Koyama, T. et al. : Comprehensive care produces positive effects on swallowing ability and early hospital discharge in elderly patients with pneumonia. *J. Gerontol. Nurs.*, 2016.

03 サルコペニアおよび低栄養へのリハビリテーション栄養

若林秀隆
Wakabayashi Hidetaka

Summary

リハビリテーション栄養の対象は障害者だけでなく，今後，サルコペニアや低栄養が原因で，摂食嚥下障害や日常生活活動制限を生じるリスクのあるフレイル高齢者も含んでいる．リハ栄養介入は，サルコペニア・低栄養の原因によって異なるため，原因の評価が重要である．医原性サルコペニアを作らないリハ栄養を実践してほしい．

Key words フレイル，老嚥，EAT-10，攻めの栄養管理，医原性サルコペニア

はじめに

リハビリテーション栄養（リハ栄養）の新しい定義は，ICF（国際生活機能分類）による全人的評価と栄養障害・サルコペニア・栄養素摂取の過不足の有無と原因の評価，診断，ゴール設定を行ったうえで，障害者やフレイル高齢者の栄養状態・サルコペニア・栄養素摂取・フレイルを改善し，機能・活動・参加，QOLを最大限高める「リハからみた栄養管理」や「栄養からみたリハ」である．リハ栄養の主な対象者は，すでに何らかの基本的日常生活活動（basic activites of daily living：BADL）*の制限や摂食嚥下障害を有する人である[1]．

一方，現時点ではBADLに制限を有さないが，今後，何らかのBADL制限を有するリスクのある人や，老嚥で今後，摂食嚥下障害に進行するリスクのある人も，リハ栄養の対象者である．超高齢社会の日本では，BADLには制限のないフレイル高齢者や老嚥の人が増加するため，これらの人に対するリハ栄養の重要性も増加する．本項ではサルコペニア，低栄養に対するリハ栄養について解説する．

対象者別のサルコペニア

サルコペニアとは，加齢，低活動，低栄養，疾患による進行性・全身性に認める筋肉量減少と筋力低下である．サルコペニアのタイプは，対象者別に，①中高年のサルコペニア肥満，②フレイル高齢者のサルコペニア，③障害者のサルコペニアに分類できる．

①のサルコペニア肥満とは，筋肉量・筋力の少ない肥満である．食事制限により体重減少を目指すときは筋肉と脂肪の両方が減って，食事制限を中止して体重増加するときは脂肪だけが増えるということを繰り返す女性に生じやすい．中高年のサルコペニア肥満の原因は，低活動と栄養によるサルコペニアであり，リハ栄養の対象となりうる．

---

*BADL（基本的日常生活動作）

すべての人が生活するために毎日行う基本的な活動である．食事，整容，更衣，排泄，移動，入浴が含まれる．IADL（Instrumental ADL：手段的日常生活活動）はBADLより高次の活動であり，調理，洗濯，掃除，買い物，屋外移動，服薬管理，金銭管理，電話・Fax・電子メールが含まれる．フレイル高齢者では，一部のIADLに制限を認めやすい．

②のフレイル高齢者のサルコペニアの主な原因は，加齢と低栄養である．しかし，閉じこもりがちの生活であれば低活動，疾患を有していれば疾患によるサルコペニアも原因のことがある．BADL が自立しているフレイル高齢者は，リハ栄養の対象である．

③の障害者のサルコペニアの原因は，加齢，低活動，低栄養，疾患のすべてである．高齢者でない場合には加齢の要素は認めないことがあるが，他の3つの要素はすべて合併していることが多い．すでに BADL に制限があり，リハ栄養の対象である．

サルコペニアの診断基準とステージ

サルコペニアの診断には，Asian Working Group for Sarcopenia（AWGS）によるコンセンサス論文を用いる[2]．筋力低下（握力：男性 26 kg 未満，女性 18 kg 未満）もしくは身体機能低下（歩行速度 0.8 m/s 未満）を認め，筋肉量減少も認めた場合にサルコペニアと診断する．AWGS の筋肉量減少のカットオフ値は，

四肢骨格筋量（kg）÷ 身長（m）÷ 身長（m）

で計算した骨格筋指数が，DXA（33頁参照）で男性 7.0 kg/m^2，女性 5.4 kg/m^2，BIA（33頁参照）で男性 7.0 kg/m^2，女性 5.7 kg/m^2 である．在宅などで骨格筋量評価が困難な場合，日本人の入院高齢患者では，下腿周囲長が男性 30 cm 未満，女性 29 cm 未満を筋肉量減少の目安とできる[3]．

筋肉量減少のみ認め，筋力低下，身体機能低下を認めない場合には，「前サルコペニア」と判断する[4]．一方，筋肉量減少，筋力低下，身体機能低下をすべて認める場合には，「重度サルコペニア」と判断する．リハ栄養の対象は，「前サルコペニア」から「重度サルコペニア」のすべてである．「重度サルコペニア」は，障害者に認めることが多い．また，サルコペニアに該当しなくても，筋力低下もしくは身体機能低下を認める場合には，リハ栄養の対象となる．

低栄養と At risk

低栄養と At risk（低栄養のおそれあり）の評価には，「簡易栄養状態評価表」（MNA®-SF：mini nutritional assessment short form）が有用である[5]．体重および体重減少が不明でも評価できることが特徴である．

①過去3カ月間の食事量減少，②過去3カ月間の体重減少，③自力歩行，④過去3カ月間の精神的ストレスと急性疾患，⑤神経・精神的問題，⑥BMI＊（BMIが測定できない場合のみ下腿周囲長）の6項目を評価する．

14点満点で，12〜14点なら「栄養状態良好」，8〜11点なら「低栄養のおそれあり」，0〜7点以下なら「低栄養」と判定する．「低栄養のおそれあり」とは，現時点では低栄養ではないが，今後3カ月間で低栄養に陥る可能性があることを示唆する．そのため低栄養の予防には，低栄養のおそれありと判断された人を対象に，より詳細

> ＊BMI
> body mass index. 体重（kg）÷身長（m）² で計算される体格指数．わが国の成人では一般的に 18.5 以上 25 未満が普通体重とされる．

な栄養評価を行う必要がある．一方，肥満は，MNA-SFでは評価できないため，BMI 25以上（海外では30以上）で評価する．

低栄養の原因

低栄養の原因は，①飢餓，②急性疾患・外傷，③慢性疾患に分類される．

①の**飢餓**とは，エネルギー消費量よりエネルギー摂取量が少ない状態が持続することでやせている状態である．経口摂取が少ない場合や，経口摂取が困難な際に不十分な経管栄養や静脈栄養を行われる場合に生じる．

②の急性疾患・外傷とは，急性炎症・侵襲であり，手術，外傷，骨折，熱傷，急性感染症など，生体の内部環境の恒常性を乱す刺激の結果，低栄養となる．侵襲は，一時的に代謝が低下する傷害期，代謝が亢進して骨格筋の分解が増加する異化期，骨格筋や脂肪を合成できる同化期に分類される．CRP 5 mg/dL以上を異化期，CRP 3 mg/dL以下を同化期と判断する目安がある．

③の慢性疾患とは，慢性炎症・悪液質による低栄養である．**悪液質**とは，Evanceによると，「併存疾患に関連する複雑な代謝症候群で，筋肉の喪失が特徴である．脂肪は喪失することもしないこともある．顕著な臨床的特徴は成人の体重減少（水分管理除く），小児の成長障害（内分泌疾患除く）である．食思不振，炎症，インスリン抵抗性，筋タンパク崩壊の増加がよく関連している．飢餓，加齢に伴う筋肉喪失，うつ病，吸収障害，甲状腺機能亢進症とは異なる」[6]．悪液質＝終末期ではないことに留意する．悪液質の主な原因疾患は，がん，慢性心不全，慢性腎不全，慢性呼吸不全，慢性肝不全，慢性感染症，膠原病である．悪液質の診断基準を**表1**に示す．

「低栄養のおそれあり」の場合，飢餓，侵襲，悪液質のいずれかを認めることが少なくない．また，飢餓，侵襲，悪液質によって最適な栄養管理は異なる．そのため，「低栄養のおそれあり」と判断された場合には，飢餓，侵襲，悪液質の有無の評価が必要である．

サルコペニアの原因

サルコペニアの原因は，①加齢，②活動，③栄養，④疾患に分類される（**表2**）[4]．

①の加齢によるサルコペニアについては，**Part2-02**（32～35頁）を参照されたい．

②の活動によるサルコペニアは，廃用性筋萎縮であり入院患者であれば廃用症候群，外来患者であれば閉じこもりがちな生活で認めることが多い．医師による不要な安静指示によって入院患者にサルコペニアを生じた場合には，「医原性サルコペニア」といえる．医師による不要な禁食指示で摂食嚥下障害を生じた場合も，医原性サルコペニアといえる．

③の栄養によるサルコペニアは，エネルギー摂取不足による飢餓で生じる．たとえば禁食で1日300 kcal程度の水電解質輸液のみの静脈栄養を継続するなど，医師に

表1 悪液質の診断基準

以下の2つは必要条件
- 悪液質の原因疾患の存在
- 12カ月で5%以上の体重減少またはBMI 20未満．

そのうえで以下の5つのうち3つ以上に該当する場合に悪液質と診断
 ①筋力低下
 ②疲労
 ③食思不振
 ④除脂肪指数（筋肉量）の低下
 ⑤検査値異常（CRP>0.5 mg/dL，Hb<12.0 g/dL，Alb<3.2 g/dL）

〔Evans, W.J. et al. : Cachexia: a new definition. *Clin. Nutr.*, **27** : 793～799, 2008.[6] より〕

表2 サルコペニアの原因

原発性サルコペニア
　加齢の影響のみで，活動・栄養・疾患の影響はない．
二次性サルコペニア
　活動によるサルコペニア：廃用性筋萎縮，無重力
　栄養によるサルコペニア：飢餓，エネルギータンパク質摂取量不足
　疾患によるサルコペニア：
　　侵　襲；急性疾患・炎症（手術，外傷，急性感染症など）
　　悪液質；慢性疾患・炎症（がん，慢性心不全，慢性腎不全，慢性呼吸不全，慢性肝不全，膠原病，慢性感染症など）
　　原疾患；筋萎縮性側索硬化症，多発性筋炎，甲状腺機能亢進症など

〔Cruz-Jentoft, A.J. et al. : Sarcopenia: European consensus on definition and diagnosis: Report of the European Working Group on Sarcopenia in Older People. *Age Ageing*, **39** : 412～423, 2010.[4] より〕

よる不適切な栄養管理で生じた場合，医原性サルコペニアといえる．廃用症候群の高齢入院患者では，44%で1日エネルギー摂取量が基礎エネルギー消費量より少なく，飢餓状態であった[7]．

老嚥；摂食嚥下のフレイル

　老嚥（presbyphagia）とは，健常高齢者における摂食嚥下機能低下である（78～79頁参照）．老嚥は摂食嚥下のフレイルの状態であり，摂食嚥下障害ではない．老嚥の原因の1つは，嚥下関連筋のサルコペニアである．老嚥のスクリーニングには，EAT-10（Eating Assessment Tool，図1）が有用と考える[8]．EAT-10は10項目の質問で構成され，それぞれ5段階（0点：問題なし，4点：ひどく問題）で回答する．合計点数が3点以上であれば嚥下の効率や安全性に問題があるかもしれないと判定する．

　EAT-10を実施できない場合，もしくはEAT-10で3点以上の場合，摂食嚥下機能に問題を認める可能性が高い．これらの場合，より詳細なスクリーニングテストで摂食嚥下機能を評価することが必要である．その結果，摂食嚥下障害でなくても，老嚥の可能性が高いと判断する．EAT-10で1～2点の場合，老嚥の可能性がある．EAT-10で0点の場合，摂食嚥下機能は正常の可能性が高いが，老嚥や摂食嚥下障害の認識が本人にない可能性もある．

氏名:　　性別:　　年齢:　　日付:　　年　　月　　日

目的

EAT-10は、嚥下の機能を測るためのものです。
気になる症状や治療についてはかかりつけ医にご相談ください。

A. 指示

各質問で、あてはまる点数を四角の中に記入してください。
問い:以下の問題について、あなたはどの程度経験されていますか?

質問1:飲み込みの問題が原因で、体重が減少した
0=問題なし
1
2
3
4=ひどく問題
□

質問2:飲み込みの問題が外食に行くための障害になっている
0=問題なし
1
2
3
4=ひどく問題
□

質問3:液体を飲み込む時に、余分な努力が必要だ
0=問題なし
1
2
3
4=ひどく問題
□

質問4:固形物を飲み込む時に、余分な努力が必要だ
0=問題なし
1
2
3
4=ひどく問題
□

質問5:錠剤を飲み込む時に、余分な努力が必要だ
0=問題なし
1
2
3
4=ひどく問題
□

質問6:飲み込むことが苦痛だ
0=問題なし
1
2
3
4=ひどく問題
□

質問7:食べる喜びが飲み込みによって影響を受けている
0=問題なし
1
2
3
4=ひどく問題
□

質問8:飲み込む時に食べ物がのどに引っかかる
0=問題なし
1
2
3
4=ひどく問題
□

質問9:食べる時に咳が出る
0=問題なし
1
2
3
4=ひどく問題
□

質問10:飲み込むことはストレスが多い
0=問題なし
1
2
3
4=ひどく問題
□

B. 採点

上記の点数を足して、合計点数を四角の中に記入してください。　合計点数（最大40点）□

C. 次にすべきこと

EAT-10の合計点数が3点以上の場合、嚥下の効率や安全性に問題があるかもしれませんので
専門医に相談することをお勧めします。

図1　EAT-10の質問項目

リハ栄養ケアプロセス

リハ栄養ケアプロセスとは，障害者やフレイル高齢者の栄養状態・サルコペニア・栄養素摂取・フレイルに関連する問題に対して，質の高いリハ栄養ケアを行うための体系的な問題解決手法である．リハ栄養ケアプロセスは，以下の5段階で構成される．

①**リハ栄養アセスメント・診断推論**：ICFによる全人的評価，栄養障害・サルコペニア・栄養素摂取の評価・推論

②**リハ栄養診断**：栄養障害・サルコペニア・栄養素摂取の過不足

③**リハ栄養ゴール設定**：仮説思考でリハや栄養管理のSMART（Specific：具体的，Measurable：測定可能，Achievable：達成可能，Relevant：切実・重要，Time-bound：期限が明確）なゴール設定

④**リハ栄養介入**：「リハからみた栄養管理」や「栄養からみたリハ」の計画・実施

⑤リハ栄養モニタリング：リハ栄養の視点で栄養状態やICF，QOLの評価．

サルコペニアおよび低栄養へのリハ栄養介入

　サルコペニアおよび低栄養へのリハ栄養介入は，サルコペニアと低栄養の原因によって異なる．以下，サルコペニアの原因別に解説する．

1）加齢が原因の場合

　レジスタンストレーニングと，分岐鎖アミノ酸（BCAA）を含む栄養剤摂取の併用が，治療だけでなく予防にも最も効果的である．通常速度の歩行による持久性トレーニングは，サルコペニアの予防には有用と考える．しかし，通常速度の歩行でサルコペニアを治療することは困難である．

　サルコペニア肥満の場合には，レジスタンストレーニングに加えて，減量のために1日30分以上の持久性トレーニングを実施すべきである．一方，やせのサルコペニアの場合には，積極的な持久性トレーニングで減量すると，低栄養が悪化する可能性がある．レジスタンストレーニング直後から30分以内にBCAAを2g以上，タンパク質で10g以上，摂取することが望ましい．

　全身のレジスタンストレーニングでは，ハーフスクワットや片脚立位を行う．嚥下関連筋のレジスタンストレーニングでは，頭部挙上訓練，舌筋力増強訓練，嚥下おでこ体操を行う．

2）活動が原因の場合

　不要な閉じこもりや安静臥床を避けて，外出機会を作ることや早期離床を行い，全身の筋肉量を減少させないことが予防である．在宅での活動や参加の促進には，生活行為向上マネジメントが有用である．病院での低活動の予防には，早期リハやADL維持向上等体制加算の算定が有用である．

3）栄養，飢餓が原因の場合

　サルコペニア肥満とやせのサルコペニアで対応が大きく異なる．

　やせのサルコペニアの場合には，

1日エネルギー必要量＝1日エネルギー消費量＋エネルギー蓄積量（1日200〜750 kcal）と攻めの栄養管理で体重を増加させることが治療である．高齢者の体重を実際に1 kg増加させるには，8,800〜22,600 kcalが必要である[9]．在宅では，少量で高エネルギー，高タンパク質の食品や栄養剤の摂取を進める．病院では，経口摂取もしくは経管栄養で高エネルギー，高タンパク質の栄養管理を行う．静脈栄養単独で攻めの栄養管理を行うことは困難である．

　一方，サルコペニア肥満の場合には，

1日エネルギー必要量＝1日エネルギー消費量－エネルギー蓄積量（1日200〜750 kcal）として，まずは5％の体重減少を目指す．ただし，タンパク質の食事摂取量を減少させると，体重減少時に筋肉量も減少しやすいため，低エネルギー（糖質，脂質），高タンパク質の栄養管理を行う．微量栄養素（ビタミン，ミネラル）は十分に摂取する．

4）疾患が原因の場合

　疾患が原因の場合，疾患予防が最大の予防である．疾患を認めた場合には，侵襲と悪液質で対応が異なる．侵襲の異化期*の場合，栄養状態の悪化防止を目標として，1日エネルギー投与量は15～30 kcal/体重kg程度とする．異化期でも廃用性筋萎縮を予防するために，2～3メッツ以下の日常生活活動は制限しないで実施する．侵襲の同化期の場合，低栄養であればエネルギー蓄積量を考慮した攻めの栄養管理を行う．

　終末期ではない悪液質の場合，栄養療法，運動療法，薬物療法を含めた包括的な対応を行う．高タンパク質食（1日1.5 g/体重kg）やエイコサペンタエン酸（1日2～3 g）が有用な可能性がある．運動療法（持久性トレーニング，レジスタンストレーニング）には抗炎症作用があるため，悪液質では積極的に運動療法を実施すべきである．

　　　　　　　　　　　　　　＊　＊　＊

　リハ栄養の視点では，フレイル高齢者が障害者にならないような介入が重要である．しかし，健康な人がフレイル高齢者にならないような予防も重要である．人は長生きすれば誰でもフレイル，障害者になりうる．しかし，フレイル，障害者になる時期を遅らせることは可能である．そのため，「健康からフレイル」，「フレイルから障害」と，フレイルの入口と出口の両方を意識したリハ栄養が重要と考える．同様に，「摂食嚥下機能正常から老嚥」，「老嚥から摂食嚥下障害」と，老嚥の入口と出口の両方を意識したリハ栄養も重要と考える．

　今までの摂食嚥下リハは，重度の摂食嚥下障害の人を経口摂取させることに重きを置いてきた．これからの摂食嚥下リハは，重度の摂食嚥下障害の予防にも重きを置くべきである．特に不要な安静臥床と禁食，不適切な栄養管理による医原性サルコペニアを予防して，早期離床，早期経口摂取，適切な栄養管理を行うべきである．医原性サルコペニアを作らないリハ栄養を実践してほしい．

> *侵襲の異化期
> 　強い急性炎症を認め，自分の筋肉を異化（分解）する時期である．一方，同化期は炎症反応が改善して，自分の筋肉と脂肪を同化（合成）できる時期である．

References

1) Wakabayashi, H. and Sakuma, K. : Rehabilitation nutrition for sarcopenia with disability: a combination of both rehabilitation and nutrition care management. *J. Cachexia Sarcopenia Muscle*, **5** : 269～277, 2014.
2) Chen, L.K. et al. : Sarcopenia in Asia: consensus report of the Asian Working Group for Sarcopenia. *J. Am. Med. Dir. Assoc.*, **15** : 95～101, 2014.
3) Maeda, K. et al. : Predictive accuracy of calf circumference measurements to detect decreased skeletal muscle mass and European Society for Clinical Nutrition and Metabolism-Defined malnutrition in hospitalized older patients. *Ann. Nutr. Metab.* **71** : 10～15, 2017.
4) Cruz-Jentoft, A.J. et al. : Sarcopenia: European consensus on definition and diagnosis: Report of the European Working Group on Sarcopenia in Older People. *Age Ageing*, **39** : 412～423, 2010.
5) Rubenstein, L.Z. et al. : Screening for undernutrition in geriatric practice: developing the Short-Form Mini Nutritional Assessment（MNA-SF）. *J. Gerontol. A Biol. Sci. Med. Sci.*, **56** : M366～377, 2001.
6) Evans, W.J. et al. : Cachexia: a new definition. *Clin. Nutr.* **27** : 793～799, 2008.
7) Wakabayashi, H. and Sashika, H. : Malnutrition is associated with poor rehabilitation outcome in elderly inpatients with hospital-associated deconditioning: a prospective cohort study. *J. Rehabil. Med.*, **46** : 277～282, 2014.
8) Belafsky, P.C. et al. : Validity and reliability of the Eating Assessment Tool（EAT-10）. *Ann. Otol. Rhinol. Laryngol.*, **117** : 919～924, 2008.
9) Hebuterne, X. et al. : Ageing and muscle: the effects of malnutrition, re-nutrition, and physical exercise. *Curr. Opin. Clin. Nutr. Metab. Care*, **4** : 295～300, 2001.

04 摂食嚥下機能と老嚥, 誤嚥

松尾浩一郎
Matsuo Koichiro

Summary

摂食嚥下は, 食物の送り込みと気道防御という2つの重要な役割を有する. 摂食嚥下機能は, 加齢によって低下し, 疾患によってさらに障害される. しかし, 適切な検査とリハビリテーションを行うことによって, その障害レベルにあわせた安全な食事を摂取することが可能となる.

Key words 4期モデル, プロセスモデル, 老嚥, ビデオ嚥下内視鏡検査 (VE), ビデオ嚥下造影検査 (VF)

正常の摂食嚥下機能

われわれは, 食物を摂取するときと液体を飲むときとでは, 口腔内に取りこんでから嚥下が起こるまでのプロセスが異なる. ここではその違いを中心に説明する.

液体を嚥下する (液体嚥下) ときには, いったん口腔内で液体を保持してから嚥下する (図1). 一方, 食物を咀嚼して嚥下する (咀嚼嚥下) ときには, 咀嚼した食物を唾液と混ぜ舌背上で食塊形成した後に咽頭へと送り込む (図2). 送り込まれた食塊は, 中咽頭, 喉頭蓋谷で嚥下が開始されるまで食塊形成される. その一方で, 咀嚼されていない食物は口腔内で引き続き咀嚼され, 咀嚼された食物から順次咽頭へと送り込まれ, 最終的に咽頭に蓄積された食塊とともに嚥下する.

摂食嚥下の口腔期から食道期までは, 随意下の制御を受けており, 口腔, 咽頭, 喉頭の数十の神経, 筋の連続した複雑な活動で成り立つ. 口腔期では, 舌背上で保持さ

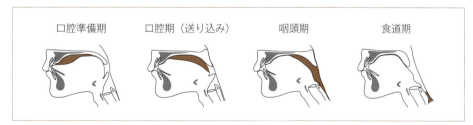

図1 液体嚥下の模式図
液体嚥下では, 口腔内で液体を保持してから嚥下する.

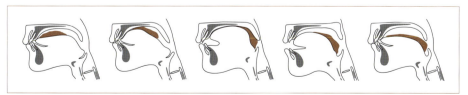

図2 咀嚼嚥下の模式図
食物の咀嚼嚥下では, 咀嚼した食物を嚥下前に咽頭へと送り込む (Stage II transport).

れた食塊を舌が後方へと送り込むところから開始される（図1）．舌は，食塊を舌背上にのせ，前方部から徐々に口蓋へと接するように挙上することで，食塊を後方へと送り込んでいく．咀嚼嚥下では，嚥下前に咽頭に送り込まれていた食塊とともに，口腔の食物が嚥下される．

　嚥下の咽頭期の各器官の動きやタイミングなどは，咀嚼嚥下でも液体嚥下でも基本的に同じである．口腔から咽頭へと食物が送り込まれてくる前に，軟口蓋が鼻腔と咽頭腔を遮断するように挙上し鼻咽腔を閉鎖する．口腔から送り込まれてくると，咽頭の収縮筋群は，上方から下方へと蠕動運動様に収縮し，舌根部も後方へと収縮することで，食物を下方へと送り込む．食塊が下咽頭へと到達する前に，舌骨と喉頭が上前方へと挙上し，喉頭蓋が後方へと反転することで，喉頭が閉鎖する．喉頭閉鎖が不良だと，嚥下中の誤嚥のリスクが高まる．食塊が下咽頭まで送り込まれたときには，食道入口部が開大しており，食塊が食道へと送り込まれていく．

加齢と老嚥

1　加齢による嚥下機能の低下；老嚥

　摂食嚥下機能は，加齢によって低下するといわれている．「老嚥」（presbyphagia）は，「加齢による嚥下機能の低下」と定義され，嚥下に関するフレイルと考えてよい．加齢自体による生理学的変化やサルコペニアによる頭頸部の筋肉低下に加えて，喫煙やアルコールなどの生活習慣，ビタミン欠乏などが関連する．

　また，高齢者は，喉頭周囲の筋力低下などから，頭蓋に対する喉頭の位置が相対的に低下する[1,2]．嚥下中は，喉頭の前上方への挙上と喉頭蓋の翻転による喉頭閉鎖によって気道が防御されるが，加齢に伴う喉頭の低位や喉頭挙上量の低下，筋力低下によって，誤嚥のリスクが高まる．

　高齢者では，口腔機能も低下する．欠損歯の増加から咬合力が低下し，咀嚼機能が低下する．臼歯部での咬合接触部位が減少すると咀嚼回数は増加し，摂取できる食物も減少する[3,4]．また，基礎疾患やそれに対する内服から，唾液分泌が低下しやすい．唾液は口腔機能にとって重要な役割をいくつも有する（表1）．これらの機能がすべて低下するため，口腔乾燥が進むと，口腔内の免疫能力が低下し，う蝕や歯周病が進みやすくなる．また，食塊形成能力も低下するために，咀嚼時間が延長し，嚥下が困

表1　唾液の役割

抗菌作用	抗菌物質と免疫グロブリンが常在菌をコントロールして病原体から口腔を保護
緩衝作用	細菌や胃酸によって産生される酸を中和
消化作用	消化酵素（アミラーゼ，リパーゼ）がデンプンと脂質を分解
摂食作用	咀嚼した食物を嚥下しやすいように湿潤し，まとめる
防御作用	ムチンが口腔粘膜を保護
再石灰化作用	カルシウムとリン酸が歯のエナメルを修復

難になりやすい．

老嚥の状態は，嚥下障害になる前段階である．Rofesらは，フレイルの高齢者では，健常高齢者と比較して，咽頭残留が増え，誤嚥や喉頭侵入のリスクが高まっていたと報告している[5]＊．この状態に，脳血管障害や神経疾患，認知症などの疾患が加わると，不可逆的な摂食嚥下障害の状態に陥る．

> ＊フレイル高齢者における誤嚥や咽頭侵入のリスク
> これは，咽頭収縮筋群や舌骨上筋群の筋力低下によって残留が増え，喉頭挙上が遅れることで喉頭閉鎖も遅れて，誤嚥や喉頭侵入につながっていたものと考えられる．

2 老嚥のスクリーニング

老嚥は嚥下障害ではないが，嚥下機能の低下が見られるために，10-item Eating Assessment Tool（EAT-10）などの，簡易的なスクリーニングによって発見できる．EAT-10は，Belasfskyらによって開発され，若林らによってその日本語版の妥当性，再現性なども示されているものである（73〜74頁参照）[6,7]＊．

> ＊EAT-10
> 前項の図1（74頁）で示されたように，10項目の質問に対して0点（問題なし）から4点（ひどく問題あり）の5段階で点数をつける．
> 全部の合計得点が3点以上の場合に，嚥下障害の疑いがありとなり，専門家にかかったほうがよいとされる簡易なスクリーニング評価用紙である．

摂食嚥下障害の原因

1 摂食嚥下障害の原因別分類

摂食嚥下障害は，何らかの疾患や障害によって，食べる機能が障害された状態である．摂食嚥下障害の病因は多岐にわたるが，障害の原因によって，①機能的障害，②器質的障害，③医原性障害に大別される．それぞれ代表的な疾患を**表2**に示す．

機能的障害は，摂食嚥下機能を司る中枢，末梢神経系の障害もしくは摂食嚥下にかかわる筋群の障害による機能の障害である．**器質的障害**は，摂食嚥下に関わる口腔，咽頭の諸器官の器質的異常により引き起こされる．**医原性障害**では，薬剤が特に問題となる．薬剤により，口腔，咽頭機能に悪影響を及ぼすことで摂食嚥下機能を障害する．

2 機能的障害をきたす疾患

ここでは機能的障害をきたす疾患をいくつか述べる．

脳血管障害は，機能的障害を引き起こす代表的な疾患である．急性期で50％程度，慢性期でも10％程度の摂食嚥下障害が見られる．嚥下中枢がある脳幹部が障害され

表2 摂食嚥下障害の原因の分類

機能的障害	脳血管障害（脳梗塞，脳出血，くも膜下出血など） 神経変性疾患（パーキンソン病，筋萎縮性側索硬化症など） 筋疾患（筋ジストロフィーなど） 認知症　など
器質的障害	頭頸部腫瘍またはその手術後，化学放射線治療後 骨棘や憩室，口唇口蓋裂などの先天異常 顎口腔顔面・咽頭内の炎症・外傷
医原性障害	薬剤による副作用（口腔乾燥，運動機能障害，意識レベル低下）

ると，ときに重篤な嚥下障害が出現する．**球麻痺症状**とよばれる，半側の咽頭，喉頭，軟口蓋などの運動麻痺が出現し，嚥下惹起不全や嚥下の非協調運動も顕著となる．

神経変性疾患の1つであるパーキンソン病では，脳黒質のドパミン神経細胞が変性するために錐体外路症状が現れる．さまざまな摂食嚥下機能が障害され，舌の振戦，嚥下反射惹起遅延，喉頭挙上や咽頭収縮の不良などが起こる．

3 薬剤性（医原性）嚥下障害

高齢者は多剤を服用していることも多い．高齢者では，薬剤に起因する医原性の嚥下障害がしばしば見受けられる．薬剤性の嚥下障害としては，唾液の分泌抑制による口渇，運動機能の障害，意識レベルの低下がある*．

摂食嚥下障害の評価と対応

1 摂食嚥下障害の精密検査

摂食嚥下障害の精密検査には，ビデオ嚥下内視鏡検査（videoendoscopy：VE）とビデオ嚥下造影検査（videofluorography：VF）が頻用される*．VE，VFともに摂食嚥下障害の検出力の高い検査であるが，両者一長一短の特徴を有するため，両者の特長を活かした検査を実施すべきである（表3）．

1）ビデオ嚥下内視鏡検査（VE）

VEは，鼻から直径3.5 mm程度の内視鏡を挿入し，安静時や摂食中の咽頭腔を観察する検査である．ポータブルのファイバースコープを用いることで，病棟のベッド

＊高齢者の内服薬剤の摂食嚥下機能への影響

抗コリン薬，抗ヒスタミン薬，血圧降下薬，抗精神病薬など多くの薬剤が口渇を副作用とする．口腔乾燥は前述したように摂食嚥下機能を障害する．

また，抗精神病薬，抗パーキンソン病薬，抗不安薬などは，中枢神経系の神経伝達物質に作用するために，その副作用として，しばしば摂食嚥下機能の運動機能を妨げる．

さらに抗精神病薬や抗不安薬は，意識レベルの低下をもたらすことで，摂食嚥下機能に悪影響を及ぼす．

＊摂食嚥下障害の精密検査における口腔，咽頭腔内の可視化

摂食嚥下障害者の評価では，食事場面の観察やスクリーニングテストを行い，摂食嚥下障害の徴候を認めた場合には，精密検査を実施する．

摂食嚥下は，口腔，咽頭腔内で起こっていることであり，どこが障害されているか診断するためには，口腔，咽頭腔内を可視化する診断機器が必要となり，VE，VFが用いられる．

表3 ビデオ嚥下内視鏡検査（VE）とビデオ嚥下造影検査（VF）の利点と欠点

VE	VF
利点	利点
○持ち運びできる	○口腔から食道への食物の動きがわかる
○普段の食事が観察できる	○口腔，咽頭，食道での器官の運動を可視化できる
○X線被曝がない	○咀嚼，送り込みが観察できる
○3次元的に観察できる	○咽頭期での各器官の動態，病態の詳細が見える
○喉頭の中を観察できる	○誤嚥検出の感度が高い
○安静時の唾液，痰の貯留が観察できる	○体位・食物形態などの代償法を試せる
○不顕性誤嚥が検出できる	○治療効果の再評価が行える
○体位・食物形態などの代償法を試せる	○患者，介護者に説明しやすい
○患者，介護者に説明しやすい	
○フィードバックに使用できる	
欠点	欠点
・咀嚼運動が見えない	・X線被曝のため短時間の検査である
・口腔期，食道期が見えない	・2次元映像である
・嚥下自体が見えない	・造影設備がある施設のみで行える
・器官の動きが見えない	・検査室でしか行えない
・内視鏡挿入の違和感がある	・造影剤が必要である

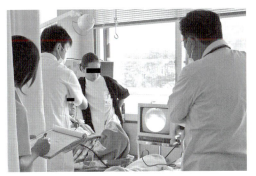
図3 病棟でのVE風景

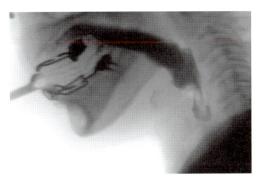
図4 VFの側面像

サイドや在宅や施設での訪問診療でもVEを実施できる（図3）.

VEでは，まず，患者の安静時の咽頭腔の汚染の状態や声帯や披裂などの運動麻痺について観察を行う．摂食の評価では，できるだけ普段の食事に近い姿勢で，食事も普段食べているものを準備する．検査では，咽頭へと送り込まれた食物が，きちんと咀嚼されているか，食塊形成ができているかなどを観察する．嚥下中は鼻咽腔が閉鎖してしまうために，嚥下中の咽頭腔の動態は観察できないが，嚥下後の残留や誤嚥などの観察は可能である．

2）ビデオ嚥下造影検査（VF）

VFでは，X線造影撮影装置を使用し，造影剤や被験食物にバリウムなどの造影剤を混ぜたものを被験者が食べ，飲み込むところを撮影する（図4）.

VFでは，口腔から食道，胃まで送り込まれる食物の動きや，その食物を送り込む諸器官の運動やその障害を可視化できる．VFでは，この利点を活用して，口腔期から食道期にかけての総合的な摂食嚥下機能評価を行える．これらの評価で病態が明らかになり，その後の訓練プログラムを立案しやすくなる．しかしVFには可動性がないため，検査は透視装置が設置されている施設に限定される．

2 摂食嚥下障害への対応

摂食嚥下訓練は，食物を使用せずに間接的に摂食嚥下機能を鍛える間接訓練（表4）と，食物を実際に使用する直接訓練（表5）とに分けられる．

間接訓練の目的は，①筋力増強，②機能向上，③感覚促通の3つに大別される．食物を使用しないので，訓練による誤嚥の危険性はない．そのため，重度の摂食嚥下障害者に対しても対応することができる．しかし，認知機能の低下などにより術者の指示が入らないときには訓練を行うことが難しい．

一方，直接訓練は，食べる姿勢や食物形態を調整して摂食嚥下障害を代償することを目的としているものが多い．

1）訓練

摂食嚥下障害者では，摂食嚥下に関連する筋肉の廃用萎縮が起こっている場合が多

表 4 摂食嚥下機能の間接訓練

障 害 (臨床症状)	訓練法	手 技	効 果
食道入口部開大不全 (梨状窩残留)	メンデルゾーン手技	喉頭を嚥下時の高さまで挙上させてできるだけ長い時間保持	食道入口部の開大 舌骨,喉頭挙上の増加
	頭部挙上訓練	仰臥位で,1分間頭部を上げる―1分休憩×3セット 頭の上げ下げ×30	食道入口部の開大 舌骨,喉頭挙上の増加 咽頭残留,嚥下後誤嚥の減少
舌根部の収縮不全 (咽頭残留)	舌保持嚥下	舌を上下顎前歯間に保持して唾液を嚥下.	咽頭収縮が増加
舌収縮力低下	舌筋力訓練	空気の入ったバルブを舌尖,舌背部で押す.	舌圧の増強 咽頭残留,誤嚥の減少
鼻咽腔閉鎖不全 (開鼻声,鼻への逆流)	ブローイング	コップに水を入れ,ストローで中の水を吹く.はじめはストローを短く切り,徐々に長いストローを使用する.	鼻咽腔閉鎖機能の促進
嚥下惹起低下	アイスマッサージ	軟口蓋,舌後方部の嚥下誘発部位を氷水に浸した綿棒でさわる.	即時的に嚥下が起こりやすくなる
気道防御不良 (嚥下前,中の誤嚥)	息こらえ嚥下	嚥下する前に息をしっかり止め,声門を閉鎖し,嚥下してから息を吐き出す.	披裂の内転と声帯の閉鎖により誤嚥を軽減
喉頭挙上不全 咽頭収縮不全	努力嚥下	舌を口蓋に強く押しつけながら嚥下する.	咽頭クリアランスが増し,残留が減少

表 5 摂食嚥下機能の直接訓練

障 害	訓練法	手 技	効 果
口腔保持不良 咽頭嚥下反射遅延 舌根部収縮不全	顎引き嚥下	顎を胸の方へ引いて嚥下	舌根部が後方へ引くことで,喉頭蓋谷の残留と誤嚥を軽減
口腔送り込み不良 嚥下反射遅延 嚥下後誤嚥	リクライニング	体幹を30~60°後方へリクライニングさせる. 頭部が後屈しないように頭の後ろに枕を入れるようにする.	口腔送り込みの補助 食道を気道より下方に位置させることで,誤嚥を軽減
咽頭収縮不全 上部食道括約筋 (UES)開大不全	頸部回旋	患側へ頭部を回旋	健側に食塊を向け,UESを広げることで,誤嚥を減少させる.
気道防御不良	息ごらえ嚥下 (supraglottic swallow)	大きく息を吸い,止めてから嚥下し,嚥下後に咳または思い切り息を吐く.	披裂の内転と声帯の閉鎖により誤嚥を軽減させる.
咽頭残留	複数回嚥下 交互嚥下	1回の嚥下の後に,何回か空嚥下する. 1回の嚥下の後に,ゼリー状のものや,とろみのついた液体を飲む.	梨状窩や喉頭蓋谷に残留した食物を減少させる.

い.筋力訓練の目的は,摂食嚥下機能に必要な筋群の強化である.代表的なものは頭部挙上訓練と舌筋力訓練である.

(1)頭部挙上訓練

頭部挙上訓練は,嚥下時に喉頭を挙上させる重要な筋群であるオトガイ下筋群の筋力強化を目的とする[9,10].仰臥位にて,肩を上げずに顎を引くように頭を挙上させることで,オトガイ下筋群の筋力強化を図る(図5).可能な回数から始めていき,徐々に回数を増やしていく.

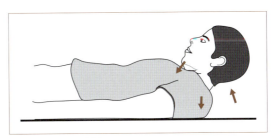

図5　頭部挙上訓練
仰臥位で，肩を上げずに顎を引くように頭を挙上させることで，オトガイ下筋群の筋力強化を図る．

（2）舌筋力増強訓練

　高齢者や摂食嚥下障害者では，舌の筋力低下が認められることが多い．舌の筋力増強により，嚥下機能が高まり，誤嚥のリスクが低下すると報告されている[11, 12]．一般的な訓練では，大きめな綿棒を口蓋と舌でつぶすように，舌を上に押し上げるように指示する．この訓練を舌の前方部と後方部で行う．

2）食物形態の調整

　摂食嚥下障害者に提供される嚥下調整食品は，施設ごとに異なることが多く，用語も統一されていなかった．しかし，近年では，学会による食形態やとろみ濃度の定義が進められ，標準化を図る方向に向いてきている[13]．また，国際的にも用語の統一を図る取り組みがなされるようになってきた[14]．

References

1) Tallgren, A. and Solow, B. : Hyoid bone position, facial morphology and head posture in adults. *Eur. J. Orthod.*, **9** : 1〜8, 1987.
2) 古川浩三：嚥下における喉頭運動のX線学的解析　特に年齢変化について．日本耳鼻咽喉科学会会報，**87** : 169〜181，1984.
3) Fontijn-Tekamp, F.A. et al. : Swallowing threshold and masticatory performance in dentate adults. *Physiol. Behav.*, **83** : 431〜436, 2004.
4) Bourdiol, P. and Mioche, L. : Correlations between functional and occlusal tooth-surface areas and food texture during natural chewing sequences in humans. *Arch. Oral Biol.*, **45** : 691〜699, 2000.
5) Rofes, L. et al. : Pathophysiology of oropharyngeal dysphagia in the frail elderly. *Neurogastroenterol.Motil.*, **22** : 851〜858, e230, 2010.
6) 若林秀隆，栢下　淳：摂食嚥下障害スクリーニング質問紙票 EAT-10 の日本語版作成と信頼性・妥当性の検証．静脈経腸栄養，**29** : 871〜876，2014.
7) Belafsky, P.C. et al. : Validity and reliability of the Eating Assessment Tool (EAT-10). *Ann. Otol. Rhinol. Laryngol.*, **17** : 919〜924, 2008.
8) Logemann, J.A. : The role of exercise programs for dysphagia patients. *Dysphagia*, **20** : 139〜140, 2005.
9) Shaker, R. et al. : Augmentation of deglutitive upper esophageal sphincter opening in the elderly by exercise. *Am. J. Physiol.*, **272** : G1518〜1522, 1997.
10) Shaker, R. et al. : Rehabilitation of swallowing by exercise in tube-fed patients with pharyngeal dysphagia secondary to abnormal UES opening. *Gastroenterology*, **122** : 1314〜1321, 2002.
11) Robbins, J. et al. : The effects of lingual exercise on swallowing in older adults. *J. Am. Geriatr. Soc.*, **53** : 1483〜1489, 2005.
12) Robbins, J. et al. : The effects of lingual exercise in stroke patients with dysphagia. *Arch. Phys. Med. Rehabil.*, **88** : 150〜158, 2007.
13) 嚥下リハビリテーション学会医療検討委員会：日本摂食・嚥下リハビリテーション学会嚥下調整食分類 2013．日摂食嚥下リハ会誌，**17** : 255〜267，2013.
14) Cichero, J.A. et al. : The need for International terminology and definitions for texture-modified foods and thickened liquids used in dysphagia management : Foundations of a global initiative. *Curr. Phys. Med. Rehabil. Reports*, **1** : 280〜291, 2013.

05 舌のサルコペニア

吉田光由
Yoshida Mitsuyoshi

吉川峰加
Yoshikawa Mineka

津賀一弘
Tsuga Kazuhiro

Summary

　加齢などの原因による低栄養によって全身にサルコペニアが生じることで，舌にも筋肉量の低下と筋肉機能（筋力または身体能力）の低下が生じる．舌は摂食嚥下において食塊形成や食塊の送り込みに重要な役割を果たしており，舌のサルコペニアは摂食嚥下障害の一因となる．

Key words　舌の厚み，超音波検査，舌圧，JMS舌圧測定器，ペコぱんだ

はじめに

　舌は，舌の内部を走る内舌筋と，舌内部と下顎や舌骨とをつなぐ外舌筋とにより構成された筋組織である．内舌筋は，上下，左右，前後それぞれの方向に走る筋線維が入り混じり，これらが協調して収縮することにより，舌の形を変えることができる（**図1**）．外舌筋は，舌を突き出したり，引っ込めたりする位置の変化に関与している．

　内舌筋ならびに外舌筋は舌下神経支配であり，両側性に障害されない限り舌が萎縮することはない．舌萎縮が認められるのは，筋萎縮性側索硬化症（ALS）などの進行性の神経・筋疾患の場合である．脳血管障害により舌運動が障害されたとしても，それは一側性である場合が多く，舌突出時に偏位を伴うといった運動障害は認められるが，舌の萎縮を伴うことはほとんどない．

　加齢などにより引き起こされるサルコペニアは，当然のことながらこのような筋組織により構成された舌においても認められ，加齢とともに舌の大きさは変化する．舌は摂食嚥下において食塊形成や食塊の送り込みに重要な役割を果たしており，舌のサルコペニアは摂食嚥下障害の一因となる．

　サルコペニアとは一般に，筋肉量の低下と筋肉機能（筋力または身体能力）の低下により診断されることから，本項では，加齢に伴う舌の筋肉量ならびに筋力の変化ならびに摂食嚥下に及ぼす影響について述べてみたい．

舌の筋肉量の低下

　筋肉量の低下は，筋肉を構成する筋繊維数の減少や筋繊維の萎縮により引き起こされる．加齢に伴う筋肉量の変化は筋繊維の減少よりは筋繊維の萎縮が主体である．筋繊維が萎縮すると脂肪組織の沈着が認められることから，舌においても加齢により脂肪沈着が増えていることが示されている[1]．

　また，加齢に伴う舌の筋力量の低下を舌の厚みとして超音波検査を用いて評価して

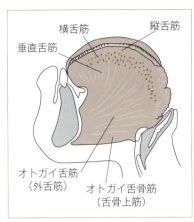

図1 舌の内部構造

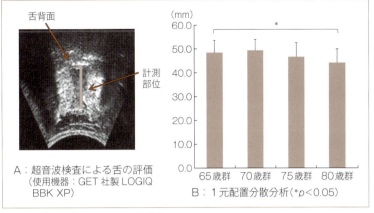

図2 年齢群ごとの舌の厚みの変化
65歳以上の高齢者計129名（男性38名，女性91名，平均77.4±8.4歳）を対象とした調査．
〔Tamura, F. et al.: Tongue thickness relates to nutritional status in the elderly. *Dysphagia*, **27**: 556～561, 2012. より〕

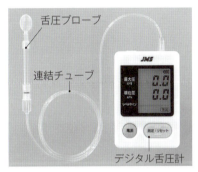

図3 JMS舌圧測定器の製品概要
販売名：JMS舌圧測定器（一般的名称：舌圧測定器）．
医療機器承認番号：22200BZX00758000（管理医療機器・クラスⅡ）．
使用目的：舌の運動機能を最大舌圧として測定する．

いる報告もあり[2]，加齢に伴って舌の厚みが減少していることも明らかにされている（**図2**）．舌の厚みは舌の筋力と関係しており，加齢に伴う筋肉量の低下が筋力低下をもたらすことが，舌においても全身の筋肉と同様に見られることを意味している．

舌の筋力測定

舌の筋力の測定は，舌の口蓋への押し付け時の舌圧により評価されていることが多い．このような舌圧測定の方法としては，海外ではKayPENTAX Swallowing WorkstationやIowa Oral Pressure Instrument（IOPI）がよく用いられているが，わが国では公式には輸入されておらず，一般にはなかなか使用することはできない．

わが国で開発された舌圧測定装置には，ニッタ社製のスワロースキャンやJMS社製の舌圧測定器があるが，このうち市販されているのはJMS舌圧測定器のみである（**図3**）．JMS舌圧測定器は，測定器，接続チューブ，ディスポーザブルプローブから構成されており，測定者または被験者自身が舌圧プローブを保持し，硬質リング部を上下顎前歯で軽くはさむようにして唇を閉じて，バルーン部を口蓋皺襞前方部にあ

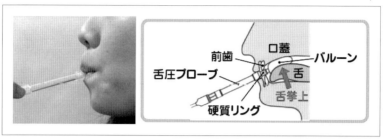

図4 舌圧の測定方法 〔http://orarize.com/pdf/catalog.pdf より〕

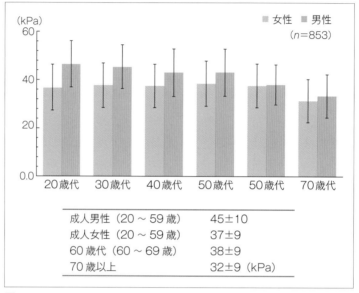

成人男性（20～59歳）	45±10
成人女性（20～59歳）	37±9
60歳代（60～69歳）	38±9
70歳以上	32±9（kPa）

図5 最大舌圧の基準値
〔Utanohara, U. et al. : Standard values of maximum tongue pressure taken using newly developed disposable tongue pressure measurement. *Dysphagia*, **23** : 286～290, 2008. より〕

てがい最大の力で7秒間押し付けた際の最大値を測定できるようになっている（**図4**）．

これまでの国内外の舌圧測定装置を用いた多くの研究から，加齢に伴い最大舌圧が低下することが明らかになっており，筆者らの研究では，性別，年代ごとの基準値は**図5**のようになっている[3]．一方で，嚥下時の舌圧には加齢による変化は少ないことから，最大舌圧と嚥下舌圧との差は予備力として考えられている．これはたとえば，握力においても握力が40 kg重であっても10 kg重であっても日常生活に支障はないものの，疫学調査で見ると，握力の高い者のほうが健康で長生きであるといったことが明らかにされているように，日常生活を営むのに必要な筋力以上の十分な筋力がある状態を**予備力**とよび，この予備力を保つことが健康長寿に向けた身体機能の維持にとって重要であるといえる．

舌圧と全身の筋力との関係

最大舌圧はADLの低下とともに低くなっている．また最大舌圧は，握力といった

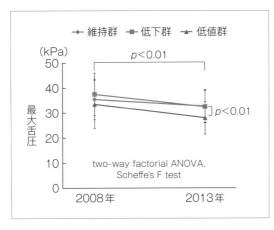

図6 体力年齢（fitness age score：FAS）と最大舌圧の5年間の変化
男性：FAS＝－0.203X_1＋0.034X_2＋0.0064X_3＋0.0044X_4＋0.046X_5－3.05
女性：FAS＝－0.263X_1＋0.033X_2＋0.0074X_3＋0.048X_4＋0.079X_5－2.52
X_1＝10 m歩行時間（s），X_2＝ファンクショナルリーチ（cm），X_3＝開眼片足立ち（s），X_4＝垂直跳び（cm），X_5＝握力（kg）．
〔Kimura, M. et al.：Constructing an index of physical fitness age for Japanese elderly based on 7-year longitudinal data：sex differences in estimated physical fitness age. *Age (Dordr)*, **34**：203～214, 2012. より〕

筋力や，垂直飛びといった動的な運動能力とも関係していることも明らかにされている．

筆者らは，握力，垂直跳び，開眼片足立ち，10 m歩行時間およびファンクショナルリーチテストにより得られた各種体力測定の組み合わせにより算出される体力年齢（fitness age score：FAS）を用いて[4]，総合的な身体機能と最大舌圧との関係を縦断的に検討した．5年間のFASの変化様相により65歳以上の健常高齢対象者を，①5年間FASを維持していた「維持群」64名，②5年間にFASが低下した「低下群」26名，③初回からすでにFASが低下していた「低値群」23名，の3群に分類して最大舌圧との関係をみた結果，5年前には3群間の最大舌圧に差はなく，「維持群」と「低下群」では5年間ほぼ最大舌圧は維持されていた．一方で，「低値群」では5年間に最大舌圧が有意に低下していた（図6）．

最近，加齢に伴って徐々に心身の機能が低下し，日常生活の活動性や自立度が低下していく状態をフレイルと定義し，その予防に向けた取り組みに注目が集まっている．なぜなら，フレイルとは健常と要介護状態の中間に位置する状態であり，何もしないと要介護状態となってしまう一方で，何らかの介入により予防や改善が可能と考えられているからである．筆者らのこの研究結果は，身体活動性の低下したこのフレイルの先駆けともいえる状態に陥った高齢者で，舌をはじめとする口腔機能が低下し始め，それが食事摂取の困難さや食物選択の偏りを引き起こし，将来的にはサルコペニアを引き起こして要介護状態となるリスクを高めていく可能性を表しているものと考えることができる．

舌圧と栄養状態

最大舌圧と摂食している食形態との間に関係があることが示されている．このうち田中らは，要介護高齢者204名を調査して，最大舌圧が25 kPa以上であれば，おおむね常食を摂取していたことを明らかにしている（図7）[5]．また，最大舌圧とBMIや上腕筋面積（AMA）といった栄養指標との間にも相関が認められ，低栄養の高齢

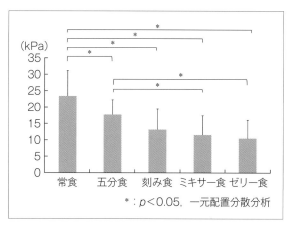

図7 舌圧と食事形態の関係
入院または入所中の高齢者201名の調査結果(男性36名:平均年齢78.4歳,女性165名:平均年齢83.8歳).
*:$p<0.05$,一元配置分散分析.
〔田中陽子ほか:入院患者および高齢者福祉施設入所者を対象とした食事形態と舌圧,握力および歩行能力の関連について.日摂食嚥下リハ会誌,**19**:52〜62,2015.より〕

者で舌の厚みが薄かったといった報告もある[2].舌機能の低下が摂食嚥下機能の低下を通じて栄養低下に影響を及ぼしているのか,栄養低下による筋量や筋力の低下が舌にも生じているのかは明らかではないものの,口腔機能訓練により舌圧が維持され,栄養改善が見られたといった報告もあることから[6],舌圧が摂食嚥下に関係していることは明らかといえる.

舌圧と摂食嚥下機能

最大舌圧は舌の運動機能とも関係しており,舌の前方,側方や上方運動範囲の少ない者で最大舌圧が低かったことが示されている.またこの研究では,食事時にむせが見られた者で最大舌圧が有意に低かったことも報告されている[7].さらに,加齢に伴う摂食嚥下障害を「老嚥」(presbyphagia)とよび(9,73,78〜79頁参照),この原因としてサルコペニアが注目されており,最大舌圧の低下がこのサルコペニアによる摂食嚥下障害と関係しているとも考えられている.

歯科領域では以前から,舌がんにより舌を切除した患者に対して残存している舌と口蓋との接触を補助する目的で舌接触補助床(paratal augmentation prosthesis:PAP.117頁)といった補綴装置を用いて,摂食嚥下機能の改善を図る治療が行われており(図8),PAPを装着することで最大舌圧が高まることが示されている(図9).

最大舌圧とは主に舌前半部と口蓋の接触圧を示している.舌前半部は,舌運動の咽頭への食塊移送など準備期から口腔期の摂食嚥下機能に直接的に関与するとともに,咽頭期については,舌尖部が舌の送り込み運動のアンカー機能の役割を果たし,このアンカー機能が舌根部の運動にも影響する可能性が示されている.したがって,サルコペニアにより舌の厚みが減少し,舌筋力の低下した患者に対してもこのPAPが有効である可能性が高いものと考えられる.

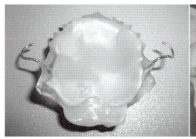
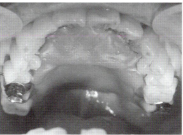
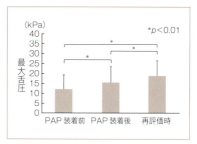

図8 舌接触補助床（PAP）の一例

図9 口腔腫瘍術後の器質的障害患者22例のPAP装着前後の最大舌圧の変化

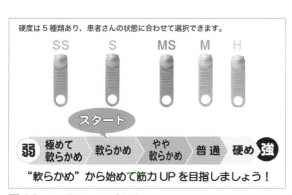

図10 5種類のペコぱんだ
〔http://orarize.com/pekopanda/index.html より〕

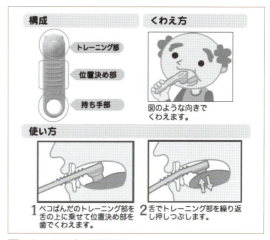

図11 ペコぱんだの使い方
〔http://orarize.com/pekopanda/index.html より〕

舌のリハビリテーション

　このように舌の筋力維持は口腔機能，摂食嚥下機能の維持にきわめて重要であることから，舌の筋力維持・向上のためにリハビリテーションの有効性についても検討されている．これまでに，若年健常者や健常高齢者で舌訓練により舌の筋力が増強したという結果が得られている．また，脳卒中後の嚥下障害患者に舌訓練を適用することで舌筋力の増加と嚥下能力の改善があったことも示されている[8]．

　舌のリハビリテーションの方法としては，舌を口蓋に対して押し付けたり，舌圧子を用いて舌に負荷をかけるような抵抗運動が行われている．最近このような訓練を補助する目的で訓練用具が開発されている（ペコぱんだ®．図10）．本器具はシリコーンラバー製で，パンダの鼻に相当する凸部を口腔内で舌により押しつぶすもので，力を抜くと鼻はラバーの弾性により元の形に復元し，この際に発する音から「ペコぱんだ」と名付けられている（図11）．

　押しつぶしに要する力は5段階（SS：5，S：10，MS：15，M：20，H：30 kPa）設定され，対応して色分け（SS：青，S：ピンク，MS：紫，M：緑，H：黄）されて

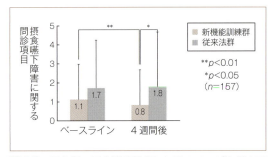

図12 要支援・要介護高齢者におけるペコぱんだを用いた「新機能訓練群」と、口腔体操による「従来法群」における嚥下障害に関する問診項目の4週間後の変化

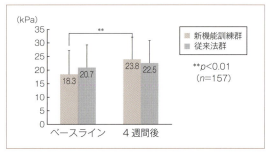

図13 要支援・要介護高齢者におけるペコぱんだを用いた「新機能訓練群」と、口腔体操による「従来法群」における舌圧の4週間後の変化

いる．これを用いて筋力強化を目指す場合，舌圧検査で測定された最大筋力の85％以上となる強度を選択し，1度の訓練で6回以下，1日3度行うことが推奨されている．たとえば，最大舌圧25 kPaであった場合，約21 kPaの負荷が必要なため，Mの緑のペコぱんだを選んで訓練を処方することとなる．

そこで，ペコぱんだを用いた機能訓練について，広島県内の7カ所の高齢者施設を利用する157名の軽度要介護高齢者を対象に，その効果を従来行われている口腔体操などによる機能向上訓練（従来法）と比較した．その結果，藤島らの嚥下障害に関する問診項目において，嚥下障害が疑われる回答が4週間の訓練後有意に減少しており（図12），さらに，最大舌圧は4週間後に平均5.5 kPa増加していた（図13）．これは本訓練の有効性が，自覚的な嚥下障害スコアとともに舌圧増加という客観的数値としても示されたものと考えられる．

しかしながら，どのような障害に対してどのような方法でどのような訓練が有効であるかといったことについてはいまだ明確に示されているわけではなく，患者の状態や耐久性などを考慮しながらそれぞれの臨床現場で行われているのが現状であり，サルコペニア予防や改善に向けた舌訓練の取り組み方については，今後の検討を待たなければならない．

References

1) Butler, S.G. et al. : Tongue adiposity and strength in healthy older adults. *Laryngoscope*, **122** : 1600〜1604, 2012.
2) Tamura, F. et al. : Tongue thickness relates to nutritional status in the elderly. *Dysphagia*, **27** : 556〜561, 2012.
3) Utanohara, U. et al. : Standard values of maximum tongue pressure taken using newly developed disposable tongue pressure measurement. *Dysphagia*, **23** : 286〜290, 2008.
4) Kimura, M. et al. : Constructing an index of physical fitness age for Japanese elderly based on 7-year longitudinal data: sex differences in estimated physical fitness age. *Age (Dordr)*, **34** : 203〜214, 2012.
5) 田中陽子ほか：入院患者および高齢者福祉施設入所者を対象とした食事形態と舌圧，握力および歩行能力の関連について．日摂食嚥下リハ会誌，**19**：52〜62，2015．
6) Kikutani, T. et al. : Effects of oral functional training for nutritional improvement in Japanese older people requiring long-term care. *Gerodontology*, **23** : 93〜98, 2006.
7) Yoshida, M. et al. : Decreased tongue pressure reflects symptom of dysphagia. *Dysphagia*, **21** : 61〜65, 2006.
8) 日本摂食嚥下リハビリテーション学会医療検討委員会．訓練法のまとめ（2014版）．日摂食嚥下リハ会誌，**18**：55〜89，2014．

06 認知症と摂食嚥下障害

野原幹司
Nohara Kanji

Summary

認知症は，いったん正常に発達した知能が低下した状態を指す症状名であり，原因疾患が存在する．認知症の原因となる疾患によりさまざまな摂食嚥下障害を呈するため，「認知症」とひとくくりにするのではなく，原因疾患ごとの特徴を知ったうえで適切な食支援を行うことが重要である．適切な食支援がサルコペニアの予防につながる．

Key words 三大認知症，アルツハイマー型認知症，レビー小体型認知症，血管性認知症，食支援

認知症とは

　認知症は，後天的な脳の器質的障害などにより，いったん正常に発達した知能が低下した状態を指す．医学的には，知能のほかに記憶，見当識を含む認知機能の障害や人格障害を伴った症候群として定義され，一般的には，個人生活を営むうえでの思考能力，知能の低下をいう．すなわち，「認知症」とはある状態を指す"症状名"であり，厳密には"病名"ではない．脳の器質的障害などをきたす"原因疾患"があり，その結果として生じる認知機能の低下を「認知症」としているのである．

　わが国の高齢者人口は年々増加傾向にあり，65歳以上の高齢者の割合は約26％を超え（2016年），超高齢社会となっている．その影響もあり，認知症高齢者も爆発的に増加している．厚生労働省の調査では，認知症を発症している高齢者は2012年の時点で約462万人存在することが明らかとなった（図1）．この数からすると，65歳以上高齢者の約15％が認知症を発症しているという計算になる．それ以外に認知症の前段階と考えられている軽度認知障害（mild cognitive impairment：MCI）も，約400万人いると推計されており，認知症高齢者は，前段階もあわせると約862万人存在するということになる．

　この862万人という巨大な数は，「認知症」という病態を，認知症を専門とする医療者のみが知っていればよいというものではなく，高齢者医療・介護に携わる全職種が必須の知識として身につけておく必要性があることを示唆している．

三大認知症とは

　認知症の原因となる疾患・病態は100以上あるといわれているが，その中でも多いのが「アルツハイマー型認知症」「レビー小体型認知症」「血管性認知症」である．これら3つを「三大認知症」とよび，この3つのタイプが全認知症の約87％を占める（図2）[1]＊．

＊**四大認知症**
　「四大認知症」というときには「前頭側頭型認知症」を含めるが，前頭側頭型認知症は数がそれほど多くなく，症状にもバラつきが多いため，近年は「三大認知症」でまとめることが増えつつある．

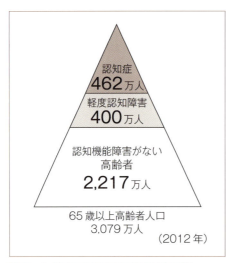

図1 わが国における認知症高齢者の数
65歳以上高齢者の約15%がすでに認知症を発症している．軽度認知障害（MCI）も含めると，約3人に1人の高齢者が認知機能の障害を有している．

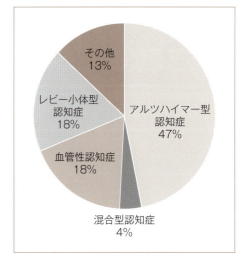

図2 認知症剖検例の病理診断別頻度
「混合型」とは，アルツハイマー型認知症と血管性認知症を併発したタイプの認知症を指す．

アルツハイマー型認知症とレビー小体型認知症は，**変性性認知症**に分類され，脳の神経細胞が徐々に変性・減少していく進行性の認知症である．一方，血管性認知症は脳血管の障害によって生じる認知症であり，脳血管のイベントがなければ進行しないと考えられている．しかしながら，血管性認知症の本体であるラクナ梗塞と白質病変は徐々に増加・拡大していくものであり，そういう意味では血管性認知症も進行性の性質をもっている．すなわち，<u>認知症高齢者と対峙するときは，その多くが「進行性」であるということを心しておかねばならない</u>．

認知症の摂食嚥下障害の考え方──治る障害と治らない障害

*治る認知症
　硬膜下血腫，正常圧水頭症，甲状腺機能低下症，ビタミン欠乏症などは，認知症の症状を示すが，原因が改善されれば「治る」認知症である．

認知症高齢者では，食べこぼす，ムセる，食事が進まないなど，さまざまな摂食嚥下障害の症状が見られる．認知症高齢者の摂食嚥下臨床において大きなポイントとなるのは，「認知症に起因する症状」と「それ以外の原因によって生じる症状」とを分けて考えるということである（**図3**）[2]．

治らない	治る
認知症	サルコペニア 廃用 薬剤性

図3 認知症高齢者における摂食嚥下障害の原因
原因によって「治らない摂食嚥下障害」と「治る（可能性のある）摂食嚥下障害」に分けて考える．

極論をいえば，認知症に起因する摂食嚥下障害は治らない．現代医学においては，認知症は脳の変性によって生じる治らない疾患（症状）であるように（「治る認知症」*を除いて），それに起因する摂食嚥下障害を，嚥下訓練や栄養改善によって改善させることは残念ながらできない．

しかしながら，一方で認知症以外に起因する摂食嚥下障害は改善可能である．たとえば，サルコペニアや廃用，薬剤の副作用に起因する場合である．これらによって生じている摂食嚥下障害は，訓練や栄養改善，投薬変更など適切な対応をすることで改善が期待できる．

この「治らない摂食嚥下障害」と「治る（可能性がある）摂食嚥下障害」が，一人の認知症高齢者の中にさまざまなバランスで混在している．このバランスを見極め，治らない障害を治そうとして消耗するのではなく，治る摂食嚥下障害に対して積極的にアプローチすることが臨床のポイントとなる．

認知症高齢者におけるサルコペニアの問題点

認知症高齢者においてサルコペニアに起因する摂食嚥下障害は，治る摂食嚥下障害の大きな位置を占める．したがってサルコペニアへの対応は，認知症高齢者においては非常に重要なものとなる．しかしながら，サルコペニアの対応の基本となる栄養管理や運動療法は，認知症高齢者に対してはなかなか適用が難しい．認知症のために意思疎通が難しく，治療の意義や方法を理解し，実行することが困難となるためである．

サルコペニアの改善を試みるときに，認知症の存在は阻害因子となる．そのため認知症高齢者においては，生じたサルコペニアの改善を試みるのではなく，食支援を駆使してサルコペニアを予防することが大切である．そのためには「認知症」とひとくくりにするのではなく，原因疾患ごとの摂食嚥下障害の特徴を知ったうえでの食支援の視点が必要である．

三大認知症の摂食嚥下障害の特徴と食支援

1 アルツハイマー型認知症の摂食嚥下障害と食支援

アルツハイマー型認知症は変性性認知症であり，その進行に伴いさまざまな摂食嚥下障害の症状を呈する．終末期になるまで重度の誤嚥が見られることはなく，経過の大部分は食行動の障害とその対応がメインとなる[3]．

1）初　期

アルツハイマー型認知症の初期にまれに見られるのは偏食や食欲といった先行期の問題である．一部の症例で嗜好が甘味に偏る，空腹を感じない，食べすぎるといった症状が出ることがある．もう少し進行すると，記憶障害や見当識障害*，実行機能障害が見られるため，食べたことを忘れる，食事食器の使い方がわからないなどの症状が出る．食事をした直後に症例が「食事はまだ？」と聞くのは有名なエピソードであるが，それは近時記憶の障害によるものである．

この時点のアルツハイマー型認知症では，誤嚥を生じることはない．すなわち身体機能の障害（嚥下障害）は生じておらず，環境とのかかわりの障害（食行動の障害）のみである．

2）中　期

アルツハイマー型認知症は変性疾患であるため，見当識障害や視空間認知障害も悪化し，失行や失認も出現してくる．嚥下に関しては，食事を始められない，食器やカ

* 見当識障害
　今の時間，今いる場所，人物など，自分が置かれている状況がわからなくなる障害．

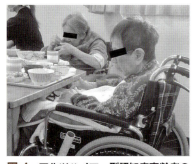

図4 アルツハイマー型認知症高齢者の食事場面
エプロンの模様に気を取られて食事を始められないでいた．

> *異食
> 食べ物ではないものを食べること．
> アルツハイマー型認知症でみられる異食は，食べ物以外のものを食べているという認識はなく，「食べ物である」と認識して食べてしまうのが特徴である．

トラリーが使えない，手を使って食べる，食器の模様などに気を取られる，他人の食事を食べる，異食*といった食行動の障害が出てくる（図4）．

　これらの症状は，適切な食事環境のセッティングを行うことにより軽減できる．はじめのうちは，声かけをする，食器を持たせる，模様のない食器にする，集中できる環境を提供する，などの間接的な介助をすることで症状は軽減することが多い[4]．進行すると自分で食事ができなくなり，介助者が食事を口に入れるといった直接的な介助が必要となる．誤嚥がときおり見られるようになるが，誤嚥性肺炎につながるような重度の誤嚥を呈することは非常にまれである．

　この段階でのもう一つの大きな特徴は，一部の症例で**拒食様**（精神科で見られる純粋な拒食とは厳密には異なる）の症状を認めることである．口に食べものを入れても口を動かさない，飲み込むまでに時間がかかる，口を開けない，などさまざまな拒食様症状がある．この拒食様症状の機序の詳細は不明である．

　重要なのは，拒食様症状の多くは一時的なもの（期間は1～6カ月程度であり症例によって異なる）であり，また食べるようになることを介助者に説明しておくことである．拒食様症状が何年も続くと思うと介助者も消耗してしまうが，数カ月でおさまると思えば許容できる．拒食様症状に対して，介助の労力を考えて胃瘻を造設するのも一法であるが，そのときは数カ月後に拒食様症状が改善していないかどうか経口摂取の可否を再評価するということを忘れてはならない．

3）末　期

　末期になると，全介助でほぼ寝たきり状態になる．偏食や過食といった症状はなくなり，身体機能の低下もあいまって食事中の立ち去りも見られなくなる．反対に，身体機能の低下に伴い嚥下機能自体も障害されてくるため，食塊形成の障害，送り込み不良，誤嚥，窒息などが見られるようになる．

　意識レベルの低下や傾眠傾向といった症状も出現し，日常の生活リズムも乱れることがあるため，それらが食事摂取量に影響することも多くなってくる．さらに進むと経口摂取量が極端に少なくなり，重度の誤嚥を呈するようになる．その場合には看取りも含めた終末期に対する対応が必要となる．

2 レビー小体型認知症の摂食嚥下障害と食支援

　レビー小体型認知症もアルツハイマー型認知症と同様，変性性認知症である．病態の進行に伴い，さまざまな症状を呈するが，最も大きな特徴は，<u>比較的早期から重度の誤嚥が見られる</u>という点である．誤嚥への対応をいかに適切に行うかがレビー小体型認知症の食支援のポイントとなる．

1）初　期

　レビー小体型認知症は，記憶障害はあまり見られず，認知機能の変動，幻視，パー

> **＊パーキンソン症状**
> パーキンソン病でよくみられる症状で，振戦，筋固縮，無動，姿勢反射障害，小声，仮面様顔貌，体幹傾斜などをいう．
> レビー小体型認知症では，振戦はあまりみられない．

キンソン症状＊を主症状とする．初期によく見られる摂食嚥下障害は食欲低下である．

レビー小体型認知症では幻視を訴えることが多く，食器の模様やふりかけを見て，「食事に虫が入っている」といって食事が進まなくなることがまれにある（図5）．また，消化管運動が低下する傾向にあるため，便秘による腹部膨満感のために食欲が低下する症例も多い．嗅覚低下やうつ症状もレビー小体型認知症でよく見られる特徴であるが，それら特徴も食欲低下の原因になることがある．

2）中 期

パーキンソン症状が進行し，まっすぐ座ることができなくなる．脳血管障害がないにもかかわらず，座ると常に左右どちらかに傾くという症状は，レビー小体型認知症を疑う所見の一つである（図6）．認知機能の変動が食事場面でもよく見られるようになり，顕著な食べムラ（スムーズに食べるときと食べないときがある）が出現する．

レビー小体型認知症の嚥下の一番の特徴は，この中期の段階から重度の誤嚥を生じる症例が多いという点である（図7）．ある程度意思疎通が可能であり，介助歩行が可能なくらいの全身状態であっても，誤嚥性肺炎を生じる症例も散見される．このレビー小体型認知症に起因する誤嚥は「治らない」嚥下障害であるため，嚥下訓練などでの改善は望めない．嚥下内視鏡などを用いて適切なタイミングで機能を評価し，肺炎になる前に機能低下に合わせて食事のレベルを下げるなどの対応が必須である[3]．

機序は不明であるが，レビー小体型認知症では薬剤の過敏性があり，抗精神病薬によって誤嚥が悪化すること，抗コリン剤や抗不安薬などで妄想・傾眠が出現することも臨床では経験される．レビー小体型認知症で嚥下障害や食欲低下が出現したときは，薬の副作用の影響を必ず考慮しなければならない[4]．

3）末 期

活動性はほぼなくなり寝たきりとなる．レビー小体型認知症は自律神経症状があり，血圧変動が激しいが，末期になると食事性低血圧（食後に血圧が大きく下がる），起立性低血圧（水平位から座位にしただけで血圧が下がる）の症状もひどくなるため，食事時や口腔ケア時の体位変換にも注意を要する．誤嚥もさらに重度になり，唾

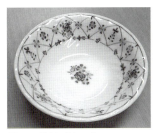

図5 模様が多い食器
レビー小体型認知症の高齢者にとっては，これらの模様が虫や汚れに見えてしまい，それが原因で食事が進まなくなることがある．食器に模様はないほうがよい．

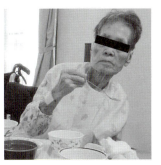

図6 レビー小体型認知症高齢者の食事場面
パーキンソン症状のため，まっすぐ座るよう姿勢を調整しても，すぐに左に傾いてしまう．

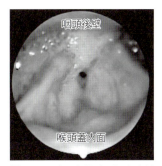

図7 レビー小体型認知症高齢者の嚥下内視鏡所見
安静時から唾液の咽頭貯留，咽頭侵入，誤嚥を認めた．この症例は介助歩行が可能な日常生活動作レベルであった．

液も嚥下不可能となってくる．

　誤嚥性肺炎も繰り返すようになると終末期の対応が必要となる．一般的にはアルツハイマー型認知症よりも進行は早く，発症後数年で終末期を迎える症例もある．

③ 血管性認知症の摂食嚥下障害と食支援

　血管性認知症は，局所的な脳血管障害や持続性脳虚血の結果生じる認知機能障害である．その障害は損傷する中枢の部位により，皮質欠落症状や基底核症状などさまざまな症状が現れるのが特徴である．したがって，血管性認知症の食支援を考えるときには，「損傷された部位」の把握がポイントとなる[5]．

1）皮質性血管性認知症

　中大脳動脈などの主幹動脈が閉塞することによって，主に大脳皮質に梗塞巣が多発して生じる認知症を指す（図8）．脳梗塞などの病巣に対応する皮質部位の障害（麻痺等）と血管性認知症に共通して見られる遂行機能の障害を呈する．

　皮質の言語野の障害のために失語を呈している場合や，運動野の障害のために四肢麻痺を生じている場合には，臨床的に認知機能障害を重度に判定してしまうことがある．その場合でも記憶障害が軽度であり人格も保たれている症例は多い．そのため，たとえば遂行機能障害のために食事に時間がかかったとしても，（他の認知症でも同様であるが）ぞんざいな態度を取ってはならない．

　両側に病巣が存在するときは，偽性球麻痺を示すことがあり，脳卒中の嚥下リハビリテーションに共通したアプローチが必要となる．ただし意思疎通が困難なことがあり，その場合は症例自身が行う訓練や嚥下代償法は適応できない．マッサージや他動的なROM訓練，食事時のポジショニングなど，介助者が主体となって行えるメニューを選択する．

2）皮質下性血管性認知症

　主に多発性ラクナ梗塞と白質病変*によって生じる認知症が含まれる（図8）．日本ではこのタイプの血管性認知症が多く，その中でもラクナ梗塞によるものが最も多

> *白質病変
> 　大脳の深部にある神経線維が集中しているところを白質といい，そこの虚血性変化のことを示す．
> 　高血圧，高血糖，加齢などがリスク因子になる．

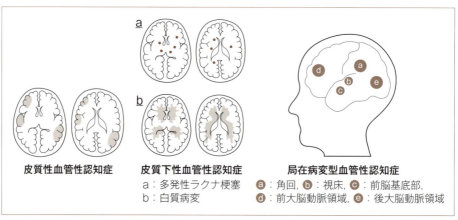

図8　血管性認知症の3タイプ

皮質性血管性認知症

皮質下性血管性認知症
a：多発性ラクナ梗塞
b：白質病変

局在病変型血管性認知症
ⓐ：角回，ⓑ：視床，ⓒ：前脳基底部，
ⓓ：前大脳動脈領域，ⓔ：後大脳動脈領域

いとされている．ラクナ梗塞は主に大脳基底核や橋に小さな梗塞巣が多発する病態である．一方，白質病変は，高血圧や脳の動脈硬化などによる脳の血流障害によって生じる病態であり，徐々に進行するのが大きな特徴である．

症状としては歩行障害，バランス障害などの基底核の症状が見られる．四肢の麻痺や高次脳機能障害を認めない，もしくはあったとしても軽度であることが多く，臨床でのイメージとして"軽症例"ととらえられやすい．しかしながら，嚥下機能に関しては，ドパミン関連の神経ネットワークが障害されるため重度の嚥下障害を呈することがあるので注意が必要である．

対応法としては，誤嚥の防止・誤嚥性肺炎の予防に重きを置いたものとなる．ただし，皮質下性血管性認知症の場合も意思疎通が困難な症例が多いため，嚥下訓練ではなく食支援の観点からのアプローチがメインとなる．具体的には，認知しやすい食事（温度，味，匂いの工夫），嗜好にあわせた食事，口腔機能にあわせた食事，増粘剤・ゼリー剤の利用，食事時のポジショニングなどである[3]．

3）局在病変型血管性認知症

認知機能障害に深くかかわる部位（角回，視床，前脳基底部など）に単一の血管性病変を生じることで発症する（図8）．症状は部位により多岐にわたり，記憶障害，アパシー，傾眠など，さまざまである．それらに随伴して食行動の障害が生じることはあるが（対応法は他章参照），嚥下機能の障害（誤嚥など）を生じることは少ない．

認知症の原因疾患を考慮した食支援が求められる

「認知症」とひとくくりにすると，漠然としすぎていて「意思疎通が困難な摂食嚥下障害例」と見えてしまうが，上記のように認知症の原因疾患に分けて摂食嚥下機能を考えると，「できること」「やるべきこと」が見えてくる．

認知症高齢者の摂食嚥下障害へのアプローチはキュア（＝訓練）よりもケア（＝支援）が重要とされるが，その中でも単なる画一的なケアではなく，「原因疾患の特徴を考慮したケア・食支援」が最も重要である．このケアが適切に提供できれば，認知症に特殊な摂食嚥下訓練は必要なく，日々の食支援が，結果として訓練になり，サルコペニアの予防につながる．

References

1) Akatsu, H. et al.：Subtype analysis of neuropathologically diagnosed patients in a Japanese geriatric hospital. *J. Neurol. Sci.*, **196**：63～69, 2002.
2) 野原幹司：認知症高齢者の嚥下リハ－タイプ別の特徴を知り先行期の「食べない」患者さんに関わる．回復期リハビリテーション，**13**．：35～42，2014.
3) 野原幹司：食事支援．認知症患者の摂食・嚥下リハビリテーション（野原幹司編）．南山堂，東京，69～92，2011.
4) 野原幹司：終末期の嚥下障害に抗う～薬剤の視点からのアプローチ～．Medical Rehabilitation，**186**：45～50，2015.
5) 野原幹司：認知症高齢者の摂食・嚥下リハビリテーションのポイント－アルツハイマー型認知症と血管性認知症の相違．日本認知症ケア学会誌，**12**：682～688，2014.

07 摂食嚥下障害患者への栄養管理

前田圭介
Maeda Keisuke

Summary

摂食嚥下障害者は低栄養になることが多い．低栄養の判定基準を理解することで栄養量と活動量確保が栄養管理に重要であることを再認識できる．
栄養管理のゴールは個々のケースによって多様である．ゴールを意識した栄養管理を行わなければならない．

Key words 低栄養診断，ゴール設定，摂食嚥下障害重症度，人工栄養，効果判定

「日本は超高齢社会へ突き進んでいる」という実感を伴いながら，いよいよ高齢者ケアが身近な問題になってきた．高齢者の栄養管理がいかに重要であるか，筋肉の量や機能を栄養ケアで維持向上することがいかに価値あることか，近年では老年医学，老年歯科学，栄養学の分野で盛んにその対応が論じられている．摂食嚥下障害を有する患者は特に栄養障害のリスクにさらされている．

高齢者の低栄養はどのように判断するのか

栄養管理が必要な患者を見分けるために必ず知っておくべきことは低栄養の判断方法である．

従来，日本の臨床現場では rapid turnover protein（RTP）*とされたアルブミンを低栄養指標の代表として，さらには代謝時間が短いプレアルブミンなどが用いられていた．医師，歯科医師は他のさまざまな疾患治療において，わかりやすい尺度を持ったパラメーターで治療効果判定することに慣れているため，アルブミン値を栄養指標として低栄養判断をしたり，低栄養管理の効果判定に用いたりする傾向にあった．確かに，他の疾病ではその疾病特異的マーカーや測定値が存在する（**表1**）．

しかしながら近年の研究結果をみると，栄養評価に血液検査で判断できる特異的マーカーは実は存在しないと考えてよいと思われる．アルブミン値についていえば，アメリカ静脈経腸栄養学会とアメリカ栄養士会，そして集中治療学会がそれぞれ出したコンセンサス論文に「アルブミン値は栄養指標ではないと結論付ける」とはっきり記載されている[1,2]．わが国の高齢者を対象とした原著論文でもアルブミン値を用いた栄養診断は栄養状態を正しく判断していないことが報告されている．

では，高齢者の低栄養診断はどういった手順で行うべきだろうか．ヨーロッパ臨床栄養代謝学会が合意した低栄養診断法を紹介する（**図1**）[3]．手順は2段階で行われる．まずは，すでに信頼性と妥当性が検証されている低栄養スクリーニングツールを用いてリスク患者を拾い上げるステップである．次に，拾い上げられたリスク患者の

> *RTP
> 急速代謝回転タンパク．半減期が短いため栄養指標として有用とされる．
> プレアルブミン，レチノール結合タンパク，トランスフェリンがある．

表1 疾病と代表的な特異的マーカー

疾患	特異的マーカー例
炎症性疾患	CRPなど
外科疾患	画像変化，腫瘍マーカーなど
高血圧症	血圧
脂質異常症	コレステロール値など
腎臓病	クレアチニン値など
糖尿病	血糖値，HbA1cなど

多くの疾病には診断や治療効果判定に有用な特異的マーカーが存在する．

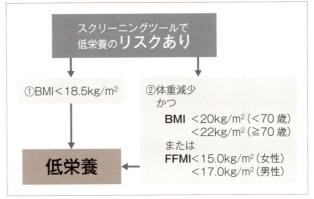

図1 低栄養診断アルゴリズム
低栄養の診断は，信頼性と妥当性が検証ずみのスクリーニングツールを用いた後，体重や体重変化，除脂肪量を考慮して判定する．
〔Cederholm, T. et al.: Diagnostic criteria for malnutrition–An ESPEN Consensus Statement. Clin. Nutr., **34**(3): 335〜340, 2015.[3] より〕

BMI（body mass index. 71頁側注参照）をみる．BMI $< 18.5\,\mathrm{kg/m^2}$ だった場合はその時点で低栄養と判断できる．BMI $\geq 18.5\,\mathrm{kg/m^2}$ であっても70歳未満の人でBMI $< 20\,\mathrm{kg/m^2}$，70歳以上の人でBMI $< 22\,\mathrm{kg/m^2}$ であり，体重減少傾向を認める場合も低栄養と判断できる．また体重減少傾向があり，除脂肪量指数が低値（男性 $17.0\,\mathrm{kg/m^2}$ 未満，女性 $15.0\,\mathrm{kg/m^2}$ 未満）の場合も低栄養と判断できる．除脂肪量指数はほぼ骨格筋量を反映していると考えてよいため，筋肉量減少が重要な低栄養判断項目であることがわかる．

摂食嚥下障害患者は栄養摂取量が低下する傾向にあるため，骨格筋量が低下しやすい．最近の研究では，骨格筋量低下や筋力低下が摂食嚥下障害を引き起こしていることが知られるようになってきた[4]．つまり摂食嚥下障害患者は栄養障害を引き起こしうるし，栄養障害は摂食嚥下障害によって引き起こしうるといえる．卵が先か鶏が先か，ケースバイケースではあるが，摂食嚥下障害患者への栄養管理はこの悪循環を断つ目的がある．

栄養管理のゴールの設定

栄養障害高齢者の栄養管理ゴールは何なのか．低栄養の判断に用いられることが多い体重や身体機能（移動能力，握力）の改善，骨格筋量増加や生活の質（QOL）の一つである自宅退院，経口摂取継続など，ゴールはさまざまであると考えられる．摂食嚥下障害の原因や程度，基礎疾患，患者の環境因子や個人因子などを総合的に判断して決定することになる．場合によってはフレイルスコアも，栄養介入の効果をみる指標になりうる．ときには現状を維持し続けることがゴールかもしれない．

包括的にその状況を評価して患者個人に見あった栄養介入のゴール設定が必要となる．具体的には，現在の栄養状態，身体機能，治療が必要な疾病の状況，服薬状況と副反応の検討，セルフケア能力，介護サービス（または行われている介護の量と質），

認知機能，家庭環境（同居している人や家屋内外の状況），個人の経済的要因，個人や家族の信条などを勘案するべきである．

このような多面的なアセスメントを包括的に行い，ケアプランを練り，介入していくことを包括的高齢者評価（comprehensive geriatric assessment：CGA）といい，すでにメタ解析でその有用性が示されている．

栄養管理の方法

ゴールを定めたら，実際にどのような栄養管理（介入）を行うかを検討する．誤解してはいけないが，栄養管理というのは栄養物質（食事，栄養剤，点滴など）を体内に入れることと同義ではない．どのような栄養物質をどのルートで摂取するのか考えることは栄養管理の一つではあるが，ゴールを達成するためには栄養物質が十分体内に入れるだけでは足りないだろう．たとえば，リハビリテーション栄養の考え方を用いて，骨格筋量や身体機能を維持向上するために行う身体活動の増量も栄養管理に必要なエッセンスである．

摂食嚥下障害患者は身体活動量や機能にも問題を抱えていることが多い．さらに認知症または認知機能障害も併存しているかもしれない．摂食嚥下障害は症状であって疾患名ではないため，その原因疾患によって見込まれる経過も異なってくる．

1 重症摂食嚥下障害（回復を期待する場合）

"重度"の摂食嚥下障害をここでは「ごく限られた条件下でのみ経口摂取が可能である」か，「全く経口摂取が不可能な場合」と定義する．このうちある程度回復が期待できる摂食嚥下障害は脳卒中に起因したものが代表的である．脳卒中後の重症摂食嚥下障害患者（回復が見込まれる例）の栄養管理について述べる．

この状況の摂食嚥下障害では，経口摂取だけでは十分な栄養量（エネルギー，タンパク質，水分，その他の要素）を確保できないため，代替栄養を必要とする可能性が高い．代替栄養が必要かどうかは治療開始後すみやかに判断すべきである．重症摂食嚥下障害であっても食支援を行う医療・介護スタッフの能力によって必要栄養量を保てることがあるが，経口的＋末梢静脈栄養法で十分な栄養量が確保できない場合は，経腸栄養を併用することを考慮する．特殊な例（脳幹の一部にのみ傷害部位がある脳卒中など）以外の多くは片麻痺を呈していることも推測される．身体活動量が落ち，栄養量不足であるならば栄養状態は急激に悪化することが予測できる．

低栄養リスクが高度の重度摂食嚥下障害患者は，代替栄養から離脱できない傾向にあることが最近の研究では示されている[5]．摂食嚥下機能の回復が見込まれている患者に不適切な（不足した）栄養管理が行われると，栄養不足や活動量低下に伴いサルコペニアの摂食嚥下障害を続発するかもしれない．もともとサルコペニアであるような要介護高齢者であればなおさらである．

栄養量を確保するためには，早期に摂食嚥下介入することも重要である．脳卒中の

表2 活動係数とストレス係数の目安

活動係数		ストレス係数	
寝たきり（昏睡）	1.0	手術	軽侵襲 1.1 中等度 1.2〜1.4 高侵襲 1.5〜1.8
寝たきり（覚醒）	1.1	外傷	骨折 1.3 脳挫傷 1.6
床上安静	1.2	感染症	軽度 1.2 敗血症 1.5〜1.8
ベッド外活動あり	1.3〜1.4	癌	1.2〜1.3
作業従事者	1.5〜1.7	発熱	37.0° 1.2 38.0° 1.4

想定必要エネルギー量は，基礎代謝エネルギー量に活動係数とストレス係数をかけて算出する．

嚥下障害患者306例を対象としたランダム化比較試験では，早期摂食嚥下リハ介入群で感染性合併症減少，嚥下機能予後良好という結果が示されている．わが国の脳卒中患者を対象とした研究でも，早期経口摂取へ向けた介入による嚥下予後良好，肺炎減少，在院日数短縮などの好ましい結果が報告されている．摂食嚥下リハを早期に開始することで，摂取総栄養量は禁食患者に比べて有意に増加する[6]．

一日の必要エネルギー量は，基礎代謝量に活動量と疾病に伴うストレス量を考慮して設定するというのが一般的である．基礎代謝量はHaris-Benedictの式が汎用されている．算出された基礎代謝量に活動係数（ADLによって1.1〜1.7で設定する）とストレス係数を乗じて求める（表2）．一日に必要なタンパク質量は1.0〜1.2 g/kg（現体重）である．すでに低体重や体重減少を認める患者では上記の栄養量では足りない可能性がある．今後どのくらいの期間でどのくらい体重を増やしていく計画なのかを検討し，1日に追加するエネルギー蓄積量を算出するとよい．

2 重症摂食嚥下障害（回復が見込まれない場合）

回復が見込まれないような重症摂食嚥下障害はさまざまな疾病の終末期に認められることがある．脳卒中に起因する摂食嚥下障害が回復していく摂食嚥下障害の典型とすれば，回復が見込まれない摂食嚥下障害の典型は進行性神経変性疾患に起因するものである．現在の医学では進行する中枢神経変性を回復することはできない．

経口摂取が十分できないほどの重症摂食嚥下障害を呈した場合に，どのような栄養管理を行うかの概要を示す．

1）人工栄養を導入する場合

人工栄養（経腸栄養または中心静脈栄養）を栄養補給ルートとして選択するかどうかは一概に線引きできるものではないと考える．可能であれば，本人に疾病についてその予測される経過を含めて情報提供したうえで人工栄養を導入したいかどうか意思確認をとることが理想である．しかしながら，多くの場合，摂食嚥下障害が顕性化したときや経口摂取量が極端に減ってしまったときには，本人の意思確認を行うことができない．進行性神経変性疾患を診断した早期に十分な情報提供と意思確認をしておくことが有用である．進行性神経変性疾患患者へ比較的早期に人工栄養を開始すると，遅れて開始した場合より予後がよいという報告があることからも，経過中に摂食嚥下障害を予見できるような疾病の場合は，人工栄養導入の意思確認を早くから始めるべきである．

また，摂食嚥下障害のために十分な栄養量を摂取できない状況にある人は，すでに

低栄養を呈していることが推測される．低栄養は栄養摂取量だけで判断するものではなく，骨格筋量，身体機能も栄養指標の一つであるため，栄養に関連するその他項目についてのケアも重要といえる．つまり，人工栄養を導入しただけでその他の栄養ケアを行わないのであれば栄養管理といえないだろう．栄養量を確保するだけではなくADL，社会参加，合併症予防，認知機能ケア，その他多くの健康関連因子へのケアも同時に包括的に介入するということである．

口から食べることができない人への積極的な口腔保清と口腔機能管理は，肺炎予防効果がある．口腔ケアも多くの栄養管理要素の一つであると考えられる．

2）人工栄養を導入しない場合

経口摂取だけでは栄養摂取量が不足する場合でも，回復が見込まれない進行性神経変性性疾患においては人工栄養を導入しないことがある．ヨーロッパ臨床栄養代謝学会のガイドラインでは，認知症終末期になってからの tube feeding（経管栄養法）導入をすすめていない[7]．必要に応じて軽症・中等症の時期に期間を区切った人工栄養を行うことをすすめている（表3）．

ヨーロッパの考え方をすべて取り入れることが正しいとは限らないが，いよいよ食べられなくなって初めて栄養状態を改善させようとするのではなく，低栄養が予見される進行性の疾病であるならば，低栄養発生を少しでも遅らせるような，早い段階からの栄養管理がまず求められるのではないだろうか．

3 中等症摂食嚥下障害

"中等症"の摂食嚥下障害をここでは「代替栄養法は不要だが，食形態の厳密な調整，食事場面の姿勢調整に特別な注意を払わなければならない状態」と定義する．この状況の患者は不十分な栄養ケアによって低栄養をきたしたり，身体活動量不足によ

表3 ヨーロッパ臨床代謝栄養学会の認知症患者に対する栄養ガイドライン（抜粋）

1. 低栄養のスクリーニング，栄養アセスメントをすすめる
2. 頻回の体重測定と記録
3. 喜びのある家庭的な食事の提供
4. 食嗜好にあわせた適切な食事の提供
5. 食事量適正化努力と支援
6. 食欲増進薬の使用はすすめない
7. 介護者への栄養教育
8. 低栄養の原因を極力排除する
9. 食事制限を避ける
10. 栄養状態を改善するための ONS（経口栄養補助食）をすすめる
11. 認知機能低下を改善したり予防するための ONS 使用はすすめない
12. 人工栄養を導入するかどうかについては，個人ごとの全般的な進行度と患者の希望に基づいて決定する
13. 軽度から中等度の認知症患者では，極度の経口摂取不足を補うために，経口摂取が十分回復可能な原因から主に起こっているのであれば，限定的な期間の tube feeding を提案する
14. 高度認知症患者への tube feeding（経管栄養法）開始はすすめない
15. 危機的状況を乗り越えるために，限定的な期間の補液を提案する
16. 末期（the terminal phase of life）に人工栄養法（経腸栄養，静脈栄養，補液）を行うことはすすめない

〔Volkert, D. et al.：ESPEN guidelines on nutrition in dementia. *Clin. Nutr.*, **34**：1052～1073, 2015.[7] より〕

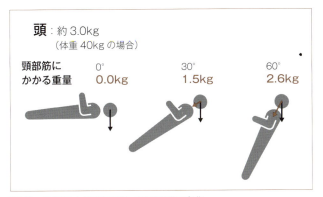

図2 臥床による頸部筋への負担重量変化
臥床中には頭部の重さは頸部筋群にかからないが，上体を起床することで頸部筋群にかかる負担が増える．

りサルコペニアに陥ったり，既存のサルコペニアの状態が進行する可能性がある．進行したサルコペニアは嚥下機能をさらに悪化させる可能性があるため[4]，栄養管理は重要である．

栄養管理の基本は「摂取栄養量確保」「身体活動量確保」「合併症予防」である．摂食嚥下機能に異常をもつ人へ対し，誤嚥性合併症リスクをコントロールしながら摂食量を確保するためには，食事場面での対応に気を配らなければならない．食事場面では

①口腔機能を評価し，咀嚼に問題がある場合は歯科介入を考慮する
②口腔機能と嚥下機能に見あった食形態であるか評価する
③食事中の姿勢について，誤嚥リスクが高い頭頸部ポジションや不適切なシーティングを強いていないか検討する
④必要に応じて背もたれを利用する必要がないか検討する
⑤食事介助者の技術が未熟ではないか自省する

などに注意が必要となる．

身体活動量確保はサルコペニアに起因する摂食嚥下障害の合併予防になると考えられる[4]．日中臥床して過ごすと，体幹の筋だけでなく嚥下運動に重要な頸部の筋へも悪影響がある．**図2**に上体挙上によって頸部が受ける荷重の増加を示す．抗重力筋であるわれわれの骨格筋は，日中に上体を起こし活動していることで一定の荷重を受けている．臥床して過ごすと体幹や嚥下関連筋へのこの荷重は減少する．高齢者が入院し廃用症候群をきたすのは臥床時間が長いことに関連している．このことは入院途中に発生する摂食嚥下障害にも関連している．

4 軽症摂食嚥下障害

"軽症"の摂食嚥下障害をここでは「食形態の厳密な調整は不要だが，水分にとろみが必要，または特定の食材を摂食することを禁止されている状態」と定義する．この状況の患者はフレイルまたはサルコペニアを呈していることが多いため，サルコペニア進行予防に主眼を置いた栄養管理を行うべきである．

サルコペニア進行予防の基本は，「十分なタンパク質摂取」と「運動」である．疾病管理上タンパク質摂取制限のない成人の一日タンパク質摂取量は 1.0～1.2 g/kg とされている．日本人は高齢になるとタンパク質が少ない食事にシフトする傾向にあることから，十分にタンパク質を摂取できるよう管理栄養士による栄養指導を積極的に取り入れたい．運動については，個人の身体障害に依存するかもしれないが，外出できるようであれば積極的に社会参加を促し，できないようであればセルフケアを維持

するための屋内体操を指導していくとよい.

効果判定の考え方

摂食嚥下障害者への栄養介入効果判定は容易ではない．前述のように特異的マーカーがあるわけではないためである．

最も信頼性が高いと思われるのは，体重や骨格筋量，脂肪量の増加をみることであるが，効果判定するためには月単位のスパンが必要と考えられる．入院中の高齢者で数カ月後の栄養介入効果判定をすることは事実上不可能に近い．また，炎症性・感染性疾患を代表とする急性期疾病や外科術後には疾病が原因で体重が減少するため，体重や体組成だけを栄養介入効果判定とすると，見かけ上介入失敗と判断されやすい．逆にアルブミン値を栄養指標として効果判定しようとすると，炎症状態と反比例する炎症マーカーであるアルブミン値は疾病治療の成功とともに改善するため，見かけ上栄養介入成功と誤解されやすい．このように，栄養介入の効果判定は一律に基準を定めることが難しい．

摂食嚥下障害者への栄養介入は，栄養量を確保できたことと，設定したアウトカムを達成したことで判定するべきなのかもしれない．たとえば，摂食量が落ち普段に比べADLが低下した摂食嚥下障害患者に対し，栄養量・食形態の調整やADL支援を中心にした栄養介入を計画し，普段のADLに戻ることと自宅環境での栄養量確保を介入ゴールと設定した場合，このゴールを達成できれば「栄養介入効果あり」と判断してよい．ゴール設定を「3カ月後までに体重2kg増」と設定したケースでは，体重増加を指標とする．

栄養状態は，ADLを含めた活動量，身体機能，体重，体重変化，体組成変化，食事摂取量などで総合的に判定する．要介護状態であることが多い摂食嚥下障害者の場合，ADLや身体機能がさまざまであることから，個々のケースごとに判断すべきである．また，ゴール設定はときに環境的要因や個人要因に影響を受けるため，個別に栄養介入ゴールを設定する．

References

1) White, J.V. et al. : Consensus statement: Academy of Nutrition and Dietetics and American Society for Parenteral and Enteral Nutrition: characteristics recommended for the identification and documentation of adult malnutrition (undernutrition). *J. Parenter. Enteral. Nutr. (JPEN)*, **36** : 275〜283, 2012.
2) Taylor, B.E. et al. : Guidelines for the provision and assessment of nutrition support therapy in the Adult Critically Ill patient : Society of Critical Care Medicine (SCCM) and American Society for Parenteral and Enteral Nutrition (A.S.P.E.N.). *Crit. Care. Med.*, **44** : 390〜438, 2016.
3) Cederholm, T. et al. : Diagnostic criteria for malnutrition-An ESPEN Consensus Statement. *Clin. Nutr.*, **34** : 335〜340, 2015.
4) Maeda, K. et al. : Decreased skeletal muscle mass and risk factors of sarcopenic dysphagia: A prospective observational cohort study. *J. Gerontol. A Biol. Sci. Med. Sci.*, (in press)
5) Nishioka, S. et al. : Malnutrition risk predicts recovery of full oral intake among older adult stroke patients undergoing enteral nutrition: Secondary analysis of a multicentre survey (the APPLE study). *Clin. Nutr.*, **36** : 1089〜1096, 2017.
6) Maeda, K. et al. : Tentative nil per os leads to poor outcomes in older adults with aspiration pneumonia. *Clin. Nutr.*, **35** : 1147〜1152, 2016.
7) Volkert, D. et al. : ESPEN guidelines on nutrition in dementia. *Clin. Nutr.*, **34** : 1052〜1073, 2015.

08 食事形態

鈴木達郎
Suzuki Tatsuro

Summary

摂食嚥下機能が低下した人の食形態を決定するには，先行期，準備期，口腔期，咽頭期，食道期の5期ステージの評価とスクリーニングテストなどが必要である．

食形態は，食材の特性を考慮した調理法や市販食品を用いて，安全に美味しく食べることが重要である．

Key words 食事形態（食形態），嚥下ピラミッド，嚥下調整食分類2013，とろみ調整食品

はじめに

近年，わが国の高齢化が進展しており，医療を要する高齢者は増加の一途をたどっている．厚生労働省が発表した人口動態統計では，平成25（2013）年から3年間連続して，死亡原因の第3位が肺炎となっている[1]．高齢者では，肺炎の多くにおいて脳卒中やサルコペニア，廃用症候群による誤嚥が起因しており，食物による誤嚥，胃食道逆流，不顕性誤嚥など複数の要因が関連する．これらに対するアプローチとして，口から食べるための栄養サポートとリハビリテーションが必要不可欠となる．特に，栄養サポートを行ううえで，食事形態（以下，食形態）は重要な役割を担う．

咀嚼能力や嚥下機能が低下した患者に対して，個々の機能に適合した食形態を提供することは，誤嚥の再発予防につながる可能性がある．これまで病院や施設によって，嚥下障害者用の食事名称や食形態分類が統一されておらず，入院中の食形態を継続して退院後につなげることが難しい場面も存在していた．しかし2013年に『日本摂食嚥下リハビリテーション学会嚥下調整食分類2013』（以下，嚥下調整食分類2013）が発表され，食形態ととろみの分類の指標が報告された[2]．その後，病院や施設では，その指標を基に転院後も類似した食形態を継続して提供することが可能となっている．本項では，食材の特徴，調理法を中心に，嚥下調整食分類2013について概説する．

食材の特徴と調理法

「おいしさ」の構成要因は，"食べる人の状態"に起因する要因と，"食品の状態"に起因する要因がある．"食べる人の状態"に起因する要因には，生理的要因（健康状態，空腹度），心理的要因（喜怒哀楽，緊張，不安），環境的要因（食習慣，宗教，季節，温度）がある．

一方，"食品の状態"に起因する要因には，化学的要因（味：甘味・塩味・酸味・苦味・うま味，芳香），物理的要因（温度，外観，咀嚼時の発生音，テクスチャー）

などが存在する．そのなかでも，テクスチャーは，ヒトの感覚器で知覚されうる食品の物理的な特性であり，食品のおいしさにきわめて大きな影響を及ぼす．摂食機能の低下には，加齢による舌の筋力低下も関連することが推測されるため，食材の特性を考慮した食形態の調整が重要である．

また，食形態を考慮するだけでなく，食材の栄養組成を考慮することも必要不可欠であり，炭水化物やタンパク質だけでなく，脂質，食物繊維，ビタミン，ミネラルを総合的に摂取することが求められる．しかし，食材の特性と調理法を理解しなければ，安心して提供することは難しく，患者に指導することも困難である．食材は，米類，肉類，魚類，豆類，乳製品，野菜類，果物類など，日々の食事に欠かせないものが豊富に存在するため，各特性と栄養素を考慮した食材の選別も必要となる（**表1**）．

病院食だけでなく，退院した在宅の患者または患者家族が継続して誤嚥を起こさずに，口から食べることを継続させるためにも，食材の理解と工夫は重要である．

嚥下食ピラミッド

2004年の第10回日本摂食嚥下リハビリテーション学会で，金谷節子氏が「5段階

表1　咀嚼・嚥下機能低下時の食事対応

食　材	調理の工夫
肉類	・生のパイナップル，キウイフルーツなどのタンパク質分解酵素を含む果物，または，酒類や生姜汁，みりんに漬け込むとやわらかくなる． ・肉の筋を切る，叩くことにより繊維がほぐれ，噛みやすくなる． ・長時間煮ることで，やわらかくなる．圧力鍋は短時間調理の使用が可能である． ・ハム，ソーセージは硬く，噛みにくいため避けたほうがよい．
魚類	・きんめだい，たら，かれい，いわし，ぎんだらなどはやわらかい． ・魚の小骨は，下処理で抜いておく． ・サケ，カジキなどは身が締まるため，片栗粉をまぶして焼く．
だいず類	・だいずやえだまめは，やわらかく煮るとよい． ・ソフト豆腐は食感が滑らかで，使用しやすい．絹ごし豆腐はつなぎ食材に向いている． ・油揚げ，がんもどき，高野豆腐は不向きである．
卵類	・卵豆腐，茶碗蒸し，プリンなどは食べやすい． ・炒り卵，オムレツ，卵焼きなどは「あんかけ」を使用すると食べやすい． ・過度な加熱調理は硬くなるため注意する．
果物類	・メロンやももは果汁ととろみがついているため，果肉をつぶして混ぜ合わせるとよい． ・りんごはコンポートにし，バナナは5mmにスライスするとよい． ・スイカなどは水分が多く，果肉と果汁が分かれるため避けたほうがよい．
野菜類	・れんこん，ごぼう，たけのこなどは，一度煮たものをすりおろし，ひき肉や魚のすり身などに混ぜあわせるとよい． ・葉物野菜は葉先のやわらかい部分を刻み，とろみをかけるとよい． ・なす，きゅうり，トマト，アスパラガスは皮を剝くとよい．
芋類	・時間をかけてやわらかく煮ると食べやすい． ・マヨネーズを使用すると滑らかになる．
乳製品	・シチュー，ヨーグルトなどは食べやすい． ・牛乳はとろみ調整食品を使用時は微調整が必要であり，入れすぎると硬さやベタつきが増すため注意する．
穀類	・ご飯は水分を多くしてやわらかく炊く（軟飯～全粥）． ・食パンは耳を切り，フレンチトーストにするとよい．

> **＊5段階による嚥下食**
> 1990年代に金谷節子氏（当時，聖隷三方原病院栄養科長）により提唱された嚥下状態に応じた嚥下食基準．
> 「開始食」「嚥下食Ⅰ」「嚥下食Ⅱ」「嚥下食Ⅲ」「移行食」の5段階で構成される．

による嚥下食」＊の発展形として発表したのが「嚥下食ピラミッド」である．

嚥下食ピラミッドは，摂食嚥下の難易度に基づいて，食事を「普通食」から「嚥下食」までの6段階に分類し，各レベル別に食形態の物性条件を基準化し品質管理を行うものである．「レベル0, 1, 2」を「訓練食」として位置付け，「嚥下食」を「レベル3」，「介護食」を「レベル4」，「普通食」を「レベル5」と6段階に層別化している．

その後，日本摂食嚥下リハビリテーション学会による嚥下調整分類では大きく5段階に分類されているため，これらの各レベルを理解して整合性をとることが望ましい（図1）．

嚥下調整食分類 2013 （日本摂食嚥下リハビリテーション学会）

これまでわが国において統一した嚥下調整食は存在しておらず，急性期病院から回復期病院への連携だけでなく，施設においても分類が異なっていた．これらのように統一基準や名称がないことにより患者を中心とした関係者に不利益をもたらした．

この食事分類には，コード別に「0j」「0t」「2-1」「2-2」「3」「4」が示されており，病院や施設だけでなく在宅医療や福祉の共通言語として利用することができる（表2）．

1）嚥下訓練食品 0j （コード 0j）

嚥下障害が重度の患者を中心に訓練や評価する際に使用する食品として，学会分類2013では「嚥下訓練食品0j」を挙げている．均質で，付着性，凝集性，硬さに配慮

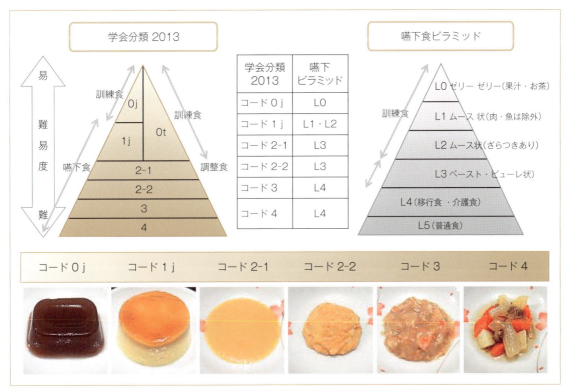

図1　日本摂食嚥下リハビリテーション学会　嚥下調整食分類2013と嚥下食ピラミッドの互換図

表2　日本摂食嚥下リハビリテーション学会　嚥下調整食分類2013（食事）早見表

コード		名称	形態	目的・特色	主食の例	必要な咀嚼能力	他の分類との対応
0	j	嚥下訓練食品0j	・均質で、付着性・凝集性・硬さに配慮したゼリー ・離水が少なく、スライス状にすくうことが可能なもの	・重度の症例に対する評価・訓練用 ・少量をすくってそのまま丸呑み可能で残留した場合にも吸引が容易 ・タンパク質含有量が少ない		・若干の送り込み能力	・嚥下食ピラミッドL0 ・嚥下困難者用食品許可基準Ⅰ
	t	嚥下訓練食品0t	・均質で、付着性・凝集性・かたさに配慮したとろみ水（原則的には、中間のとろみあるいは濃いとろみが適している）	・重度の症例に対する評価・訓練用 ・少量ずつ飲むことを想定したゼリーが口中で溶けてしまう場合 ・タンパク質含有量が少ない		・若干の送り込み能力	・嚥下食ピラミッドL3の一部（とろみ水）
1	j	嚥下調整食1j	・均質で、付着性・凝集性・かたさに配慮したゼリー・プリン・ムース状のもの	・口腔外で既に適切な食塊状となっている（少量をすくってそのまま丸呑み可能） ・送り込む際に多少意識して口蓋に舌を押しつける必要がある ・0jに比べ表面のざらつきあり	・おもゆゼリー、ミキサー粥のゼリーなど	・若干の食塊保持と送り込み能力	・嚥下食ピラミッドL1、L2 ・嚥下困難者用食品許可基準Ⅱ ・UDF区分4（ゼリー状）（UDF：ユニバーサルデザインフード）
2	1	嚥下調整食2-1	・ピューレ・ペースト・ミキサー食など、均質でなめらかでべたつかず、まとまりやすいもの ・スプーンですくって食べることが可能なもの	・口腔内の簡単な操作で食塊状となるもの（咽頭では残留、誤嚥をしにくいように配慮したもの）	・粒がなく、付着性の低いペースト状のおもゆや粥	（下顎と舌の運動による食塊形成能力および食塊保持能力）	・嚥下食ピラミッドL3 ・嚥下困難者用食品許可基準Ⅱ・Ⅲ ・UDF区分4
	2	嚥下調整食2-2	・ピューレ・ペースト・ミキサー食など、均質でなめらかでべたつかず、まとまりやすいもので不均質なものを含む ・スプーンですくって食べることが可能なもの		・やや不均質（粒があってもやわらかく、離水もなく付着性も低い粥類		
4		嚥下調整食3	・形はあるが、押しつぶしが容易、食塊形成や移送が容易、咽頭でばらけず嚥下しやすいように配慮されたもの ・多量の離水がない	・舌と口蓋間で押しつぶしが可能なもの ・押しつぶしや送り込みの口腔操作を要し（あるいはそれらの機能を賦活し）、かつ誤嚥のリスク軽減に配慮がなされているもの	・離水に配慮した粥など	・舌と口蓋間の押しつぶし能力以上	・嚥下ピラミッドL4 ・高齢者ソフト食 ・UDF区分3
5		嚥下調整食4	・かたさ・ばらけやすさ・貼りつきなどのないもの ・箸やスプーンで切れるやわらかさ	・誤嚥と窒息のリスクを配慮して素材と調理方法を選んだもの ・歯がなくても対応可能だが、上下の歯槽提間で押しつぶすあるいはすりつぶすことが必要で、舌と口蓋間で押しつぶすことは困難	・軟飯・全粥など	・上下の歯提間の押しつぶし能力以上	・嚥下ピラミッドL4 ・高齢者ソフト食 ・UDF区分2およびUDF区分1の一部

〔日本摂食嚥下リハビリテーション学会医療検討委員会. 日本摂食嚥下リハビリテーション学会嚥下調整食分類2013. 日摂食嚥下リハ会誌, **17**：255〜267, 2013. より〕

しており、離水が少なくスライス状にすくうことが可能なゼリーを条件としている．また、誤嚥した際の感染的視点からタンパク質含有が少なく、口腔や咽頭に残留した場合でも吸引が容易なものとされている．

注意事項として、ゼラチンを使用したゼリーでは、体温で溶けることにより液体となるため、誤嚥の危険性があることに留意が必要である．そのような場合は、市販の嚥下評価や訓練に推奨されているゼリー*を使用するとよい．

> *嚥下評価や訓練に推奨される市販ゼリー
> 「アイソカルジェリーくりん」（ネスレヘルスサイエンスカンパニー）．「エンゲリード」（大塚製薬工場）など．

2）嚥下訓練食品0t（コード0t）

「嚥下訓練食品0t」は、コード0jとは形状は異なるが、「嚥下訓練食品」に位置づけされ、均質で付着性、凝集性、硬さに配慮されていて、中間のとろみあるいは濃い

とろみのどちらかが適しているとされている．また，コード0jと同様に，誤嚥した際の感染的視点からタンパク質含有が少ないものが推奨されており，口腔内で溶ける場合には，コード0jよりコード0tが適している．とろみの判断が難しい場合は，同心円法（LST法）で確認すると判断しやすい．

3）嚥下調整食1j（コード1j）

「嚥下調整食1j」は，ゼリー，プリン，ムースなどを指しており，一般にゼリー食，ムース食とよばれる食形態はコード1jに含まれる．コード0jとの違いは，タンパク質含有量の多少を問わず，咽頭通過に適した物性の食塊であれば嚥下可能であることを想定していることである．また，凝集性，付着性への配慮も必要とされる．

一般食品では，卵豆腐などが該当し，調理した料理をミキサーやピューレ，ペースト状にした食品をゼラチンやゲル化剤などを使用して再形成したソフト食もこれに該当するが，硬さや舌と口蓋で押しつぶす必要があるものは，コード3となる．

4）嚥下調整食2（コード2-1／コード2-2）*

> *2種類の「嚥下調整食2」
> 「嚥下調整食2」は2種類に分類されており，なめらかで均質なものをコード「2-1」，やわらかい粒などを含む不均質なものを「コード2-2」としている．

「嚥下調整食2」は，一般にミキサー食，ピューレ食，ペースト食などの食形態が該当し，コード0tよりは物性の幅が広く，口腔内の移送や食塊形成が多少必要とされる．調理ずみの食品を出し汁などでミキサーにかけて作ることは可能であるが，増粘剤などのとろみ調整食品を使用して調整する必要がある．

注意事項として，粥はミキサー後に時間が経過すると，でんぷん質が糊状となり粘度が増し，摂食中に唾液中のアミラーゼなどの消化酵素が作用して離水が生じる可能性がある．これが誤嚥のリスクファクターとなるため，「スベラカーゼ」（フードケア）などのゲル化剤を使用することで安全に摂取することが可能となる．

5）嚥下調整食3（コード3）

「嚥下調整食3」は，形があり，歯がない場合でも舌と口蓋間での押しつぶしが可能であり，食塊形成が容易な食形態である．肉や野菜などの調理食品を長時間煮込んだ料理や圧力鍋を使用することでやわらかく仕上げた肉料理（ハンバーグ）や，卵料理（卵焼き）などが該当する．

料理の硬さの指標の目安は，スプーンの背で押しつぶしが可能な硬さである．しかし，ハンバーグなどのように口腔内で押しつぶした際に，離水（肉汁）が生じないようにつなぎを工夫する配慮が必要である．また，あんかけなどを使用することで，押しつぶし後の食塊形成や送り込みが容易となる．

市販食品では，酵素均浸法で肉や魚，野菜などさまざまな食材を軟化させた「あいーと®」（イーエヌ大塚製薬）などもこの分類に含まれる．

6）嚥下調整食4（コード4）

「嚥下調整食4」は，嚥下機能および咀嚼機能の軽度低下を想定している．上下の歯槽堤間の押しつぶし能力以上は必要とされており，舌と口蓋間での押しつぶしだけでは困難で，コード3よりも硬さが増した食形態である．

料理の仕上がり指標として，箸やスプーンで切れるやわらかさである．主食の例としては，全粥や軟飯がこれに該当する．また，副食は煮込み料理，卵料理など一般食

の中でも該当するものが存在し，病院や施設などで提供される軟菜食や術後食などがこれに近い料理とされる．

とろみ調整食品（増粘剤）

嚥下障害を有する患者または在宅利用者が水やお茶などの液体を摂取する際に，必要不可欠なものが「とろみ調整食品」である．海藻抽出物である寒天やカラギーナンの原材料は，テングサやオゴノリなどが該当する．また，植物種子粘質物にはグアーガムやローカストビーンガムなどが原材料として用いられている．これらの他に，藻，デンプンを使用したものも存在しており，市販されているとろみ調整食品は十数種類に及ぶため，各特徴を理解して使用することが重要となる．

とろみに関しても，嚥下調整食分類2013（とろみ）で報告されているため，共通の指標として使用すると，施設間の連携だけでなく，患者家族に対しても理解を促しやすい（表3）．

1）デンプン系増粘剤

デンプンは，炭水化物（多糖類）で，多数の α-グルコース分子がグルコシド結合

表3　日本摂食嚥下リハビリテーション学会嚥下調整食分類2013（とろみ）早見表

	段階1 薄いとろみ	段階2 中間のとろみ	段階3 濃いとろみ
状態の写真			
英語表記	Mildly	Moderately thick	Extremely thick
性状の説明 （飲んだとき）	・「drink」するという表現が適切なとろみの程度 ・口に入れると口腔内に広がる ・液体の種類・味や温度によっては，とろみが付いていることがあまり気にならない場合もある ・飲み込む際に大きな力を要さない ・ストローで容易に吸うことができる	・明らかにとろみがあることを感じ，かつ「drink」するという表現が適切なとろみの程度 ・口腔内での動態はゆっくりですぐには広がらない ・舌の上でまとめやすい ・ストローで吸うのは抵抗がある	・明らかにとろみが付いていて，まとまりがよい ・送り込むのに力が必要 ・スプーンで「eat」するという表現が適切なとろみの程度 ・ストローで吸うことは困難
性状の説明 （見たとき）	・スプーンで傾けるとスッと流れ落ちる ・フォークの歯の間から素早く流れ落ちる ・カップを傾け，流れ出た後には，うっすらと跡が残る程度の付着	・スプーンで傾けるととろとろと流れる ・フォークの歯の間からゆっくりと流れ落ちる ・カップを傾け，流れ出た後には全体にコーティングしたように付着	・スプーンで傾けても，形状がある程度保たれ，流れにくい ・フォークの歯の間から流れ出ない ・カップを傾けても流れ落ちない（ゆっくりと塊となって落ちる）
粘度（mPa・s）	50～150	150～300	300～500
LST値（mm）	36～43	32～36	30～32

〔日本摂食嚥下リハビリテーション学会医療検討委員会．日本摂食嚥下リハビリテーション学会嚥下調整食分類2013．日摂食嚥下リハ会誌，**17**：255～267，2013．より〕

によって重合した天然高分子である．主原料がデンプン単独のものと，増粘多糖類（カラギナン，グアーガム，キサンタンガムなど）が混合されたものがある．

特徴としては，添加量が多く必要となる場合があり，ヨーグルト状では飲み込みやすいが，ムース状になるまで加えるとベタつき感が出現しやすい．

2）グアーガム系増粘剤

グアーガムは植物から得られる多糖類であり，キサンタンガムと反応することで高粘度化する働きがある．単独での使用は，温度変化に弱く高温で長時間放置すると粘度低下を引き起こし，酸性に弱い性質である．

特徴としては，添加量が少なくてもとろみがつきやすく，牛乳などでもとろみがつきやすいが，若干の豆臭さがある．

3）キサンタンガム系増粘剤

キサンタンガムは微生物発酵により得られる天然高分子多糖類である．親水性コロイドとして増粘，懸濁安定，乳化安定など水系類を安定にする働きがある．

特徴としては，温度変化に対して粘度が安定しており，少ない添加量でも高い粘度を得られるが，牛乳などに対してとろみがつきにくいとされる．

* * *

近年，NST*の普及とともに，チーム医療と栄養管理は医療において重要な役割を担っている．栄養管理を行ううえで，栄養投与経路は病態によって経口栄養，経腸栄養，経静脈栄養に分類されるが，経口栄養は人間にとって最も生理的な投与経路である．食とは「動物が生命を維持するために，栄養素を含む物質を摂取すること」であり，人が生きるためには必要不可欠な生活行動だといえる．

脳卒中や廃用症候群などが原因で引き起こされる摂食嚥下障害に対しては，口腔ケア，摂食嚥下リハビリテーション，食形態の調整，食事姿勢，食事介助などの総合的アプローチが必要となる．その中でも，食形態については，口腔機能と嚥下スクリーニングテストだけでなく，認知機能，咀嚼機能，食塊形成・移送，嚥下反射，食道通過評価など多岐にわたる評価結果から決定される．

嚥下障害者に対して，単純に刻んだ食事やミキサーにかけた食事を提供するのではなく，安全で通常の食事に可能な限り近い食形態で提供することが理想である．現在，食材の外観や風味を損なうことのない凍結減圧酵素含浸透法や酵素均透法を利用した嚥下食も企業が開発しており，在宅においても利用しやすい市販食品が販売されている*．摂食嚥下障害患者のQOL向上を目的とした，安全でおいしい嚥下食の開発や研究を今後も期待したい．

> *NST
> 多職種により構成される栄養サポートチーム（Nutrition support team）．

> *介護食品市場の拡大
> 特別用途食品（厚生労働省），ユニバーサルデザインフード（日本介護食品協議会），スマイルケア食品（農林水産省）など国や企業が介護食品市場を拡大しており，病院や施設だけでなく在宅高齢者にも利用されている．

References

1）厚生労働省：平成27年人口動態統計（確定数）の概要第5表
（http://www.mhlw.go.jp/toukei/saikin/hw/jinkou/kakutei15/index.html）
2）日本摂食嚥下リハビリテーション学会医療検討委員会．日本摂食嚥下リハビリテーション学会嚥下調整食分類2013．日摂食嚥下リハ会誌，**17**：255〜267，2013．

09 口腔リハビリテーション

糸田昌隆
Itoda Masataka

Summary

　口腔リハビリテーションとは，機能訓練のみならず，対象者を取り巻く社会的・精神的課題にも対応するものである．そのためにも多岐に及ぶ口腔機能障害と，それらからもたらされる問題や心身機能への影響を解明し理解することが必要である．近年，オーラルフレイル，口腔機能低下症などの概念が提唱されており，その対応には栄養と代謝問題も大きな対応課題となっている．

Key words　口腔リハビリテーション，口腔機能障害，口腔機能低下症，栄養・代謝問題

口腔リハビリテーションとは

　口腔リハビリテーション（口腔リハ）は，WHO のリハビリテーション（リハ）の定義＊にあわせて実施される．口腔リハはリハの中でも口腔の器官を対象としたリハであり，多くの場合同時に実施されているさまざまなリハアプローチと歩調をあわせて実施されることが望ましい．

　WHO のリハの定義を模すと，口腔リハは，「口腔機能に障害をもつ障害者が生活環境に適応するための訓練を行うばかりでなく，口腔機能障害をもつ者の社会的統合を促し，環境や社会に手を加えることも目的とする．また口腔機能障害者自身・家族，そして住んでいる地域社会が，口腔機能障害を理解し，その障害の解決に向けた口腔リハに関するサービスの計画と実行にかかわりあわなければならない」と定義できるであろう．

　また実際の医療・介護・福祉現場での口腔機能障害による ADL・QOL への影響として，社会的問題をも包含する，生きるための栄養摂取の問題である摂食嚥下障害への対応法としての口腔リハは，摂食嚥下リハの一部を担っている．すなわち摂食嚥下リハの中での口腔リハは，「すべてのライフステージにおいて，最後まで人としての尊厳を守り，諦めないで口から食べることを大切にできるよう，口から食べることにかかわる家族や地域住民を含めたあらゆる人びとや機関・組織が協力しあって行う，口から食べるための活動すべてをいう」と定義できるであろう．また口腔リハは，多職種連携，医科歯科連携のキーワードでもある．

口腔リハビリテーションの対象となる口腔機能障害の原因と分類

　口腔に見られる障害は，原因によって大きく下記の 2 つに大別できる．
・何らかの原因によって頭頸部および口腔に筋力低下や顎関節や頸部の可動制限な

＊WHO におけるリハビリテーションの定義

　WHO ではリハを「能力低下やその状態を改善し，障害者の社会的統合を達成するためのあらゆる手段を含んでおり，リハは障害者が環境に適応するための訓練を行うばかりでなく，障害者の社会的統合を促し全体として環境や社会に手を加えることも目的とする．そして，障害者自身・家族・そして彼らの住んでいる地域社会が，リハに関するサービスの計画と実行にかかわりあわなければならない」と定義している．そしてリハは，疾患を対象とするものではなく，日常生活の中で自然に獲得してしまった不具合や，疾患などによってもたらされた心身機能の障害を対象とするものである．

どの運動器に直接的に由来する口腔機能障害
・中枢神経系に脳卒中や外傷あるいは特定疾患などの難病により損傷を受けた結果，その支配領域に機能障害を認める中枢神経由来の口腔機能障害．

1 頭頸部および口腔の運動器に由来する口腔機能障害

以下のような頭頸部・口腔の運動器に由来する機能障害が，嚥下障害の原因として列挙できる．

1）炎症（顎関節炎，リウマチ様症状などを含む）

高齢者では習慣性顎関節脱臼などを引き起こし，脱臼による炎症症状によって開口・咀嚼できないなどが原因となり摂食障害を起こす場合も多い．

2）急性痛

う蝕や歯周疾患，そのほか口腔から咽頭にかけての疾患の急性炎症によって一時的に摂食嚥下障害が見られる場合もある．

3）慢性痛

何らかの原因によって頸部から口腔・咽頭部にかけて慢性痛があると，摂食嚥下機能に影響する．特に長期にわたり慢性痛が存在することで，感覚としての痛みが歪んだ情動として認知・記憶されてしまい，痛み行動として代償的運動機能を獲得し難治性の機能障害となりやすい．また精神機能，特にネガティブな情動行動をとるケースが見られる．

4）創傷，靱帯および腱・筋損傷（頭頸部術後などを含む）

創傷とは皮膚に限局した傷のことであり，頸部・口腔・咽頭領域では，靱帯や腱および筋損傷とあわせてスポーツ時の外傷や，頭頸部手術後に見られることが多く，一時的に摂食嚥下障害となりやすい．

5）末梢神経損傷（障害）

末梢神経の伝達機能に問題が生じ，運動麻痺や感覚麻痺，さらに感覚異常や自律神経障害などの機能障害が生じた状態の総称を末梢神経障害（損傷），あるいはニューロパチーという．その原因の多くは外傷・圧迫・牽引・絞扼など，主として交通事故やボディーコンタクトの多いスポーツなどで発生する．摂食嚥下障害に影響を与えることが多い疾患はギランバレー症候群であり，徴候が見られた場合は神経内科との連携が必要となる．

6）骨折および関節可動域制限

嚥下障害への影響は，顎骨骨折の場合がほとんどである．通常，顎骨骨折の治療過程で顎間固定を施行することも多く，顎間固定離脱後に開口障害や嚥下機能の廃用などによって嚥下障害が起こる．

7）筋萎縮（サルコペニアを含む）

筋萎縮とは顕微鏡レベルでの筋繊維の減少およびサイズの縮小と，また下位運動ニューロンが障害されても起こる筋肉サイズの減少（やせ）のことである．
摂食嚥下機能への影響として昨今ではサルコペニアの嚥下障害が注目されている．

サルコペニアとは，加齢や疾患により筋肉量が減少することで，全身の筋力低下および身体機能の低下が起こることをいう（32〜35頁）．高齢者の嚥下筋群においてもサルコペニアによる筋量の減少が見られ，嚥下機能が低下することが知られている．

2　中枢神経に由来するいわゆる機能的障害としての口腔機能障害

　中枢神経由来の障害とは，大脳を主体として，間脳，中脳，橋，延髄，小脳，脊髄のいずれかが何らかの原因で損傷を生じた結果，嚥下機能の低下や障害が起こるものである．中枢神経由来の摂食嚥下機能障害は，上記の原因・障害が複合的に絡みあう口腔機能障害や摂食嚥下障害も少なくない．

　高齢者の摂食嚥下障害の原因として多く認められるのは，中枢神経由来の機能的嚥下障害が多く，次いで認知症などによる嚥下障害が認められ，あわせて中枢神経由来ではないが筋委縮の中でもサルコペニアに起因する嚥下障害（sarcopenic dysphagia）を伴っている場合も多く認められる．

1）麻痺および協調運動障害

　高齢者の摂食嚥下障害における協調運動障害とは，摂食嚥下運動を実施する際に食物を捕食する際に必要な身体を構成する諸器官（骨や筋など）の調整能力の障害であり，中枢神経系が深く関与する．協調運動は複雑な神経機構により行われており，運動の調整には感覚情報が必要であるが，感覚情報はさまざまな感覚器（深部感覚，表在感覚，視覚，聴覚，嗅覚，味覚など）によって成り立っており，集められた感覚情報は大脳の連合野で統合された後に，運動野でその後の運動がプログラミングされる（小脳も大きくかかわる）．

　麻痺などによって情報収集のバランスが崩れ，バランスの崩れた情報が集積されることによって，間違った運動のプログラミングが行われ，きわめて巧緻性の高い協調運動である嚥下運動が障害されることによって嚥下障害を認めることが多い．主として大脳機能に由来しているため，随意運動（先行期，準備期，口腔期初期＝仮性球麻痺）の遂行が困難な場合が多く，口腔機能にも影響が大きい．

2）意識障害

　意識清明な状態は自身の周囲の状況（刺激および情報）を把握し，統合し表出する機能がすみやかかつ効率的に行える状態をいうが，意識障害とはこれらの機能が低下しすみやかに行えない，あるいは全く行えない状態である．高齢者の摂食嚥下機能においても意識障害のレベルによって大きく影響を受ける．

3）高次脳機能障害（認知症を含む）

　高次脳機能障害とは，認知，知覚，注意，記憶，思考，判断，遂行，感情などといった精神活動全般をいう．口腔機能および摂食嚥下機能に大きく影響する．失語・失認・失行などの高次脳機能障害は，摂食嚥下機能に影響する代表的な病態である．また注意障害や感情障害，判断・問題解決能力障害を含んだ遂行機能障害などによっても摂食嚥下機能に影響する．

口腔リハビリテーション実施の対象者

口腔リハは，頭頸部および口腔・咽頭の諸器官に障害を認める人を対象に実施される．特に高齢者においては摂食嚥下障害をはじめとして「食べることの問題」全般を対象として実施される．

高齢者，摂食嚥下障害にかかわらず口腔リハが対象とする対象者はさまざまであるが*，筆者が担当する診療科では，高齢者の急速な増加に伴い，摂食嚥下障害にいたる前段階であるオーラルフレイルや口腔機能低下症，口腔機能以外の身体機能に問題はないものの，サルコペニアに起因した摂食嚥下障害を認める高齢者が増加している傾向である．

*口腔リハビリテーション実施の具体的対象者
①オーラルフレイルおよびフレイル対象者，②口腔機能低下症，③サルコペニアの嚥下障害，④成人・高齢者摂食嚥下障害，⑤頭頸部周術期障害，⑥矯正治療前後悪習癖など，⑦小児障害児摂食嚥下障害，⑧口腔内圧障害（睡眠時無呼吸症候群）など，⑨呼吸器術後障害（代償的呼吸法改善）など，⑩頭頸部廃用症候群，⑪高次脳機能障害（認知症を含む），⑫その他．

口腔機能評価

口腔リハを実施するにあたり通常の嚥下機能評価を行うが，必要に応じ栄養評価や精神機能評価，発声機能評価などを追加して行う．ここでは2016年に日本老年歯科医学会が発表した新たな概念，口腔機能低下症の評価を概説する．口腔機能低下症とは，高齢者が嚥下障害にいたる前段階の口腔の機能低下をいう．

口腔機能低下症は，①口腔内の清潔度，②口腔乾燥度，③咬合力，④咀嚼能力，⑤嚥下機能，⑥口唇および舌の運動機能評価，⑦舌圧評価，の7つの評価項目について評価を行う．これらの評価項目について各種機器およびスクリーニング評価を行い，7項目のうち3項目以上に問題が認められた場合に「口腔機能低下症」と診断される

表1 「口腔機能低下症」の診断　　最右欄に「はい」が3個以上あれば，「口腔機能低下症」と診断する．

検査項目	検査機器（法）	実測値	評価基準	評価基準に該当する
1. 口腔不潔	低圧検体採取器具（パナソニックヘルスケア）細菌カウンタ（同上）	CFU/mL	3.16×10^6 CFU/mL（レベル4）以上	はい/いいえ
2. 口腔乾燥	口腔水分計（ムーカス．ライフ）		27.0 未満	はい/いいえ
3. 咬合力低下	感圧シート（デンタルプレスケール．ジーシー）分析装置（オクルーザー．同上）	N	200 N 未満	はい/いいえ
4. 舌口唇運動機能低下	オーラルディアドコキネシス自動計測器（健口君ハンディ．竹井機器工業）	パ/pa/ 回/秒 タ/ta/ 回/秒 カ/ka/ 回/秒	どれか1つでも 6回/秒 未満	はい/いいえ
5. 低舌圧	舌圧測定器（MNS舌圧測定器．ジェイ・エム・エス）	kPa	60 kPa 未満	はい/いいえ
6. 咀嚼機能低下	咀嚼機能検査システム（グルコセンサーGS-Ⅱ．ジーシー）	mg/dL	100 mg/dL 未満	はい/いいえ
7. 嚥下機能低下	嚥下スクリーニング質問紙（EAT-10）	合計点数 点	合計点数 3点 以上	はい/いいえ

「はい」の数：＿＿個

〔日本老年歯科医学会学術委員会：高齢期における口腔機能低下―学会見解論文2016年度版．老年歯学，**31**：81〜99，2016.[1] より〕

（表1）．あわせて栄養評価も実施することが望まれる．これら評価項目に対して，歯科治療や口腔リハを実施する．また栄養指導などを含めた生活指導や栄養改善プログラムの作成のために管理栄養士などと連携することが望ましい．

そのほかの評価として，高齢者においては嚥下圧の発生不良や低下を招くことによって摂食嚥下障害が起こっていることが多く，そのために圧調整をしっかりと行える口腔諸器官のリハのために，口唇（閉鎖能力），舌（舌尖・舌縁・奥舌の巧緻性や動き，可動域，舌圧など），軟口蓋（鼻咽腔閉鎖機能と咀嚼中の奥舌との接触閉鎖機能），喉頭蓋の反転，食道入口部の開大と閉鎖などの評価を行う必要がある．また他の器官，頰粘膜（頰筋の筋力）などの運動評価をあわせて行う．

嚥下機能や誤嚥は呼吸機能と密接にかかわっているため，呼吸評価もあわせて評価しておく必要がある．

口腔諸器官の評価は確立されておらず，これからの対応課題である．参考までに**表2**に諸器官別の簡易評価法を示す．通常の摂食嚥下機能評価については他書を参考にされたい．

表2　簡易口腔機能評価

口腔内状況と咀嚼	項目	なし	有り		口腔内状況
	残存歯	なし	有り		右 上顎 左　右 下顎 左
	義歯	なし	有り	（使用・未使用）	
	咬み合わせ	なし	有り	（前・右・左・両）	
	咀嚼力（ガム等により）	なし	有り		
	歯科治療の必要性の自覚・あるいは希望の有無	なし	有り		

		質問項目	評価項目	事前	事後
口腔状況	衛生	1	義歯あるいは歯の汚れ	0.多量　1.中程度　2.少量　3.なし		
		2	舌苔	0.舌全体　1.舌の2/3程度　2.舌の1/3程度　3.なし		
		3	口腔清掃回数	0.ほとんどない　1.1回　2.2回　3.3回以上		
機能	口唇	1	オーラルディアドコキネシス（パ）	パ（　）回／秒　※パを5秒間に言える回数の測定をし，1秒あたりに換算　0.1回未満　1.1回以上2回未満　2.2回以上3回未満　3.3回以上5回未満　4.5回以上		
	舌機能	2	舌の突出・後退	（　）回／秒　0.0.5回未満　1.0.5回以上1.5回未満　2.1.5回以上2回未満　3.2回以上3回未満　4.3回以上　＊可動範囲もみる		
		3	舌の左右移動	（　）回／秒　0.0.5回未満　1.0.5回以上1.5回未満　2.1.5回以上2回未満　3.2回以上3回未満　4.3回以上　＊可動範囲もみる		
		4	オーラルディアドコキネシス（タ）	タ（　）回／秒　※タを5秒間に言える回数の測定をし，1秒あたりに換算　0.1回未満　1.1回以上2回未満　2.2回以上3回未満　3.3回以上5回未満　4.5回以上		
	頰	5	頰の膨らまし	0.できない　1.不十分　2.できるが拙劣　3.左右同時可・交互は不可　4.左右同時・交互可		
	奥舌・閉鎖・鼻咽・咽頭・嚥下機能	6	オーラルディアドコキネシス（カ）	カ（　）回／秒　※カを5秒間に言える回数の測定をし，1秒あたりに換算　0.1回未満　1.1回以上2回未満　2.2回以上3回未満　3.3回以上5回未満　4.5回以上		
		7	反復唾液嚥下テスト	0.1回未満　1.1回　2.2回　3.3回　4.4回以上		
食事・環境等		1	食事が楽しみですか	0.全く楽しくない　1.楽しくない　2.ふつう　3.楽しみ　4.とても楽しみ		
		2	しっかりと食事が摂れていますか	0.全然摂れていない　1.あまり摂れていない　2.ふつう　3.摂れている　4.よく摂れている		
		3	食事中や食後のむせ	0.頻繁にある　1.時々ある　2.ふつう　3.あまりない　4.全くない		
		4	食事中や食後のタン（痰）のからみ	0.頻回からむ　1.時々からむ　2.少しからむ　3.食事内容によってはからむ　4.からまない		

口腔リハビリテーションの手法

　口腔リハの具体的な手技に関するエビデンスはまだ少ないのが現状であるが，口腔諸器官（舌，口唇，頬，軟口蓋，頸部筋群など）の積極的な運動プログラムを実施することが基本となる．しかしながら栄養状況にあわせて運動負荷を調節しながら実施することが望ましい．低栄養状況で過負荷の運動をすることで筋量を減少させ，筋力低下や機能低下をきたすためである．参考までに，**表3**に嚥下訓練プログラムと，**表4**に栄養指標（BMI および血清アルブミン値）にあわせた口腔リハ実施指標を示す．以下に，口腔リハの具体的手法を列挙する．

1）各口腔器官へのアプローチ（間接訓練など）

　各口腔諸器官（頭・頸部を含む）の各部位や筋に対し，
　①マッサージやストレッチ
　②筋運動可動域向上訓練
　③神経筋再教育訓練・感覚神経再教育訓練
　④筋力向上訓練，負荷訓練
　⑤協調性向上訓練（総合運動訓練）

の順でアプローチを行う．

2）総合的運動訓練（直接訓練など）

　摂食嚥下障害患者の場合，実際の食事を摂取してもらい，口腔・嚥下機能の協調運動を繰り返し行う．注意点として，誤嚥のない姿勢調整，1回で嚥下可能な一口量の調整，咽頭残留量が少なく誤嚥のない食事形態の調整などを考慮しながら実施する．

3）補助的装置を用いる法（代償的補綴的アプローチ）

　嚥下機能を補助強化する目的で製作・装着される舌接触補助床（PAP．17，88頁）や軟口蓋挙上装置（**図1**．palatal lift prosthesis：PLP）などを使用し，舌や軟口蓋を主体として強化する．あわせて装置を装着し協調運動訓練を実施する．

表3　嚥下プログラムの具体的内容

嚥下プログラム❶	嚥下プログラム❷	嚥下プログラム❸
レジスタンストレーニング　持久力増強訓練	体重減少の有無をみながら，回数やスピード性を考慮する．	レジスタンストレーニング，体力を消耗するような訓練は禁忌
・嚥下体操 ・口唇・舌・頬 ROM 訓練 ・口唇・舌・頬 抵抗訓練 ・咀嚼強化訓練 ・体幹機能訓練 ・開口訓練 ・呼吸抵抗負荷訓練 ・頭部挙上訓練 ・嚥下おでこ体操	・嚥下体操 ・口唇・舌・頬 ROM 訓練 ・口唇・舌・頬 抵抗訓練 ・開口訓練	・嚥下体操 ・口唇・舌・頬 ROM 訓練 ・他動訓練 ・アイスマッサージ ・呼吸訓練（排痰訓練）

表4　栄養指標（BMI）による口腔リハビリテーション実施指標

		BMI 18.5 以上	BMI 18.5 未満
血清アルブミン値	ALB 3.5 mg/dL 以上	嚥下機能改善・向上 嚥下プログラム❶ A：口腔 OK B：口腔問題あり	摂取カロリーアップ ＋嚥下機能改善 嚥下プログラム❷
	ALB 3.5 mg/dL 未満	摂取タンパク量アップ ＋嚥下機能改善 嚥下プログラム❷	摂取カロリー・タンパク量アップ ＋嚥下機能維持 嚥下プログラム❸

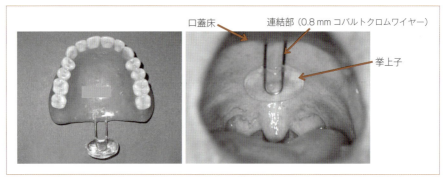

図1 PLP（軟口蓋挙上装置）の口腔内装着

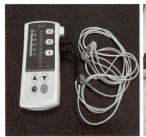

図2 干渉波刺激装置

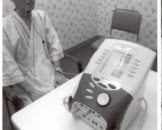

図3 低周波治療器

4）治療機器を用いた方法

主として嚥下筋として重要な役割を担う，舌骨上筋群をターゲットとして，神経・筋機構の賦活（図2）および筋力向上（図3）を目的に使用される治療器を使用した方法であり，奏効すると徒手的な訓練を実施した場合に比べ短期間での効果が期待できる．

5）歯科治療

歯科疾患の治療はもちろんであるが，摂食嚥下機能に関連することが多い，咬合，咀嚼機能の回復および下顎位の安定は重要である．舌を主体とした口腔の諸器官は，口腔内が解剖学的にあるいは生理学的に回復・安定していることにより，運動を開始・遂行・調整が行いやすい．

6）その他

脳神経直接刺激法など．

＊　＊　＊

以上，口腔リハのとらえ方や現在実施されている手技を列挙した．口腔リハの実際の詳細な手法や手技については確立しているとはいえず，大きな解決課題である．今後の進展が期待できる分野である．

References

1) 日本老年歯科医学会学術委員会：高齢期における口腔機能低下―学会見解論文2016年度版．老年歯学，**31**：81～99，2016．

10 口腔ケア

大野友久
Ono Tomohisa

Summary

　口腔ケアは全身疾患の合併症対策として，また摂食嚥下機能を支える口腔機能管理の第一歩として重要である．特に有病者・障害者となってリスクの高い高齢者においては，安全かつ効率的・効果的に口腔ケアが行われることが重要である．ジェル使用による口腔ケア法では，水を使わずに遊離汚染物を安全・効率的に回収でき，摂食嚥下障害者の口腔保清に有用である．

Key words　口腔ケア，口腔用保湿剤，誤嚥性肺炎，周術期口腔機能管理，摂食嚥下障害

　「口腔ケア」とは，口腔衛生管理（口腔保清）と口腔機能管理（口腔リハビリテーション）の両面を含む一般用語とされる（60頁側注参照）が，リハビリテーションについては前項（112～118頁）を参照していただくことにして，本項では口腔保清に主眼をおいた口腔ケアについて述べたい．

口腔ケアの必要性

　口腔ケアが要介護高齢者の誤嚥性肺炎を予防すると発表されて以来，わが国の口腔ケアは大きな広がりを見せており，さまざまな学会や講演会，セミナーなどが開催され，全国的にレベルアップしてきている．さらには平成24（2012）年に，周術期口腔機能管理とよばれる歯科保険点数が導入されたことにより，要介護高齢者のみならず，外科療法・化学療法・放射線療法によるがん治療患者，がん緩和ケア患者などにおいても口腔ケアが実施され始め，さらなる広がりを見せるようになってきている．

　誤嚥性肺炎や感染性心内膜炎など口腔が引き起こす全身への影響もあるが，その反対に口腔以外の全身疾患による口腔への影響，また全身疾患によって引き起こされた障害・後遺症による口腔への影響，さらには疾患への薬物投与などの治療による影響などもある．つまり，口腔と全身は密接に関連しているのである．その中で，口腔ケアは単なる"歯みがき"という口腔内固有の問題の域を超え，口腔が引き起こすさまざまな合併症予防に貢献していると考えられ，医療・介護の現場で必要性が認識されている．

口腔内環境を整える視点

　口腔ケアでは誤嚥性肺炎予防など合併症予防目的の面が強調されるが，原点である口腔機能自体の維持・改善も重要である．口腔内環境が劣悪な状態のままでは経口摂取は進みにくい．十分な口腔ケアおよび歯科的対応により歯や歯周組織だけでなく，

口腔乾燥や粘膜疾患などにも対応し，口腔内環境を摂食可能な状態に整える視点も重要であり，忘れてはならない．

ただし，歯や義歯といった形態の回復だけでは機能は改善しないこともある．摂食機能を担うのは決して歯だけではない．摂食は，認知機能や，舌，頰部，下顎の運動機能や知覚など，数多くの器官の共同作業である．そのどこが障害されていても摂食機能が不十分となりうる．しかし，その機能改善の第一歩となりうるのが口腔ケアであることは間違いない．

高齢者における口腔ケアの意義

一方，わが国の高齢者人口は増加の一途をたどっており，全人口に対して65歳以上の高齢者が占める割合が27.3%〈平成28（2016）年10月〉と高齢社会となっている[1]．国民の4人に1人以上の高齢者が存在するということであり，高齢者における口腔ケアがますます必要になってきている．

人間は年齢を重ねれば重ねるほど，何らかの疾患に罹患する確率が高まり，その結果，高齢者≒有病者，障害者，となる．したがって，高齢者においてはセルフケアの充実や歯科治療といった要介護状態以前の口腔管理はもちろんであるが，介護で実施する口腔管理，すなわち口腔ケアが特に重要なのである．

口腔ケアの基本知識と用具

口腔ケアは口腔内細菌の減少が主目的の一つである．そのためにはブラッシングによる機械的清掃が最も効果的である．その理由は口腔内細菌が歯や粘膜の表面にバイオフィルムを形成するからである．バイオフィルムを壊すためにブラッシングという機械的清掃が必要なのである．

含嗽剤や消毒薬だけでは大きな効果は望めない．薬剤を同一部位に一定時間とどめておくことが可能であれば効果はあるかもしれないが，それは生体であるヒトの口腔内においては不可能である．したがって，ブラッシングによる対応が第一選択となる．

またブラッシングにより遊離させた汚染物には細菌が多量に含まれていることが多いため，遊離汚染物の咽頭流入や誤嚥の防止を図り確実に回収することが必要である．ブラッシング後のスポンジブラシの清拭や，口腔用ウェットティッシュでの清拭，吸引や洗浄など，さまざまな方法での回収が提唱されている[2]．

ジェルを用いた口腔ケアの実際

口腔ケアには水分や汚染物の咽頭流入，誤嚥のリスクが常に付きまとうことになる．特に嚥下機能が低下した高齢者においてはそのリスクが高まることとなる．その

ため，なるべく誤嚥しにくい体位設定が重要となるのだが，それでもやはり水分の咽頭・喉頭への流入には一定のリスクが残る．そこで口腔ケア時に，咽頭流入のリスクの高い水ではなく，口腔用保湿剤であるジェルを使用した口腔ケア方法が提唱されてきている[3,4]．

口腔ケアには施設によってさまざまな方法があり，また使用する物品も差があるが，ここでは当センターで使用している物品および口腔ケア手順を紹介してその一例としたい[5]．随所に効率化が図られているので参考にしていただければ幸いである．なお，口腔ケアの対象者として臨床上よく認められる，経口摂取量の低下した，開口保持はある程度可能で，介助が必要な要介護高齢者を想定して手順を記載する．

1）全身状態の確認

口腔ケア開始前に，可能な限り対象者の当日の全身状態を把握しておく．バイタルサインはもちろん，それ以外にも ADL はどの程度か，栄養摂食状況はどうなのかなどの情報も把握する．ADL や栄養摂取状況によって，口腔内状況は変化するためである．たとえば，数日間経口摂取量が低下している場合は，脱水や口腔への刺激量低下による唾液分泌量低下などで口腔乾燥が増悪している可能性がある．このように，全身状態から口腔内状況をある程度予想することが可能である．

把握するにあたっては，病院などでカルテがあればそれを参照し，担当の看護師など職員に口腔ケア対象者の状態を確認する．さらに，口腔ケア対象者本人の様子を直接観察し，声かけして，意識レベルはどうか，意志疎通が可能かを確認する．意識レベルが悪い場合は咽頭流入や誤嚥のリスクが高くなるので，慎重な口腔ケアの実施が必要となる．

2）適切な体位の選択

唾液や汚染物などの咽頭への流入を防止する意味で，ケア時の体位はなるべく座位に近い状態にすべきである．しかし，全身状態により座位にすることができない場合も多く，現実的には対象者の状態に応じて，可能な範囲で体幹を起こすこととなる．

座位がとれない場合，口腔ケア対象者にとって負担の少ない姿勢，かつ，術者が口腔ケアを行いやすい体位を考慮すると，体幹角度30°で頸部前屈の体位をとるのがよいだろう．

3）口唇周囲へのジェルの塗布

まず，口腔の入り口である口唇を保湿する．口唇が乾燥していることがあり，そのまま口腔内を観察しようとするとひびわれて出血する可能性があるからである．また口腔内を触る前に口唇周囲を触ることで，対象者の口腔ケアに対する抵抗を軽減する目的もある．口唇は感覚が鋭敏であり，口唇に触れることは大きな刺激となるため，口唇にまず刺激を加えることで覚醒を促す目的もある．

4）口角鉤の装着

明視野の確保のため，口角鉤（アングルワイダーなど）を装着する（図1）．これにより口腔ケア中の視野確保のために，一方の手で頬粘膜を排除するなどの動作が必要なくなり，両手が口腔清掃に使用できるようになる．効率化の1つである．

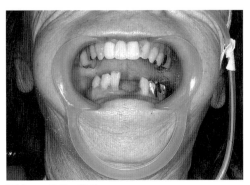

図1　口角鉤の装着

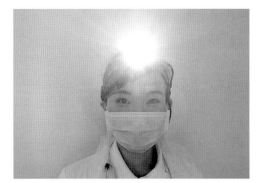

図2　ヘッドライトの使用
　本品は安価な登山用のLEDライトだが，口腔内の確認にも十分に役立つ．

　前述のとおり口唇にはすでにジェルを塗布してあるが，口角鉤にもジェルを1層塗布することで，装着時にすべりがよくなりスムーズに装着しやすくなる．

5）口腔内の観察

　口腔内をよく観察する．最初に口腔内のどこに問題があるのかを把握してから口腔内のケアを開始するのと，確認せずに盲目的に実施するのでは効率が異なってくる．
　口腔は狭い空間だが，複雑な形態をしているので，観察のポイントは多岐にわたる．口腔粘膜の状態，歯や歯周組織の状態，動揺歯や残根歯の有無，義歯の有無などを観察する必要がある．この際，口腔は暗いのでペンライトなどで明るくして確認する必要がある．しかし確認のたびに清掃器具からペンライトにもち替えるのは非効率的である．そのため当センターでは，ヘッドライトを装着して，明かりに手を使わないようにしている．これも効率化の1つである．ヘッドライトは耳鼻咽喉科用などの専門的なものもあるが，ホームセンターなどで販売されているもの，たとえば登山用のLEDヘッドライトは安価であり十分役に立つ（図2）．

6）吸　引

　痰や唾液，食物残渣などの汚染物を吸引嘴管にて可能な範囲で吸引し口腔外へ排出する．最初に大きな汚染物を吸引除去して減らしておき，効率化につなげる（図3）．乾燥した剥離上皮などの吸引除去困難なものは，ここではまだ無理に除去する必要はない．

7）ジェルの口腔内への塗布

　経口摂取をしていない，あるいは経口摂取量が低下している要介護高齢者においては，脱水や口腔に刺激が入らないことで口腔乾燥状態となっていることが多い．乾燥した口腔粘膜の剥離上皮膜が唾液や痰，細菌と混ざりあい，口腔粘膜や歯に張りついていることがしばしば認められる．口腔粘膜は乾燥すると脆弱になるため，張り付いた剥離上皮膜を無理に剥がすと粘膜が傷つき出血することがある．そのため，スポンジブラシを使ってジェルを口腔内全体に塗布し，剥離上皮膜などを軟化させる．
　ジェルを塗布する際は，口腔内全体に薄く延ばすように塗布し，ジェルが咽頭に流

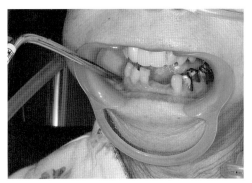

図3 吸引嘴管による大きな汚染物（唾液，痰，食物残渣など）の吸引

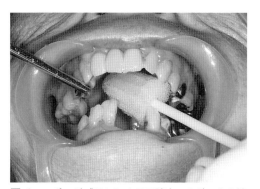

図4 スポンジブラシによる口腔内へのジェルの塗布
ジェルが咽頭に垂れないように注意し，口腔内全体に薄く延ばす．

入しないように注意する（図4）．汚染物への浸透性が高いジェルを使用するとよいだろう．適した物性をもつジェルもいくつか販売されている．

8）ブラッシングおよび吸引

剥離上皮膜などにジェルが浸透し軟化するには時間がかかるため，その時間を利用して歯ブラシと歯間ブラシを用いて歯をブラッシングして効率化を図る．一方の手で吸引嘴管を持ち，もう一方の手で歯ブラシをもち，ブラッシングで遊離させたプラークなどの汚染物を即座に吸引嘴管で口腔外へ吸引する．このようにすることで汚染源が口腔内に遊離する時間を極力減少させる（図5）．

ブラッシングの際にもジェルを歯ブラシに塗布し，洗浄水の代わりとする．すると，ブラッシングによって遊離したプラークが口腔内にばら撒かれることなく，ジェルに混ざってその場にとどまる．その汚染物を内包したジェルを即座に吸引除去するのである．ジェルで汚染物を絡め取るようなイメージである．

口腔ケアの目的の一つである「口腔内細菌数の減少」という観点から考慮すると，遊離した汚染物の確実な回収は大変重要である．ブラッシングによって汚染物を遊離させることは，方法によっては口腔内に細菌をばら撒く結果にもなりかねないため，確実な回収が必要である．

9）剥離上皮膜などの除去

剥離上皮膜などにジェルが浸透して軟化してきたら，粘膜を清掃するのに適した軟毛ブラシなどを使って一塊にして剥離し，即座に吸引嘴管により吸引除去する（図6）．

口蓋や舌などの粘膜は脆弱となっている場合も多いため，当センターでは非常に軟らかい軟毛ブラシを用いている．軟毛ブラシの動かし方は，汚染物が咽頭に流入しないように口腔内の「奥から手前へ」が基本となる．

10）スポンジブラシによる清拭

汚染物の除去が終了した後，スポンジブラシをきれいな水で洗いさらに水をよく切った状態にしてから口腔内を清拭し，口角鉤を外す．口角鉤がかかっていた頬粘膜

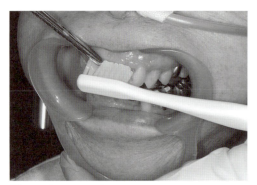

図5 ブラッシングの実施
右手でブラッシングを行い,左手では吸引嘴管を使用してブラッシングによる汚染物を即座に吸引除去している.

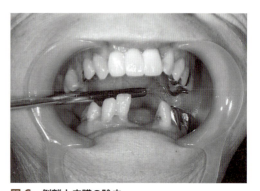

図6 剥離上皮膜の除去
ジェルが浸透して剥離上皮膜が軟化したら,軟毛ブラシで剥離し,即座に吸引除去する.

部分も忘れずに清拭し,汚染物を口腔内に残さないようにする.最後に保湿目的でジェルを薄く口腔内全体に塗布し,バイタルサインを確認して終了とする.

　以上が,当科で行っているジェルを使った口腔ケアの具体的な手順である.口腔内細菌を含む汚染物を,水,あるいは水を含ませたブラシ類にて清掃・洗浄するのではなく,ジェルで汚染物を保持して絡め取るようにしている.さらに各種器具を工夫することで両手をフリーにし,清掃と同時に吸引嘴管を使うことで汚染物を即時に口腔外へ除去することが特徴である.
　本法では,水は口腔内には使用せず,器具を洗う目的でのみ使用しているため,「水を使わない口腔ケア」ともいえよう.

＊　＊　＊

　口腔ケアは摂食嚥下障害への対応として,欠くことのできない第一歩である.今後,残存歯の多い高齢者が増えることが予想されており,その口腔管理目的ならびに全身への悪影響を予防するためには,安全かつ効率的・効果的な口腔ケア方法がますます必要となるだろう.

References

1) 内閣府ホームページ:第1章高齢化の状況(第1節).平成29年版高齢社会白書(概要版).
http://www8.cao.go.jp/kourei/whitepaper/w-2017/gaiyou/pdf/1s1s.pdf.
2) 池田真弓:口腔ケア後の汚染物除去手技の比較 - 健常者における予備的検討 -. 日摂食嚥下リハ会誌, **17**:233-238, 2013.
3) 菅　武雄:口腔湿潤剤を用いた口腔ケア手技.老年歯科医学, **21**:130〜134, 2006.
4) 守谷恵未:認知症 - ケアと生活に焦点を当てて.生活 口腔ケア.臨床精神医学, **45**:623〜632, 2016.
5) 平識善大:続・私たちが担う「専門的口腔ケア」実際編　水を使わない専門的口腔ケアの実践.デンタルハイジーン, **34**:990〜993, 2014.

11 窒息に対する正しい対応

安藤　綾
Ando Aya

岩田充永
Iwata Mitsunaga

Summary

窒息は「もち，こんにゃく入りゼリー，ナッツ，部分義歯」に注意が必要であり，周りが早期に気づくことが重要である．重篤であればすぐに119番通報する．対応としての腹部突き上げ法を覚えておく必要がある．

Key words 窒息，「もち・こんにゃく入りゼリー・ナッツ・部分義歯」，Universal Choking Sign，腹部突き上げ法（ハイムリッヒ法），胸部突き上げ法，背部叩打法

窒息とは何らかの気道閉塞により呼吸が障害される状態である．血中酸素濃度が低下すれば，脳などの組織に機能障害を起こし，致死的な状態になる可能性がある．

窒息発生の現状

1 窒息による死亡者数

実際，窒息が原因で死亡する人は国内で年間どのくらい存在するのであろうか．

厚生労働省発表の人口動態統計によると，窒息は「不慮の事故」に分類され，不慮の事故は2015年の死因第6位となっている（**表1**）．年齢層別にみても常に上位に位置しており，決して珍しいものではない．また，不慮の事故の中でも窒息は2006年から連続で第1位の割合を占めており，2015年の「その他の不慮の窒息」による死亡は9,356人に上る（**図1**）．

発生場所別にみると，総数9,356人（食物の誤嚥が4,686人）のうち，家庭での発

表1 2015年死因順位

第1位	悪性新生物
第2位	心疾患
第3位	肺炎
第4位	脳血管障害
第5位	老衰
第6位	不慮の事故
第7位	腎不全
第8位	自殺
第9位	大動脈瘤および解離
第10位	慢性閉塞性肺疾患

〔厚生労働省：平成27年人口動態統計「性・年齢別にみた死因順位」より〕

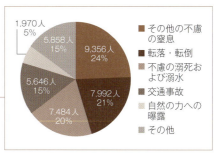

図1 不慮の事故による死亡の割合（2015年）

〔厚生労働省：平成27年人口動態統計「不慮の事故の種類別にみた年齢別死亡数」より〕

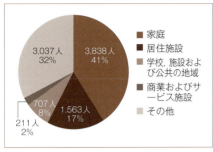

図2　窒息の発生場所の割合（2015年）
〔厚生労働省：平成27年人口動態統計「交通事故以外の不慮の事故死亡数・年齢・発生場所・外因別」より〕

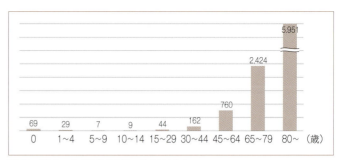

図3　窒息の年齢別死亡数（2015年）
〔厚生労働省：平成27年人口動態統計「不慮の事故の種類別にみた年齢別死亡数」より〕

表2　窒息の原因となることが多い食品

平成18（2006）から平成20（2008）年に東京消防庁により救急搬送された全4,137件のうち，不明などを除き具体的な原因食品が明らかになっている事案2,414件における事故件数が多い食品および重症以上*の割合が高い食品（事故件数3件以上）．

事故件数の多い食品		食品・製品分類	計	重症以上
	1	もち	406	54.70%
	2	ご飯	260	29.60%
	3	飴	256	1.20%
	4	パン	238	33.20%
	5	寿司	76	44.70%
	6	お粥	57	28.10%
	7	りんご	57	5.30%
	8	団子（みたらし団子）	55	45.50%
	9	バナナ	40	32.50%
	10	カップ入りゼリー	31	32.30%

重症以上の割合が高い食品（事故件数3件以上）		食品・製品分類	計	重症以上
	1	こんにゃく入りゼリー	7	85.70%
	2	しらたき・糸こんにゃく	7	71.40%
	3	たこ	6	66.70%
	3	油揚げ	3	66.70%
	3	プルーン	3	66.70%
	6	牡蠣フライ	5	60.00%
	7	さといも	12	58.30%
	8	カステラ	14	57.10%
	9	ヨーグルト	9	55.60%
	10	もち	406	54.70%

* 死亡：初診時死亡が確認された者，重篤：生命の危険が切迫している者，重症：生命に危険がある者，それ以下は，中等症：入院の必要がある者，軽症：入院の必要がない者．
〔消費者庁：食品SOS対応プロジェクト報告—こんにゃく入りゼリーを含む食品等による窒息事故リスクの低減に向けて．（平成22年7月16日）より〕

生数は3,838人（食物の誤嚥が2,607人），居住施設の発生数が1,563人（食物の誤嚥が997人）である（**図2**）．年齢別に見ると高齢になるに従って窒息による死亡数が上昇している（**図3**）．

2　食品の誤嚥による窒息の発生

　食物の誤嚥が原因となる場合，どのような食品が多いだろうか．一般的に，もちやこんにゃく入りゼリーがニュースで見かけることも多く有名である．**表2**に東京消防庁の食品・製品に関する平成18～20（2006～2008）年の救急搬送データを示す．

　事故件数の多い食品としては，もち・ごはん・パンなどの穀物類が多いことがわかる．これは食事に登場する頻度とも関連しているためであろう．一方，重症以上の割合が多い食品は，こんにゃく入りゼリー・しらたき・糸こんにゃく・たこなど弾力性が高く，歯で噛み切りにくいものが挙げられる．また，もちは10位となってはいるものの，圧倒的に件数が多く，注意しなければならない食品といえる．

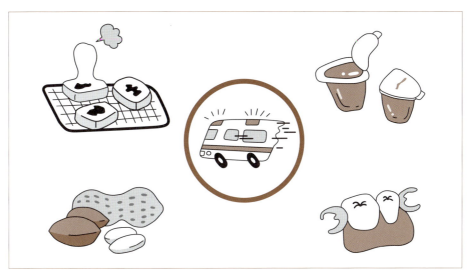

図4　もち，こんにゃく入りゼリー，ナッツ，部分義歯に要注意

頻度は高くないものの，ナッツ類にも注意が必要である．ピーナッツは間違って気管内に入ると，膨張したり気管支内にはまり込んでしまう危険性がある．また，崩れやすく除去しにくい食品の代表格といえよう．さらに油脂が気管粘膜を刺激して肺炎や気管支炎を発生しやすく危険である．

食品以外にも高齢者に多いのが義歯である．中でも総義歯よりも部分義歯のほうが，"クラスプ"という金属の留め金があるため気管内に引っかかりやすく，注意が必要である（図4）．

窒息発生時の対応

では，窒息が起こったとき，実際にどう対応すればよいのであろうか．

① 異物除去の可否のみきわめ

口腔内に異物を認めた場合は，指で掻き出すことも可能かもしれない．焦らずゆっくりと除去する．しかし，一般的に窒息が起こるときは咽頭に異物が嵌頓していることが多く，口腔内を観察しても視覚的にとらえられない，もしくは異物の一部しか認めない場合が多い（図5）．この場合，むやみに指で掻き出そうとすると逆に奥に押し込んでしまい，さらに窒息解除できなくなる危険が高いため行ってはならない．

ちなみに，窒息が家庭や施設で起こった場合に，掃除機で吸引するという方法をしばしば耳にする．実際に掃除機を使った報告もあるが，肺の損傷や，より奥に押し込んでしまう危険性もあり推奨されている方法ではない．もし掃除機を使う場合は，専用の吸引のための付属ノズルが販売されているので有用かもしれない．

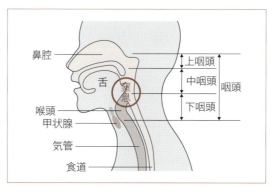

図5 窒息時における異物の咽頭へ嵌頓

表3 窒素の症状

軽度	咳き込み 喘鳴
重篤	声が出ない 弱い咳 吸気時の甲高い声または音がしない 増悪する呼吸困難 チアノーゼ

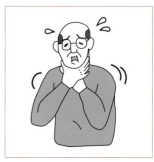

図6 Universal choking sign（万国共通の窒息サイン）
喉を親指と人差し指でつかんで窒息を起こしていることを知らせる．

2 早期発見・早期通報が要

　窒息が起こったとき，周囲が早く気づくことがとても大切である．気道閉塞の程度が軽度であれば，咳き込み，喘鳴症状を認める．気道閉塞が重篤である場合，声が出ない，弱い咳，吸気時の甲高い声あるいは音がしない，増悪する呼吸困難，チアノーゼ症状を認める（**表3**）．

　また，窒息を起こしたことを人に知らせるサインとして，自分の喉を親指と人差し指でつかむ万国共通の窒息サイン（Universal Choking Sign．**図6**）がある．

　窒息を起こしている人を見かけたら，まず周囲へ知らせる．家庭や施設では重篤な気道閉塞を疑った場合は119番通報を躊躇してはならないし，助けをよんで協力者を増やすことが大切である．病院ではドクターコールや急変対応システム（コードブルーやMedical Emergency Team）への連絡を迅速に行う．また，その場から離れてはいけない．窒息はいつ急変してもおかしくない状況であることをしっかり念頭に置いておく．

3 窒息者への応急処置

　窒息の程度が軽度で意識がしっかりしている場合は，強く咳をすることで窒息解除

される場合がある．自発的に咳をしている場合はそのまま咳き込みを続けてもらう．
　咳き込みによって窒息が解除できない場合，または気道閉塞が重篤である場合は，成人や1歳以上の小児には腹部突き上げ法（ハイムリック法），妊婦および肥満者には胸部突き上げ法を繰り返し行う．乳児の場合は頭を下げて背部叩打法と胸部突き上げ法を組み合わせて繰り返す．
　反応がなくなった場合は，いずれの年齢でもただちに胸骨圧迫からCPRを開始する．まだ周囲に協力者がおらず119番通報をしていない場合は，その場を離れてでも通報を優先させる．

1）腹部突き上げ法（ハイムリック法）（図7）
①腹部を突き上げて異物を取り除くことを傷病者に伝える．
②傷病者の背後に立つか，片膝をついて傷病者の腹部付近に手を回す．
③両手を傷病者の臍部直情の腹部に回し，片手で握りこぶしを作る．
④こぶしをもう一方の手でつかみ，下から素早く突き上げるように腹部をこぶしで押す（剣状突起や胸骨の真下を圧迫しないように注意する）．
⑤異物が気道から排出されるまで，または傷病者の反応がなくなるまで突き上げを繰り返す．

2）胸部突き上げ法
　小児や妊婦，肥満者など腹部突き上げ法（ハイムリック法）ができない場合には，胸部突き上げ法を選択する．
　方法は腹部突き上げ法と同じで，こぶしで押す部分を胸骨の下半分（胸骨圧迫の位置）に変更する．

3）背部叩打法（図8）
①背中を叩いて異物を取り除くことを傷病者に説明する．
②傷病者の頭を下げて，異物が重力で下りやすいようにする．
③手の付け根（手根部）で両肩甲骨間を力強く，続けて，叩く．
④叩く方向は頭のほうを目安にし，異物が排出されるか，傷病者の反応がなくなるまで繰り返す．

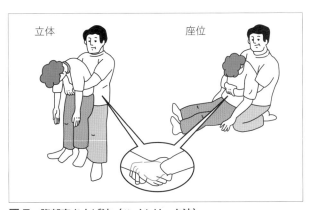

図7　腹部突き上げ法（ハイムリック法）

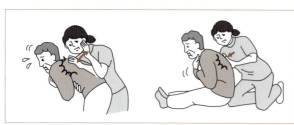

図8　背部叩打法

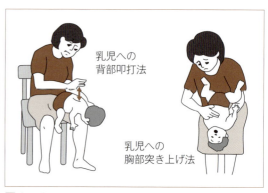

図9　乳児への背部叩打法と胸部突き上げ法

4）乳児の窒息解除（図9）

①まず背部叩打法を行う．
・救助者は座るか片膝をつき，乳児をうつぶせにして大腿に乗せ，下顎を支える．
・もう一方の手のひらで肩甲骨の間を5回叩く．
②胸部突き上げ法を行う．
・乳児の頭部と頸部を支えながら仰向けにひっくり返す．
・胸部圧迫と同じ手順で5回圧迫を行う．
③背部叩打法5回と胸部突き上げ法5回を1サイクルとして，異物が排出されるか，反応がなくなるまで繰り返す．

References

1) 平成20年度厚生労働科学特別研究事業：食品による窒息の要因分析－ヒト側の要因と食品のリスク度－（H20－特別－指定－017）．平成20年度　統括・分担研究報告書〔主任研究者：向井美惠（昭和大学歯学部）〕
2) 厚生労働省科学研究費補助金（特別研究事業）分担研究報告書：食品による窒息の要因分析・人側の要因と食品のリスク度．原因食品の物性分析　ご飯・パンの物性の分析．〔分担研究者：大越ひろ（日本女子大学家政学部調理科学研究室），研究協力者：河村彩乃（日本女子大学家政学部調理科学研究室）〕
3) 大塚祐司：窒息に対する掃除機接続式吸引ノズルの使用経験．第103回日本精神神経学会総会　3-I-25．2007．
4) AHA（アメリカ心臓協会）：BLSプロバイダーマニュアル．AHAガイドライン2015準拠．シナジー，東京，2016．
5) 千代孝夫：この1冊で全身攻略！救急での異物除去．羊土社，東京，2016．

COLUMN
震災避難者への「食べる」支援
災害時の対応

①医師の立場から

熊本地震発生

2016年4月14日夜，熊本県熊本地方を震源とする最大震度7の直下型地震が発震した．約28時間後の4月16日午前1時25分には同じく最大震度7の本震が襲った．最も甚大な被害が出たのは，熊本県庁と熊本空港の間にある益城町だった．

前震翌日の4月15日昼，筆者は益城地区に入った．救護班としてではなく，食べる支援のニーズをリサーチすることと，続発症予防の啓発を目的としてである．

避難所にはキャパシティを超える数の避難者が押し寄せ大混乱だった．フレイルや要介護であろう高齢者はその混乱の中，床に横たわり，じっとしていた．水を手に入れようと思ったら手に入る状況ではあったが，トイレに行くことが壁となり，多くの高齢者は水を飲まないでじっとするということを選択していた．口腔衛生に気を配るものは少なく，地震翌日のその日に歯みがきをしていた高齢者を見つけることはできなかった．予想していたとおりの状況だった．口腔衛生や続発症予防の重要性を説明しながら，100名近い高齢者に持参した啓発用プリント（図1）を配って回った．

本震後は益城町以外に熊本市，大津町，西原村，南阿蘇村のリサーチも行った．避難所運営に混乱がある避難所は少なからずあり，混乱がない避難所と比べ高齢者や障害者への配慮が行き届いていないと実感した．

熊本地震摂食サポート

4月16日からはリサーチや啓発のほか，直接ケアを提供し始めた．混乱が収まらない避難所内では，続発症リスクを抱えている可能性がある高齢者へケアの手が全く届いていなかったためである．4月18日には，全国の有志ボランティアの協力を得て，『熊本地震摂食サポート』という食べる支援を直接フロアレベルで行うチームを結成することができた．

筆者らが考える食べる支援に必要な要素は，①食べる機能を維持するための適切なケア，②食事場面に必要な食形態や姿勢調整，③生活機能を維持するための栄養管理である．表1に食べる支援に必要な要素別の具体的アプローチ方法を示す．

あふれかえる避難者の中から，続発症リスクや機能低下リスクが高い人を目視でスクリーニングし，これらのアプローチを用いて食べる支援活動を行った．

過去の震災から学ぶ事実

わが国では6年前の東日本大震災をはじめ，いくつもの震災が発生している．そして震災医療に携わった医療者が研究報告を残している．

震災後に肺炎が急増したという報告[1]，震災後肺炎は，もともとADL（日常生活動作）が低下している人やADLが低下した人，低栄養者において多く発生しているという報告[2,3]，震災後肺炎は誤嚥性肺炎が主体であるという報

避難所生活の要介護高齢者の方

口の中の衛生状態
口の機能
飲み込む機能が低下し

肺炎を発症する可能性があります

(震災後に肺炎が増加します)

以下の努力をお願いします

① 口腔ケア、歯磨き、口の機能維持
② 水分・栄養を摂る
③ 身体機能が落ちないよう
　　　　　軽い運動・体操

文書発行者　前田圭介（まえだけいすけ）
玉名地域保健医療センター摂食嚥下栄養療法科医師

図1　熊本地震発震翌日から配布したプリント

表1　食べる支援に必要な要素とアプローチ

1）食べる機能を維持するための適切なケア
・口腔衛生を良好に保つ口腔保清
・口腔機能を保つ機能的ケア
・食事動作を維持するための上肢機能維持

2）食事場面に必要なケア
・咀嚼・嚥下に適した食形態の調整
・誤嚥リスクを最小限にする姿勢調整
・食物認知を利用した食事介助
・個別に最適化した一口量の調整

3）生活機能を維持するための栄養管理
・身体機能全般を維持する全身活動量確保
・必要栄養量の設定
・食欲や生活リズムに関連する排泄ケア

告[4]などが日本からすでに報告されていた．つまり避難所では，ADL確保や廃用症候群を予防すること，誤嚥性肺炎予防のための支援が求められているということである．

熊本地震で筆者らが見た現状を照らし合わせると，震災後肺炎は起こるべくして起こっているのではないかと考える．普段の生活で，軟らかめの食事など，食べるための工夫を少なからず行っていたようなフレイル・要介護高齢者は，震災直後から突然非日常的な食事をすることになる．活動量が低下することでサルコペニアに関連して摂食嚥下機能が低下すること[5]も予想される．非日常的で極端に活動量を減らした生活の中では，口腔衛生を保つための口腔ケアは優先度が低くなる．

災害時栄養サポートチーム（D-NST）

近年では，入院高齢者・在宅高齢者・要介護者へ対する栄養サポートの必要性が認知され，多くの病院や居宅，介護施設などで実施されるようになっている．筆者は災害時も栄養サポートを行うことが重要なのではないかと，過去の震災や熊本地震の経験を通じて結論づける．災害時栄養サポートチーム（D-NST）は医療系救護班と並行して，続発症予防のために早い時期から避難所などで活動を始めるべきである．ここでいう栄養サポートは，災害弱者が続発症を減少させるための食べる支援すべてを指す．つまり，口腔ケア，食事場面のケア，栄養摂取，身体活動量確保を含む広い視点での栄養ケアである．

D-NSTが行うべき栄養サポートは，さまざまなセッティングの栄養サポートに似ている．避難者はストレス下・摂食量と活動量不足にいることから，入院患者の栄養サポート対象者と背景が同じである．また，もともと介護や他者から支援が必要であった人へ行う続発症予防のための食べる支援は，生活期の栄養サポートのコンセプトであり，介護施設や居宅高齢者で行っている栄養サポートともいえる．

さらに，包括的に食べる問題にアプローチするという意味ではフレイルやサルコペニア高齢者の摂食嚥下リハビリテーションにも通じるものがある．入院・入所・居宅の有無を問わず栄

養サポートが高齢者の転帰に有効なケアであることを考えると，災害時の栄養サポートも避難者の良好な転帰へ貢献できる可能性が高いと推測できる．

災害支援チームには，急性期・亜急性期・維持期の救護班だけでなく，生活支援や廃用症候群を治療・予防するためのリハビリテーション系チームも全国的に組織されている．また，日本栄養士会や日本歯科医師会は職能団体として被災地支援活動を行うチームをもっていて，熊本地震でも活躍した．しかし筆者らが最も強調したいのは，肺炎を代表とするような続発症は避難直後からすでに疾病の素地が作られ始めているということである．筆者らが活動を始めた時点ではケア提供チームは皆無だった．

続発症予防・身体機能維持という視点で，発災早期のフロアレベルで，食べる支援を直接提供するチームが求められる．D-NST が組織されるとしたら，その機能を担ってほしいものである．

References

1) Daito, H. et al.: Impact of the Tohoku earthquake and tsunami on pneumonia hospitalisations and mortality among adults in northern Miyagi, Japan: a multicentre observational study. *Thorax.* **65**: 544〜550, 2013.
2) Yamanda, S. et al.: The impact of the 2011 Great East Japan Earthquake on hospitalisation for respiratory disease in a rapidly aging society: a retrospective descriptive and cross-sectional study at the disaster base hospital in Ishinomaki. *BMJ Open.* **3**: 2013.
3) Aoyagi, T. et al.: Characteristics of infectious diseases in hospitalized patients during the early phase after the 2011 great East Japan earthquake: pneumonia as a significant reason for hospital care. *Chest.* **143**: 349〜356, 2013.
4) Suzuki, M. et al.: Shelter-acquired pneumonia after a catastrophic earthquake in Japan. *J. Am. Geriatr. Soc.,* **59**: 1968〜1970, 2011.
5) Maeda, K. et al.: Decreased Skeletal Muscle Mass and Risk Factors of Sarcopenic Dysphagia: A Prospective Observational Cohort Study. *J. Gerontol. A. Biol. Sci. Med. Sci.,* (in press).

〈前田圭介 *Maeda Keisuke*〉

②歯科衛生士の立場から

平成28（2016）年，4月16日．熊本地震．一生で忘れられない日となった．

午前1時25分．真っ暗な部屋に巨大な揺れと同時に携帯電話の警報アラームが鳴り響き，家財道具が次々と落ち壊れる音．今まで経験したことのない恐怖を覚えた．身の危険を感じ，急いで部屋を出ると，泣いている子供，ガスの異臭，そして立て続けに襲ってくる地震．

どこが一番近くて安全なのか，地割れに何度も躓きそうになりながら，数名が集まっている店舗の駐車場に向かった．アスファルトにみんなで座っていたが，恐怖で涙が止まらなかった．空が少し明るくなり家に向かうと，レスキュー隊の救助の声，行方がわからない人を探している消防や警察．私は恐る恐るわが家に入り，足の踏み場もなく水浸しの部屋の中，思いつくものだけを持ち，避難所の小学校へ向かった．

避難所での組織づくり

しばらくは地震が怖く，車中泊をしていたが，初めて物資が届くというアナウンスに校門へ行ってみると，運ばれてくる物資は全員分にはとても足りないという情報で，手作りの整理券が配布されていた．高齢者も育ち盛りの子もいるのにと心を痛めていると，「もらっていない」と我先に整理券を取りにくる人たちも……．物資を必要とする人たちが続々と集まり，統制の利かない状況になってきた．

そこに「組織を作らないといけない」と手をあげた勇士に数人が集まり，私も吸い込まれる

ように入っていった．理学療法士の方だった．「○○小学校に物資がそろっているらしいよ」そんな声に立ち去った人もいたが，私にはなぜかこの小学校を離れることは選択肢になかった．「この場をなんとかしないと」——案を出し合う中で，思いを一つにする人たちの結団式が行われているようだった．

集まったメンバーで，できることから始めていった．私は物資の確認や仕分けなどを行いながら医療班に入れてもらい，多く余っている避難所へ物資を受け取りにいったり，車中泊をしている人に情報を伝えていた．

生後 1 カ月にも満たない赤ちゃんを抱えた母親，せん妄を疑うような人，イリゲーターを遊具に吊り下げて栄養剤を流している人，「透析をしているのに，どうしよう」という人もいた．ライフライン，物資や医療，行政の安定が望めるまでは，皆とても気が張った状態だったように思われる．

数日後，自衛隊による水の配給車がきたときは，歓声があがり，暗くなっても列が続いていた．他県から炊き出しにきてもらったときには，作り手の笑顔，あたたかい食事に喜ぶ人たちの姿にただただ感動し，ずっと涙が止まらなかった．

口腔衛生・食事・排便管理の必要性

医療班としての活動では，まず全体を把握すべく看護師と一緒に被災者の体調について聞き取りを始めていった．震災後 3 日目までは，食事もさることながら，口腔内清掃も排便もほとんどの人がしていないことが判明し，「しなければいけないことすら忘れていた」と多くの人が口にしていた．事実，着の身着のまま避難してきた人が多く，オーラルケア用品はおろか，夜中の震災であったため義歯を装着していない人もいた．

筆者は聞き取りをしながら口腔ケアを行ったが，被災者の口腔衛生状態と同様に，彼らが食べている食事と排便管理についてもとても気になっていた．強いストレスと偏った食事による食物繊維の不足……．医師に食物繊維不足について相談すると，太陽化学のサンファイバー（水溶性食物繊維）を紹介いただき提供していただけることになった．

届いたサンファイバーを 100％果汁のジュースやお茶などに溶かし，看護師と聞き取りをしながら，試飲を行い手渡していった．ときには長い列もでき，「でたよ！」の元気な声をもらえたときにはお互いに喜び合った．

健康教室を通して気づいてもらう自身の大切さ

また同時に，口腔清掃を通して，肺炎予防のみならず自分のことを大切にしてほしいという思いから，拡声器を手に夕食の配給後に健康教室を行った．口腔衛生の必要性，どこでもできる歯みがきの方法，多大なストレスの中で少しでも自分に目を向けた自分のための口腔ケア，全身管理の重要性などを伝えていった．

東日本大震災時にボランティアをしていた友人が送ってくれた変装グッズは暗い避難所を明るくしてくれ，子どもたちが笑顔でやってきてくれた．健康教室の後は多くの人たちが洗面所に移動してくれるようになり，「歯みがきしたよ！」と伝えてくれる子どもたちもいた．

排便管理の話もし，サンファイバーで食物繊維が摂取できること，添加しても味が変わらないので，摂取しながら自分の排便についても意識してほしいことを伝えた．すると，年配の人たちを中心に自分の排便状況について伝えてくれるようになり，自身の体調を心配されていた

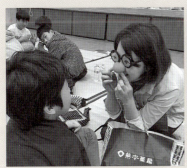
▲支援で送ってもらった変装グッズは子どもたちも喜んでくれた．

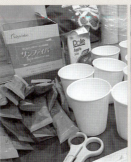
▲サンファイバースティックをリンゴジュースに混ぜて配給

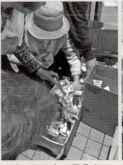
▲オーラルケア用品を仕分けて設けた手作りの歯科ブース．義歯ケースや歯間ブラシを求める人たちも．

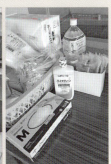
▲口腔ケアブース

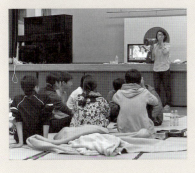
◀夜の健康教室

人は涙ながらに話してくれ，私ももらい泣きしながら，排便があったこと，口腔清掃ができることを一緒に喜んだ．当初は，「学校のトイレで用を足すのは…」「歯みがきどころじゃない」といわれていたが，そんな声もどこかへ消えていった．健康教室は数回行ったが，後半では子どもたちが「何かお手伝いすることはないですか？」「あそこに歯みがきしにいけない人がいますよ」などと声をかけてくれるようになった．

＊ ＊ ＊

この震災を通して，「この場で今，何が必要か，何をしなければならないか」を職域の垣根を超えて行動していくことの重要性を感じた．手をあげることには躊躇するかもしれないが，行動していくことが誰かの手助けになっていくことは確かだ．

震災直後は人びとのモラルが低い状況だった．そんな中で「歯科衛生士」を理解してもらうことは容易ではなかった（最初は医療班に入れてもらうことも断られた）．必要性を話し，やっと仲間に入れてもらえた．自身の小さな子どもたちを遠くの家族に預けて熱心に活動している看護師もいた．

誰かが手をあげることで，あたたかな「ともし火」が増えていくことを感じた．その「ともし火」が誰かに元気を与え，そして前向きに頑張っていこうと思わせてくれる源なのだと信じている．

References

1) Ito, K. et al. : Housing type after the Great East Japan Earthquake and loss of motor function in elderly victims : a prospective observational study. *BMJ Open*, **6** : e012760, 2016.
2) Tsuchiya, M. et al. : Periodontal disease is associated with insomnia among victims of the Great East Japan Earthquake : A panel study initiated three months after the disorder. *Tohoku J. Exp. Med.*, **237** : 83〜90, 2015.
3) Janssen, J.A. et al. : Disaster response in Illinois : The role foer dentists and dental hygienists. *Dent. Clini. North Am.*, **051** : 779〜784 v, 2007.
4) Sato, T. et al. : Prevalence of Candida albicans and non-albicans on the tongue dorsa of elderly people living in a post-disaster area : a cross-sectional survey. *BMC Oral Health*, **17** : 51, 2017.
5) 白石　愛ほか：在宅高齢者の口腔障害，栄養障害，嚥下障害の実態とスクリーニングツールの重要性．栄養，**2** : 32〜34, 2017.

（白石　愛　*Shiraishi Ai*）

COLUMN
オーラルフレイルと口腔機能低下症

オーラルフレイル

　オーラルフレイルは軽度の口腔機能低下を示す言葉とされているが，フレイルとの関係を理解すると全体像がわかりやすい．フレイルとは，健康と病気の中間的な虚弱な高齢像を，社会的・身体的・精神的な総合的視点から示す言葉であり，しかし適切な介入によって健康な状態へ戻ることができる状態とされている．

　『栄養（食/歯科口腔）からみた虚弱型フロー（案）』で示された概念図（図1）では，フレイルは，「社会性/心のフレイル期」「栄養面のフレイル期」「身体面のフレイル期」「重度フレイル期」の4つの段階に分けて説明されており，第2段階の栄養面のフレイル期にみられる「滑舌低下」「食べこぼしがある」「わずかなむせがある」「かめない食品が増えてきた」などの軽度な口腔機能低下をオーラルフレイルとしている．このオーラルフレイルに対して介入や予防を行うことが，フレイルの重症化を防ぐことにつながり，また健康な状態へ戻すために重要な視点であるとされている．

　現在，オーラルフレイルは高齢者のヘルスプロモーションにとっても非常に重要な新しい概念として，日本歯科医師会，日本歯科医学会，厚生労働省，企業など産官学が協力しながら国民運動へと展開させていこうとしている．

　ここに至る大まかな流れとしては，2013年に日本老年歯科医学会が欧米でも広く使われている高齢者の虚弱な状態を示す"Frailty Syndrome"という言葉にOralを付けることは，国民が理解しやすい俗称として適当ではないかとした．翌年，日本医師会はステートメントを発表し"Frailty"の日本語訳に「フレイル」を使用することとした．また平成25（2013）年度厚生労働省老人保健健康増進等事業報告書（図1）において「オーラルフレイル」という概念が提言された．さらに2015年に東京で開催された『口腔保健世界会議2015』において，超高齢化社会での口腔機能低下あるいは口腔へのアプローチの概念として

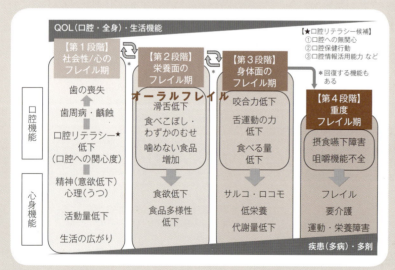

図1　栄養（食/歯科口腔）からみた虚弱型フロー（案）
〔平成26年度老人保健事業推進費等補助金老人保健健康増進等事業「食（栄養）および口腔機能に着目した加齢症候群の概念の確立と介護予防（虚弱化予防）から要介護状態に至る口腔機能支援等の包括的対策の構築および検証を目的とした調査研究」事業実施報告書より〕

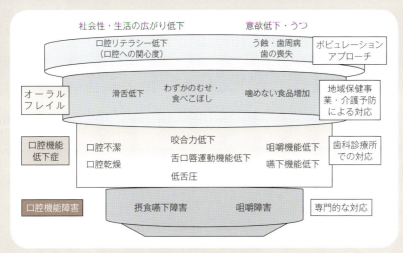

図2 老化による口腔機能低下
〔日本老年歯科医学会学術委員会：高齢期における口腔機能低下―学会見解論文2016年度版．老年歯科医学，**31**：1～18，2016．より〕

「オーラルフレイル」が提起された．

口腔機能低下症

　一方，日本老年歯科医学会は口腔機能の低下に対する介入を要する患者に対して，的確な歯科的介入を実施するための病名を提案すべく，「口腔機能低下症」について議論を重ねている．この仮説概念図（**図2**）にはオーラルフレイルが含まれており，全体を円柱が収束しながら落ち込んでいくような形で表現している．それぞれのレベル，すなわち1番目の円柱にはポピュレーションアプローチでの対応，2番目の円柱「オーラルフレイル」には地域保健事業や介護予防事業による対応，3番目の円柱「口腔機能低下症」には知識を有する一般の歯科診療所での対応，4番目の円柱の「口腔機能障害」にはスキルを有する医療職による専門的な対応という目安を設定している．現在は診断基準や検査項目などの詳細が検討されている．

＊　＊　＊

　「フレイル」は社会的・精神的・身体的な広い視点からの高齢者の虚弱状態を表し，「オーラルフレイル」はフレイルの進行に影響を与える口腔の虚弱状態を表している．これに対し「口腔機能低下症」は口腔に視点をおき，摂食嚥下障害や咀嚼障害に至る前段階であり，オーラルフレイルの次の段階という位置づけであるが，これらのフレイル，オーラルフレイル，口腔機能低下症，摂食嚥下障害などの概念自体が，視点や範囲が異なり，また診断基準も明確ではないために，たがいのグレーゾーンの幅が大きく，混乱しかねない曖昧な部分がある．

　また健康関連に限らずさまざまな分野でたくさんの新しい言葉が次々に生まれてくる現代社会において，国民のヘルスプロモーションに役立つわかりやすい言葉が国民に浸透して定着するためには，概念の構築と診断が確立することはもちろんであるが，さらに対応方法とその効果が国民にとってわかりやすく明確になることも重要であろう．

　これらの言葉が，ますます増加する高齢者が「食べて，しゃべって，大いに笑う」ことに寄与できるよう熟成していくことを願ってやまない．

References

1) 平成26年度老人保健事業推進費等補助金老人保健健康増進等事業「食（栄養）および口腔機能に着目した加齢症候群の概念の確立と介護予防（虚弱化予防）から要介護状態に至る口腔機能支援等の包括的対策の構築および検証を目的とした調査研究」事業実施報告書．
2) 日本老年歯科医学会　学術委員会．高齢期における口腔機能低下－学会見解論文　2016年度版－．老年歯学．**31**：1～18，2016．

（藤本篤士　*Fujimoto Atsushi*）

COLUMN
摂食嚥下障害に関する歯科の卒前・卒後教育

　近年の超高齢社会の到来により，歯科医療のニーズは急激に変化してきた．多障害，多疾患の高齢者が増加したことで，従来の診療所での診療だけでなく，訪問歯科診療の必要性が増えた．筆者らのような病院歯科だけでなく，訪問歯科診療で診察する患者も重度から軽度の摂食嚥下障害を有することが多く，施設職員や家族から摂食嚥下に関する質問を受けることもしばしばある．そのため，老年歯科領域では，摂食嚥下に関する適切な知識と技術を習得するために，卒前から卒後にかけての継続した摂食嚥下に関しての教育システムの充実が図られるようになった．ほぼすべての大学で摂食嚥下に関する卒前教育が行われ，また，卒後教育に関しては，各歯学部だけでなく，学会などでも教育システムが整えられてきている．

　ここでは，歯科における摂食嚥下に関する卒前，卒後の教育事情について触れてみたい．

摂食嚥下に関する卒前教育

　摂食嚥下機能および摂食嚥下障害に関する基本的な事項は，歯学教育モデル・コア・カリキュラム（コアカリ）と歯科医師国家試験の出題基準に組み込まれている．平成28（2016）年度改訂版のコアカリでは，超高齢社会へ対応できるように，多職種連携・多職種協働やチーム医療を具体的にイメージできるように内容が改訂されている．摂食嚥下に関連した項目もコアカリにしっかりと記載されているため（表1），ほぼすべての大学において，高齢者歯科や摂食嚥下に関連した授業が実施されている．

　さらに，一部の大学では，摂食嚥下の基礎実習や臨床実習，老人保健施設への見学，実習なども行われている．卒前から摂食嚥下障害者への診療に関わることで，その診療に関する具体的なイメージや必要性を感じることができ，卒後教育へとつなげていくことができる．

　歯科医師国家試験の出題基準にも摂食嚥下障害に関連する事項が入っており，国家試験での出題数も年々増加傾向にある．筆者が国家試験を受験した1990年代後半では，摂食嚥下の生理に関する問題は出題されていたが，臨床問題は皆無だった．しかし，近年では，摂食嚥下障害に関する臨床的な問題が毎年出題されるようになり，2017年の第110回国家試験では，摂食嚥下に関連した問題が，筆者が数えただけでも10問以上も出題されていた．これは，高齢者の摂食嚥下障害への歯科的対応の必要性を反映していると思われる．

摂食嚥下に関する卒後教育

　摂食嚥下リハビリテーションに限ったことではないが，その臨床は，一朝一夕に身につくものではない．セミナーや講習会を受講して，その概要や流れを理解することはできたとしても，それを実際の臨床に活かすためには，ある程度の経験がどうしても必要となる．近年，多くの歯学部において，摂食嚥下に関連した講座，診療科が設置されるようになり，摂食嚥下に関する卒後教育の場が増えている．卒後初期研修後に，それらの診療科に残ることで，摂食嚥下の臨床経験を積むことができる．

表 1 歯学教育モデル・コア・カリキュラム平成 28 年度改訂版における摂食嚥下障害関連項目

E　臨床歯学
E-2　口腔・顎顔面領域の常態と疾患
E-2-1)　頭頸部の基本構造と機能
・嚥下の意義と制御機構および食塊経路を説明できる.
E-2-4)-(11)　口腔・顎顔面領域の機能障害
・嚥下障害の原因と診察, 検査, 診断および治療方針を説明できる.
E-5　高齢者, 障害者, 心因性疾患
E-5-1)　高齢者の歯科治療
・摂食嚥下障害の診察, 検査, 診断を説明できる.
・摂食嚥下リハビリテーションを説明できる.
・栄養管理や食形態の調整について説明できる.

表 2 日本老年歯科医学会の専門医と摂食機能療法専門歯科医制度

専門医：高齢者に必要とされる歯科医療について専門的な知識と診療技術を修得した歯科医師. 研修施設において, 研修カリキュラムに従い, 以下のすべての研修を受ける.
1) 高齢化と社会
2) 老化と身体
3) 歯科訪問診療
4) 摂食嚥下リハビリテーション
摂食機能療法専門歯科医：摂食嚥下リハビリテーションに関する専門的な知識と技術を有する歯科医師.
指定研修を修了し, 指定研修内容に関する確認テストに合格し, さらに 1 年以上の実地研修を修了した後に認定試験に合格する必要がある.

　また, 学会による卒後教育支援システムも存在する. たとえば, 日本摂食嚥下リハビリテーション学会では学会認定士制度がある. 認定士を取得するためには, 学会の e ラーニングを受講が必須となっている. e ラーニングは, 摂食嚥下リハビリテーションに関する基礎から臨床まですべての範囲をカバーしており, 学会会員であれば無料で受講が可能となっている.

　日本老年歯科医学会では, 認定医と専門医の制度が制定されており, また, これらとは別に, 摂食機能療法専門歯科医師制度が近年設置された.「認定医」とは, 高齢者に必要とされる歯科医療について"基本的"な知識と診療技術を修得した歯科医師と定義され,「専門医」とは, その"専門的"な知識と診療技術を修得した歯科医師と定義されている（**表 2**）.

　老年歯科の専門医とは, 決してゴッドハンドをもつようなスペシャリストを意味するのではなく, 高齢社会に対応できる総合的な診療能力を有する歯科医師であると考える. そのため, 専門医教育では, ①高齢化と社会, ②老化と身体, ③歯科訪問診療, ④摂食嚥下リハビリテーションの 4 項目に関するすべての研修を実施することが義務づけられている. 摂食嚥下についても, 教育項目の 1 つとして含まれているので, 学会主催または共催によって, 多くの摂食嚥下関連のセミナーが企画されている.

　また, 3 年前から開始された「摂食機能療法専門歯科医制度」は, 摂食嚥下リハビリテーションに関する専門的な知識と技術を有する歯科医師を養成するために設立された（**表 2**）. 指定研修を行い, 確認テスト合格後に 1 年以上の実地研修が必要である. 研修をこなすのは結構大変だが, この制度は, 摂食嚥下障害の評価と対応をしっかりと行える歯科医師を育成するために考えられたものである.

　　　　　　　　＊　＊　＊

　以上のように, 卒前から卒後にかけて継続した摂食嚥下に関する教育の充実が図られている. 教育システムが充実することで, 摂食嚥下に携わる臨床家の数が増加し, 高齢者の摂食嚥下障害者への対応も変化してくると思われる. ただし, 教育については地域差も大きく, 高齢者の多い地方でのさらなる充実は今後の課題といえるだろう.

（松尾浩一郎　*Matsuo Koichiro*）

Part 4

住み慣れた地域で口から食べて豊かな老後を

01 摂食嚥下障害に対する介護保険行政の取り組み

秋野憲一
Akino Kenichi

Summary

摂食嚥下障害のある高齢者への適切な対応は，地域包括ケアシステムの構築に向けて介護保険行政においても重要な取り組みとなっており，経口維持加算・経口移行加算などの介護報酬，在宅医療・介護連携推進事業による多職種連携の推進，介護予防・日常生活支援総合事業における口腔機能向上の取り組みなどが制度上位置づけられている．

Key words 地域包括ケアシステム，経口維持加算，在宅医療・介護連携推進事業，介護予防・日常生活支援総合事業，口腔機能向上

地域包括ケアシステムと摂食嚥下障害への対応

厚生労働省においては，団塊の世代が75歳以上となる2025年を目途に，重度な要介護状態となっても住み慣れた地域で自分らしい暮らしを人生の最後まで続けることができるよう，住まい・医療・介護・予防・生活支援が一体的に提供される「地域包括ケアシステム」の構築を実現していくこととしている．

75歳以上のいわゆる後期高齢者は，65〜74歳の前期高齢者に比べて，医療サービスと介護サービスの両方が必要となる人が多いほか，今後，認知症高齢者の増加が見込まれることから，後期高齢者や認知症高齢者の地域での生活を支えるためにも，地域包括ケアシステムの構築が重要となってくる．

重度な要介護状態や認知症があっても，住み慣れた地域で生活を続けるためには，適切な医療介護サービスの提供が不可欠であることはいうまでもないが，特に摂食嚥下障害のある高齢者に対しては，さまざまな医療職種と介護職種の密接な連携による支援，多職種連携のチームビルディングによる支援の必要性が高まっている．

口から食べる楽しみの支援の充実（平成27年度介護報酬改定）

平成27（2015）年度の介護報酬改定の柱である「中重度者・認知症への対応の強化」の重点項目として，「口腔・栄養管理に係る取り組みの充実」が盛り込まれ，従来あった経口維持加算，経口移行加算，療養食加算の見直しが行われた（**図1**，**表1**）．

具体的には，「**経口維持加算**」については，施設等入所者が認知機能や摂食嚥下機能の低下などにより食事の経口摂取が困難となっても，自分の口から食べる楽しみを得られるよう，多職種協働による支援を充実を図り，多職種による食事の観察（ミールラウンド）やカンファレンスなどの会議といった取り組みを評価することとした．

さらに，「経口維持加算Ⅱ」として，咀嚼機能や口腔機能についての知見が加わることにより質の高い経口維持の取り組みが行われることを評価することにして，食事

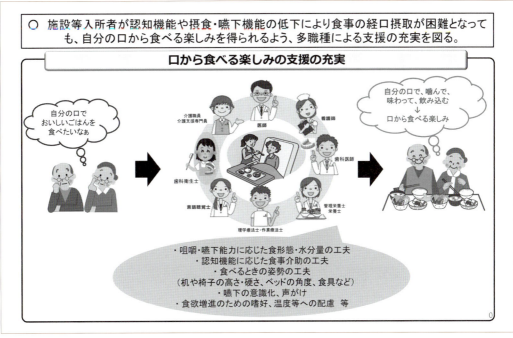

図1 「口から食べる楽しみ」の支援の充実 〔厚生労働省作成〕

表1 経口維持加算

	経口維持加算（Ⅰ）	経口維持加算（Ⅱ）
算定案件	月1回以上，多職種が共同して，食事の観察および会議などを行い，入所者らが経口による継続的な食事の摂取を進めるための経口維持計画を作成し，特別な管理を実施した場合に算定．療養食加算の併算定可．	介護保険施設などが協力歯科医療機関を定めたうえで，医師（配置医師を除く），歯科医師，歯科衛生士または言語聴覚士のいずれか1名以上が食事の観察および会議などに加わった場合（＊）に，経口維持加算（Ⅰ）を加えて（Ⅱ）を算定．療養食加算の併算定可．
対象者	摂食機能障害（食事の摂取に関する認知機能障害を含む）を有し，水飲みテストや頸部聴診法などにより誤嚥が認められる（食事の摂取に関する認知機能の低下から嚥下機能検査が困難である場合などを含む）ことから，経口による継続的な食事の摂取を進めるための特別な管理が必要である者	
単位数	400単位／月	100単位／月

注）経口維持加算（Ⅱ）の算定は，経口維持加算（Ⅰ）の算定が前提であるため，＊を実施した場合は，合計500単位／月の算定が可能．

の観察や会議に人員基準に規定する以外の医師，または歯科医師，歯科衛生士，言語聴覚士のいずれかが参加している場合の評価も追加した．

「経口移行加算」については，施設等入所者が認知機能や摂食嚥下機能の低下などにより食事の経口摂取が困難となっても，自分の口から食べる楽しみを得られるよう，言語聴覚士や看護職員による多職種協働による支援の追加がなされた．

「療養食加算」については，入所者の摂食嚥下機能面の取り組みを充実させるため，

経口移行加算または経口維持加算との併算定を可能とする見直しも行われた.
　これらの見直し内容からもわかるように，高齢者に対する摂食嚥下障害への対応は，介護報酬上においても非常に重要な取り組みの一つとして評価されている.

在宅医療・介護連携推進事業

　疾病を抱えても，自宅などの住み慣れた生活の場で療養し，自分らしい生活を続けられることを目的に，平成27年度の介護保険制度の見直しにおいて，市町村が実施主体となる地域支援事業に「在宅医療・介護連携推進事業」が位置づけられ（**図2**），平成30（2018）年4月までにすべての市町村が実施することとなっている.

　さまざまな関係職種，関係機関が連携する多職種協働により在宅医療・介護を一体的に提供できる体制の構築を目指して，連携を推進するための多職種研修や医療介護関係者による検討など8つの取り組みのすべてに市町村は取り組むこととなっている.

　病院や介護保険施設が原則として同一の組織内の連携構築であることに対し，在宅においては，医療機関は複数，介護事業所も複数とさまざまな組織間の連携も求められる．在宅医療・介護連携推進事業では，このようにさまざまな医療機関，介護事業

- 在宅医療・介護の連携推進については、これまで医政局施策の在宅医療連携拠点事業（平成23・24年度）、在宅医療推進事業（平成25年度～）により一定の成果。それを踏まえ、介護保険法の中で制度化。
- 介護保険法の地域支援事業に位置づけ、市区町村が主体となり、郡市区医師会等と連携しつつ取り組む。
- 実施可能な市区町村は平成27年4月から取組を開始し、平成30年4月には全ての市区町村で実施。
- 各市区町村は、原則として（ア）～（ク）の全ての事業項目を実施。
- 事業項目を郡市区医師会等（地域の医療機関や他の団体を含む）に委託することも可能。
- 都道府県・保健所は、市区町村と都道府県医師会等の関係団体、病院等との協議の支援や、都道府県レベルでの研修等により支援。国は、事業実施関連の資料や事例集の整備等により支援するとともに、都道府県を通じて実施状況を把握。

○事業項目と取組例

（ア）地域の医療・介護の資源の把握	（エ）医療・介護関係者の情報共有の支援	（キ）地域住民への普及啓発
◆地域の医療機関の分布、医療機能を把握し、リスト・マップ化 ◆必要に応じて、連携に有用な項目（在宅医療の取組状況、医師の相談対応が可能な日時等）を調査 ◆結果を関係者間で共有	◆情報共有シート、地域連携パス等の活用により、医療・介護関係者の情報共有を支援 ◆在宅での看取り、急変時の情報共有にも活用	◆地域住民を対象にしたシンポジウム等の開催 ◆パンフレット、チラシ、区報、HP等を活用した、在宅医療・介護サービスに関する普及啓発 ◆在宅での看取りについての講演会の開催等 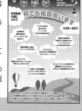
（イ）在宅医療・介護連携の課題の抽出と対応策の検討	（オ）在宅医療・介護連携に関する相談支援	（ク）在宅医療・介護連携に関する関係市区町村の連携
◆地域の医療・介護関係者等が参画する会議を開催し、在宅医療・介護連携の現状を把握し、課題の抽出、対応策を検討	◆医療・介護関係者の連携を支援するコーディネーターの配置等による、在宅医療・介護連携に関する相談窓口の設置・運営により、連携の取組を支援。	◆同一の二次医療圏内にある市区町村や隣接する市区町村等が連携して、広域連携が必要な事項について検討
（ウ）切れ目のない在宅医療と在宅介護の提供体制の構築推進	（カ）医療・介護関係者の研修	
◆地域の医療・介護関係者の協力を得て、在宅医療・介護サービスの提供体制の構築を推進	◆地域の医療・介護関係者がグループワーク等を通じ、多職種連携の実際を習得 ◆介護職を対象とした医療関連の研修会を開催等	

図2　在宅医療・介護連携推進事業（介護保険の地域支援事業．平成27（2015）年度～）〔厚生労働省作成〕

表2 介護予防・日常生活支援総合事業における口腔機能向上の取り組み　〔厚生労働省作成〕

1．一般介護予防事業〈介護予防普及啓発事業〉
対象者：　65歳以上のすべての高齢者
事業内容：口腔の介護予防に関する教室・講演会の開催，住民主体の活動における健口体操などの実施，パンフレットの作成など
2．介護予防・生活支援サービス事業〈通所型サービスＣ，訪問型サービスＣ（短期集中予防サービス）〉
対象者：　要支援者，基本チェックリスト該当者
事業内容：保健・医療の専門職により提供される支援で，3〜6カ月の短期間で行われるサービス 　　　　　・通所型サービスＣ；歯科衛生士らによる口腔機能向上のプログラム（摂食嚥下機能訓練，口腔清掃の自立支援など） 　　　　　・訪問型サービスＣ；歯科衛生士らによる訪問指導

所のチームビルディングを推進するため，市町村行政に多職種連携構築のための取り組みを行わせることとした．

　現在，各地域において多職種研修などの取り組みが始まっているが，多職種の連携が最も必要とされる取り組みの一つとして，摂食嚥下障害を有する要介護高齢者への対応が先行地域の多くの自治体において行われている．

　今後，終末期を含めた地域における在宅療養を充実していくためには，病院や介護保険施設における多職種連携による摂食嚥下障害への対応のように，在宅においても医療介護関係職種の密接な連携が重要であり，本事業を活用し，各地域において摂食嚥下障害に対応できる多職種連携のチームビルディングが進むことが期待される．

介護予防・日常生活支援総合事業

　平成18（2006）年度の介護保険制度改正により介護予防を重視する見直しが行われ，介護予防事業のメニューとして「口腔機能向上プログラム」が導入された．口腔機能向上プログラムは，高齢者がおいしく，楽しく，安全な食生活を営むうえで重要なサービスであり，口腔衛生に対する指導に加えて，嚥下などを含む口腔機能に対する指導も含まれており，口腔機能の低下を予防することを目的としている．

　平成27（2015）年度の介護保険制度改正により，この介護予防事業の見直しが行われ，介護予防・日常生活支援総合事業に移行することとなっているが，同事業においても，一般介護予防事業「介護予防普及啓発事業」に口腔の介護予防に関する教室や介護予防・生活支援サービス事業「通所型サービスＣ（短期集中予防サービス）」に，口腔機能向上プログラムを引き続き位置づけている（**表2**）．市町村は，地域の実情に応じてこれらのサービスを実施できることとしている．

02 地域高齢者におけるサルコペニアの予防・治療のアプローチ

山田 実
Yamada Minoru

Summary

サルコペニアに対する有用な対策方法として運動と栄養があげられており，特にこれらの併用が最も効果的であると考えられている．このような介入プログラムを地域高齢者に対して実施していくためには，①簡便なスクリーニング検査を行うこと，②簡便かつ汎用性の高い介入プログラムを提供することが重要となる．

Key words サルコペニア，運動，栄養，スクリーニング，地域在住高齢者

はじめに

要介護状態にない一般高齢者であっても，15〜20％程度がサルコペニアに該当すると考えられている[1,2]．そしてこのサルコペニアは，その後の要介護発生や入院，それに死亡などのイベントに影響すると考えられており，サルコペニアの予防・治療は，医療費・介護給付費などの社会保障費抑制の面からも重要な対策となる．

特に，2025年には団塊の世代の人たちがすべて後期高齢者になるとされており，サルコペニアをはじめとする老年症候群は医療・介護領域の中核となることが予想される．ここでは，サルコペニア対策を地域でどのように実践するかについて解説する．

サルコペニア対策の考え方

サルコペニアの対策としては，運動と栄養がそれぞれ重要と考えられており，近年では両者を組み合わせることが最も重要とも考えられるようになってきた．ただし，地域在住高齢者においてサルコペニアへの対策を行う場合には，"予防"（対象はサルコペニアではない高齢者）と"治療"（対象はサルコペニア高齢者）を区別して考える必要がある．

両ケースに共通して必要になるのは運動である．運動介入に関する報告は数多くあり，筋力増強効果，運動機能向上効果，骨格筋量増加効果，さらには日常生活動作の改善効果などが認められている[3,4]．一般的に，骨格筋機能を強化するためには，1 RM（repetition maximum．最大反復回数）の70〜80％程度の高負荷なトレーニングを実施すべきと考えられている．しかし近年になって，高齢者においては1 RMの40％程度の低負荷のトレーニングでも効果が期待できるのではないかと考えられるようになってきた．そして，この低負荷なトレーニングを実施するうえで重要なのは，量（回数，セット数）を十分に担保するということになる＊．

一方，地域高齢者に対する栄養介入に関しては，ケースに応じて実施すべきと考え

＊**低負荷トレーニングにおける"量"の担保**

Csapoらは，負荷量だけでなく，「負荷量×回数×セット数」を乗じることで算出される仕事量を高めることが重要であることを示している[5]．

実際，あらゆるレジスタンストレーニングをレビューすると，筋力は負荷量ではなく仕事量依存的に改善することが示されている．そのため，地域高齢者に対してサルコペニアの予防・治療を目的とした介入を実施する際には，安全性を考慮して負荷量はやや抑え，回数，セット数，さらに頻度や期間などを十分に担保したプログラムを提供する必要がある．

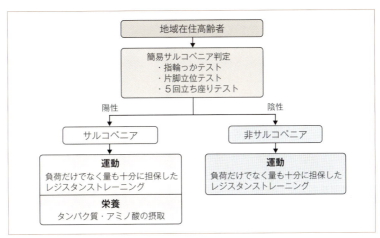

図1　サルコペニアの予防と治療の戦略

られるようになってきた．2015年に報告されたメタ解析では，サルコペニアではない高齢者とサルコペニア高齢者に層化してタンパク質摂取による骨格筋量増加効果を検証しており，サルコペニアでない高齢者に対しては有意な効果を示さなかったのに対し，サルコペニア高齢者では有意に骨格筋量が増加することを示した[6]．筆者らが実施した介入研究でも同様の結果が得られており[7]，サルコペニアではない高齢者では，日常的にタンパク質が摂取できており栄養状態が良好に保たれている場合が多く，一方でサルコペニア高齢者では日常的なタンパク摂取が不十分となっているものと推測されている．つまり，サルコペニアの予防を目指す場合には運動単独，サルコペニアの治療を行う場合には運動と栄養介入の併用という考え方が必要になる（図1）．

地域でサルコペニアを判定する方法

前述のように，サルコペニアの予防と治療ではプログラムを変化させる必要があり，そのためには，地域でも簡便にサルコペニアをスクリーニングする必要がある．サルコペニアの判定方法については，アジアのサルコペニアワーキンググループ（AWGS）が提唱したアルゴリズムに従って判定するのが一般的になりつつある[8]．しかし，いくら持ち運び可能な生体インピーダンス装置でも，比較的大きく高価であるため，どのような地域でも利用可能とはいいがたい．そのような場合は，①指輪っかテスト[9]*，②開眼片脚立位テスト*，③5回立ち座りテスト*が有用である（図2）．

地域においては，①～③を行い，2項目以上該当してしまう場合を「サルコペニア」，0項目であれば「問題なし」，1項目であれば「サルコペニア疑い（予備群）」のように解釈してもよいと思われる．

*①指輪っかテスト
両母指と示指で輪を作り，この輪を下腿最大膨隆部と比較するというものであり，下腿部を両手で囲み下腿部のほうが小さい場合には「サルコペニアの疑いあり」と判断するものである[9]．下腿周囲長は，サルコペニア，低栄養の指標の一つとなっており，指輪っかテストは簡便かつ妥当な方法である．

*開眼片脚立位テスト
両脚ともに実施して，一側でも8秒未満となる場合にはサルコペニアを疑う．

*5回立ち座りテスト
10秒以上かかってしまう場合にサルコペニアを疑う．

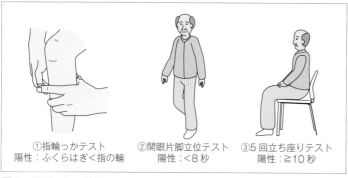

図2 地域で行う簡易サルコペニア判定
①指輪っかテスト　陽性：ふくらはぎ＜指の輪
②開眼片脚立位テスト　陽性：＜8秒
③5回立ち座りテスト　陽性：≧10秒

動介入や栄養介入（指導）を実施する．しかしながら，高齢者人口が約3,400万人ともされるわが国において，教室型の運動教室のみで多くの高齢者をフォローすることは難しい．現在では，地域で自主グループや地域サロンの設置を促進したりしているが，それらのプログラムに加えて遠隔監視型郵送式介護予防プログラムも実施してもらいたい．この介護予防プログラムは，高齢者であれば低負荷のトレーニングでも仕事量を担保すれば骨格筋機能向上効果が期待できるという根拠に基づいたものである．

前述のように，1RMの40％という低い負荷量でも骨格筋機能を向上させることが可能であれば，高齢者にとっては歩行動作そのものが比較的強い運動になっている可能性がある．そうである場合，一般的にウォーキングは有酸素運動の意味あいが強いと考えられがちであるが，高齢者にとってのウォーキングは，レジスタンス運動の要素も含んだものになっている可能性がある．実際，Kuboらは高齢者に対してウォーキング介入を行い，下肢筋力向上や骨格筋量増加効果が得られることを示している[10]．遠隔監視型郵送式介護予防プログラムでは，この特性を活かし，日々の歩数をカレンダーに記録し，1カ月に一度の頻度で郵送によって指導者とコミュニケーションを取り，翌月の目標などのフィードバックを受けるという方法を用いる．

しかし，前述のように，高齢者の骨格筋機能を高めるためには，運動と栄養の併用療法がより有用となるため，ウォーキングにも何らかの形で栄養サポートを加えることが有用である．その方法の一つとして，歩数を記録するカレンダーに，日々の簡単な食事記録をつけるというものがある（図3）．食事記録の方法としては，テイクテン！®＊の食生活チェック表などを参考にするのも効果的である．個々人に応じて，特に摂取すべき食品，控えるべき食品などを指導する際にも役立つとともに，対象者の栄養に対する意識を高めるのにも有用である．

筆者らは，日々のウォーキングとタンパク質摂取を併用した遠隔監視型郵送式介護予防プログラムを行い，その効果検証を実施した[7]．地域在住高齢者を「ウォーキング＋栄養群」，「ウォーキング単独群」，「コントロール群」の3群に分類し，それぞれ6カ月間の介入を実施した．その結果，ウォーキングを実施した2つの群で，有意に骨格筋同化関連ホルモン（インスリン様成長因子，デヒドロエピアンドロステロン）と骨格筋量が増加した．

さらに，対象者をフレイル高齢者と非フレイル高齢者に層化して分析すると，フレイル高齢者ではタンパク質摂取を併用することの効果が明確に現れたのに対して，非フレイル高齢者ではタンパク質摂取の併用効果は認められなかった．つまり，サルコペニア・フレイル高齢者においては運動と栄養の併用療法が有用であるが，元気な高

＊テイクテン！®
Take 10!®．「一日に10の食品群（肉，魚，卵，牛乳，大豆，海草，イモ，果物，油，野菜）を食べましょう」（栄養バランスのよい食生活の実践），「一日に10分間の体操を2〜3回しましょう」（筋力を落とさないための運動の実践）を柱に，高齢者の「元気で長生き」のために開発されたプログラム（特定非営利活動法人国際生命科学研究所）．

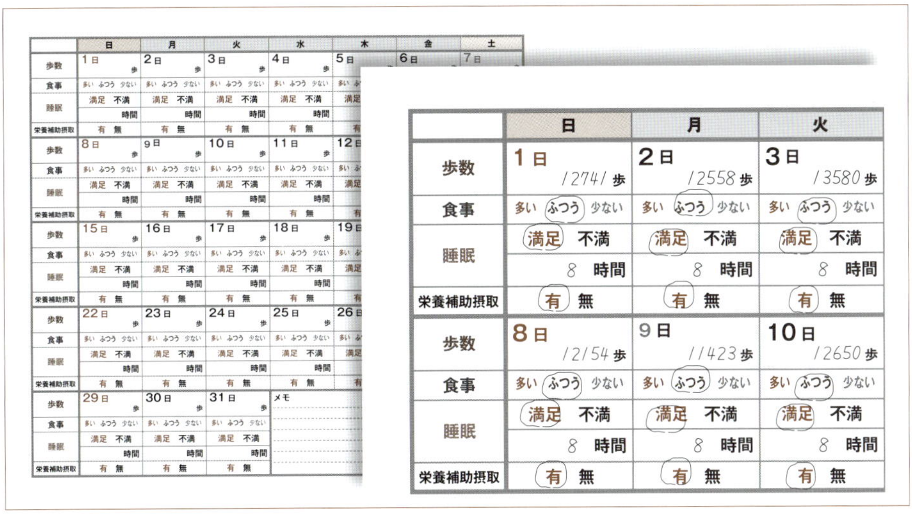

Part 4 住み慣れた地域で 口から食べて 豊かな老後を

図3 日々の活動の記録用紙の例

*通信型介護予防プログラムの有用性
わが国には人口密度が粗な，いわゆる過疎地も多くあり，このような地域では教室までに送迎が必要になることや，教室参加者数が少ないということなどから，必ずしも教室型運動介入が最善の策とは限らない．また，市街地であっても教室終了後のフォローは課題となる場合が多く，このような場合にはここで示したような通信型の介護予防は有用と考えられる．

齢者においては栄養補助による上乗せ効果はあまり期待できないことが示唆された*．

＊　＊　＊

サルコペニアをはじめとする老年症候群の対策を地域で推進するためには，まさに多職種連携が求められる．より多くの高齢者が，健康寿命延伸の情報・ヒントにリーチし，継続した活動が実施できるよう，今後は多方面で整備を促進するとともに，それらをマネジメントする仕組みも整えていく必要があるだろう．

References

1) Yamada, M. et al. : Prevalence of sarcopenia in community-dwelling Japanese older adults. *J. Am. Med. Dir. Assoc.*, **14** : 911 〜 915, 2013.
2) Akune, T. et al. : Exercise habits during middle age are associated with lower prevalence of sarcopenia: the ROAD study. *Osteoporos. Int.*, **25** : 1081 〜 1088, 2014.
3) Giné-Garriga, M. et al. : Physical exercise interventions for improving performance-based measures of physical function in community-dwelling, frail older adults: a systematic review and meta-analysis. *Arch. Phys. Med. Rehabil.*, **95** : 753 〜 769, 2014.
4) Chou, C.H. et al. : Effect of exercise on physical function, daily living activities, and quality of life in the frail older adults: a meta-analysis. *Arch. Phys. Med. Rehabil.*, **93** : 237 〜 244, 2012.
5) Csapo, R. and Alegre, L.M. : Effects of resistance training with moderate vs heavy loads on muscle mass and strength in the elderly: A meta-analysis. *Scand. J. Med. Sci. Sports*, 2015.
6) Komar. B. et al. : Effects of leucine-rich protein supplements on anthropometric parameter and muscle strength in the elderly: a systematic review and meta-analysis. *J. Nutr. Health Aging*, **19** : 437 〜 446, 2015.
7) Yamada, M. et al. : Mail-based intervention for sarcopenia prevention increased anabolic hormone and skeletal muscle mass in community-dwelling Japanese older adults: The INE (Intervention by Nutrition and Exercise) Study. *J. Am. Med. Dir. Assoc.*, **16** : 654 〜 660, 2015.
8) Chen, L.K. et al. : Sarcopenia in Asia: consensus report of the Asian Working Group for sarcopenia. *J. Am. Med. Dir. Assoc.*, **15** : 95 〜 101, 2014.
9) 飯島勝矢：サルコペニア危険度の簡易評価法「指輪っかテスト」．臨床栄養，**125**：788 〜 789，2014.
10) Kubo, K. et al. : Effects of 6 months of walking training on lower limb muscle and tendon in elderly. *Scand. J. Med. Sci. Sports*, **18** : 31 〜 39, 2008.

03 東京都新宿区における食支援

五島朋幸
Goto Tomoyuki

Summary

2009年7月,東京都新宿区で「最期まで口から食べられる街,新宿」をモットーに,新宿食支援研究会(新食研)を設立した.新食研には23職種115名のメンバーがいるが,全員で一つの活動をしているわけではない.多くのワーキンググループの活動を通して多方面から食のケアを実践している.

Key words 新宿食支援研究会,MTK&H(見つける,つなぐ,結果を出す,そして広める),地域連携,地域のムーブメント,食のケア

はじめに

東京都新宿区は人口約337,455人,面積は約18 km^2(2016年9月現在)."新宿"といえば高層ビル街,オフィス街,そして繁華街のイメージが強いが,高齢化率は20%と決して低くない.それどころか,区内公営住宅のアパート群は高齢化率が著しく高く,「都会の限界集落」として孤独死など大きな問題を抱えているほどである.区内に3つの大学病院など基幹病院は7つ存在し,医療依存度が高い状態のまま,基幹病院から直接自宅に戻らざるをえないケースも多いのが現実である.

この新宿区で2009年7月「最期まで口から食べられる街,新宿」をモットーに新宿食支援研究会(以下,新食研)を設立した.

新食研が考える食支援

現在,病院におけるNST活動は目覚ましく,大きな成果を上げてきている.しかし,一歩病院を離れ,地域に戻ると栄養ケアの担い手はおらず,医療者ですらその必要性を感じるものさえ少ないのが現状である.今,地域では何をすべきなのか──地域住民の食や栄養に対する意識を向上させ,結果を出すための仕組みを作らなくてはならないのである.新食研は食支援という枠組みで地域の意識改革からネットワーク作りまでをトータルに行うことを目標としている.

新食研では,食支援を実践するにあたり,「食支援」を「**本人,家族に口から食べたいという希望がある,もしくは身体的に栄養ケアの必要がある人に対し,適切な栄養管理,経口摂取の維持,食を楽しんでもらうことを目的としてリスクマネジメントの視点をもち,適切な支援を行うこと**」と定義した.誤嚥性肺炎予防,サルコペニア,フレイルの予防,経口摂取の維持や最期まで食べる喜びを維持することまでをも網羅することこそ「食支援」と考えている.

具体的な食支援を考えると,以下のような項目が挙げられる.①全身の管理,②栄

表1 地域食支援の担い手

	医師	看護師	薬剤師	歯科医師	歯科衛生士	管理栄養士	ST	PT・OT	ケアマネ	ヘルパー	福祉用具	配食
全身の管理	◎	◎	◎						○			
栄養管理	○	○				◎						
口腔環境整備（義歯製作，調整など）				◎	◎							
口腔ケア		○		◎	◎					○		
摂食嚥下リハビリテーション	○	○		◎	◎		◎	○				
食事形態の調整				○	○	◎	○			○		○
食事づくり						○				◎		◎
食事姿勢の調整		○					○	◎		○	○	
食事介助		○			○		○	○		◎		
食事環境調整		○						○	◎	◎	◎	○

＊色が濃いほど関与が深い．

養管理，③口腔環境整備（義歯製作，調整），④口腔ケア，⑤摂食嚥下リハビリテーション，⑥食事形態の調整，⑦食事作り，⑧食事姿勢の調整，⑨食事介助，⑩食事環境調整．地域では，これらに多くの職種がかかわることになる（表1）．

在宅療養者がすべての支援を必要とするわけではないし，すべての職種がかかわらなければならないわけではない．在宅療養者の状況は多様であり，必要に応じたサービス，必要な職種が有機的にかかわることで初めて地域食支援が実現する．つまり，地域食支援には多職種で取り組まなくてはならないのである．

新食研が目指す活動は，地域という単位で意識改革をし，医療職，介護職などという垣根も越え，一般市民も参加して「何らかの食や栄養の異常を見つける人」，「適切な支援者につなぐ人」，そして「結果を出す人」を地域で無限に作りだすことである．われわれの活動のすべてが「見つける（M）」「つなぐ（T）」「結果を出すK）」にあるといっても過言ではない．現在では地域住民や社会に食支援の意識，知識を「広める（H）」という活動も加わり実践している（MTK & H）．

新食研の活動

1 活動目標

この活動を進めていくにあたり，次の4つの活動目標を掲げている．
①介護現場で直接的・日常的に関与する介護職，特にホームヘルパーの食に対する意識向上
②食支援にかかわる多職種間でのネットワーク作りと，知識・技術向上
③食支援の地域での実践
④食支援を社会に広める．

それぞれの目的のもとにスタッフメンバー23職種115名で18のワーキンググループが活動している（2016年9月現在）．以下，これらの活動の一部を紹介する．

2 活動例

1）「ホームヘルパーワーキンググループ」による研修会の実施

地域におけるホームヘルパーの存在は大きい．医療職は問題が発生し，重症化してからしか動けない．しかし，要支援，要介護度1, 2のような人にも低栄養，低栄養予備軍が多くいることが筆者らの調査でもわかっている．このことからも，食に問題がある人を「見つける」というのは能動的に「見つける」ということであり，この役割を担う一つの職種がホームヘルパーである．新食研ではホームヘルパーの食に対する意識向上のために定期的に研修会を開催している．

2）「食べる☆デイ!!」によるデイサービスからの食支援

最近多くみられるデイサービス．新宿にも90事業所ほどある．従来，高齢者の預かりサービスだが，ここで高齢者の様子を知ることにより現状とリスク管理をしていき，家族や医療機関にフィードバックしていく取り組みである．

3）地域との連携を実践的に作る

連携創造ワーキンググループ「コラクリ（Collaboration Create）」は地域での実際の連携作りを行っている．どうやったら能動的に見つけられるか，どうやったら適切な人につなげられるのかを考え，実際に連携するシステムづくりを行っている．地域包括支援センター，町内会，老人会，商店会，区議会議員などをゲストに迎え具体的な連携作りを進めている．

4）歯科衛生士，管理栄養士，理学療法士による地域食支援グループ

地域における食支援の実働的な部隊として2010年4月『地域食支援グループ「ハッピーリーブス」』を立ち上げた．地域の食支援に深くかかわる歯科衛生士，管理栄養士，そして理学療法士がフリーランスとして集い，新宿を中心に活動している．現在10名以上のメンバーが活躍している．

5）食支援サポーター制度

新食研主催で食支援サポーター制度を作成した．一般の人にも食支援に関心をもってもらい，知識ももってもらうことを目的にしており，食に関するミニ講座を行い，受講生に称号を与えていく．

一般市民が食と栄養に対する知識をもつとともに，「見つける」「つなげる」「結果を出す」人材づくりの核となる予定である．

6）人材発掘を視野に入れた勉強会

新食研では毎月オープンな形で勉強会を開催している（図1）．新食研メンバーが講師になり，新宿を中心とした参加者によって開催するため，「新食研の，新食研による，新宿のため」の会となる．毎回70名以上の参加

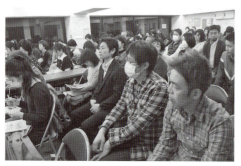

図1　新宿食支援研究会勉強会

があり，毎回多彩な顔ぶれとなる．新食研のオープンな企画はこの勉強会であり，食支援や新食研に興味ある人の参加も多く，優秀な人材の発掘場所ともなっている．

3　地域を変えるための多方面からのアプローチ

　地域で食支援活動をするためには，地域でニーズが上がってこなければ始まらない．多くの市民が栄養や摂食嚥下機能についての知識が乏しく，その対応法を知らないのが現実である．

　新食研では現場で気づきが発生するようにヘルパー研修や食支援サポーター研修を行っており，気づいた人が誰かにつなげられるためのネットワーク作り，結果を出せる専門職チーム作りまでを一連の流れとして行っている．

　地域の食と栄養を変えていくことは容易ではない．一方面からのアプローチでは地域は変わらない．新食研はありとあらゆる食のアプローチをしていくことで地域を変えようとしている．

地域連携

　地域連携を言及する際，よく「顔の見える連携」といわれる．しかし，顔が見えたから，情報が共有できたから，結果は出るのだろうか．他の地域を見回してみると，連絡を取ること，情報共有することが目的となっている地域も見受けられる．しかし，現場で結果が出なければ連携に意味はない．

　連携とは，自分の仕事を他人に託すことではない．プロフェッショナルがきっちりプロの仕事をすることが連携の根底であり，現場で結果を出すことが唯一絶対の目標である．それなくして連携はありえない．新食研の連携は，「腕（スキル）と腹（マインド）の見える関係」を作り，結果を出すことしか目指していない．

食支援の実現とストラテジー

　たしかに最期まで口から食べられる楽しみ，満足感を与えることがわれわれの重要な使命である．しかし，専門職のネットワークをいくら強固にしたところで，介護現場が，いや，社会が食の大切さに気づかなければこの活動に意味はない．「口から食べる」ことの意味を社会に問うことこそ，真の食支援と考えている．

　新食研が目標達成のために考えるストラテジーは以下の3つである．
　①新食研メンバー自身が各職種のプロとして食支援力を向上させる．
　②新食研の各WGで地域食支援力を向上させる．
　③「食べられる人」だけではなく，「食べられる街」を作る．

＊　＊　＊

　「最期まで食べられる街作り」とは，摂食嚥下障害のキュアではなく，さまざまな活動を通して食のケアを行っていくことである．

04 京都府における摂食嚥下障害に対する多職種・異業種連携

荒金英樹
Aragane Hideki

Summary

　京都では2010年の嚥下調整食，摂食嚥下共通連絡票の京都基準の認定を背景に，多職種によるさまざまな食支援の連携体制整備，京都の地域性を生かした食の伝統職人との高齢者・障害者の食の支援を地域の食文化にする試みも始まっている．

Key words　多職種連携，異業種連携，地域包括ケア

はじめに

　あらためて「口から食べる」を考えてみると，栄養素の補充や口腔咽頭機能の保持といったScienceの面だけではなく，欲求を充足させ，移りゆく季節を感じ，人との交流を楽しむ手段という，人の心に働きかけるArtの視点を欠くことができない行為である．なかでも高齢者には自分が過ごしてきた年月を振り返る大切な機会である．
　京都では，従来型の栄養管理を地域で支える社会システムの構築に取り組むとともに，京都の伝統文化を盛り込んだ異業種連携による新たな食文化の創造にも挑んでいる．そうしたわれわれの活動の一端を紹介する．

京滋摂食嚥下を考える会

　平成21（2009）年に当院NSTが実施した京都府内NST稼働施設，京都市山科区の病院，介護施設を対象とした嚥下調整食実態調査から，摂食嚥下障害という地域連携が最も必要とされる課題にもかかわらず，各施設でバラバラに取り組んでいる現状が浮き彫りになり，地域連携や摂食嚥下の問題への共通理解の障害になっていることが判明した．そこで翌年に京都府，滋賀県で栄養，摂食嚥下の問題にかかわる多施設，多職種が集う「京滋摂食嚥下を考える会（以下，考える会）」が発足した．
　考える会では施設間での情報伝達の手段として，前述の実態調査で最も支持されていた「嚥下食ピラミッド」（107頁参照）を地域の嚥下調整食の共通基準とすること，考える会が独自に作成した「摂食嚥下連絡票」の運用を提案した．京都府では，京都府医師会，歯科医師会，歯科衛生士会，栄養士会，言語聴覚士会，看護協会，介護支援専門員会などの各専門職能団体から支持が得られ，京都府基準として承認された．
　これを契機に各職能団体では会員向けの教育プログラムへ嚥下調整食共通基準と摂食嚥下連絡票が導入され，京都府が推進している脳卒中パスに代表される各種地域連携パスへも盛り込まれた．また，多くの病院，介護施設において給食部門は外部委託

となっている現状をふまえ，委託業者の登録団体からの京都府基準への理解と協力も得られた．こうした都道府県レベルでの医師会を中心とした専門職能団体による食支援への協力体制は，後述する医療，介護の枠を超えた地域の食産業の支援を得るうえで大きな力となった．

介護食を地域の食文化へ

摂食嚥下障害を有する多くの高齢者は医学的理由から禁食または食形態の制限を受けているが，食という基本的な活動におけるこうした制限が，幸せな生活に寄与するのかという医学のあり方について課題が発生した．こうした課題の克服を目的に世界有数の食の伝統・文化をもつ京都の特性を生かし，京都の伝統技術を医療・介護の現場に取り入れ，高齢者，障害者の食環境の改善に取り組んでいる．

1 嚥下食プロジェクト〜京料理〜

嚥下調整食は硬さや凝集性，付着性などの物性上のさまざまな医学上の制約から，食を楽しむといったArtの面で問題があった．そこで，京都市に本部を構え，京都の多くの料亭の料理人が所属する「NPO法人日本料理アカデミー」に考える会が取り組む嚥下調整食の改善事業への協力を要請し，平成24（2012）年1月より「嚥下食プロジェクト〜京料理〜」として共同事業が始まった．

アカデミーから派遣された京都の老舗料亭の料理人や女将と当会所属の管理栄養士，調理師を中心とした会合が定期的に開催され，嚥下調整食の食としての問題点に対し，京料理の技法による解決方法を実際の調理を通じて検討した（図1）．そうした成果は，味だけではなく，見た目や香りに季節感を込めた行事食として府内数カ所の病院，介護施設で定期的に提供された．

美しく盛り付けられた食事を口にしながら目に涙をためて喜ばれる姿は，医療・介護者だけではなく，料理人にとっても，あらためて食の力，食支援の重要性を再認識させた．こうした料理人との交流は，行事食だけではなく献立作成や調理法の改善などの日常業務にも好影響しただけではなく，定期的な会合を通じて近隣施設との顔の見える連携につながるなど，期待以上の成果が上がっている．

2 嚥下食プロジェクト〜京の和菓子と京のお茶〜

京都の伝統的な和菓子は季節の風物詩として，京都の人びとの生活に深く根ざし，高齢者にとって大きな楽しみの一つである．季節感を込めた，見た目にも味にも喜んでもらえる高齢者，嚥下障害者向けの京和菓子の開発を，京都府生菓子協同組合，京都府菓子工業組合に協力を依頼，考える会との合同プロジェクトが始まった．

和菓子職人と言語聴覚士，管理栄養士，調理師，歯科衛生士を中心とした考える会のメンバーと嚥下調整食についての情報交換から始まり，和菓子職人による試作が繰り返された．当初は試作品の安全性を高めながら，オリジナルの和菓子にいかに近づ

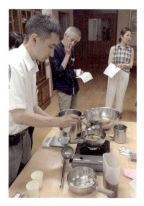

図1 嚥下食プロジェクト～京料理～
NPO法人日本料理アカデミー所属の京都の老舗料亭の料理人による実演．近隣の管理栄養士，調理人も参加し京料理の技法を用いて嚥下調整食の改善を図りながら，施設での情報交換も行っている．

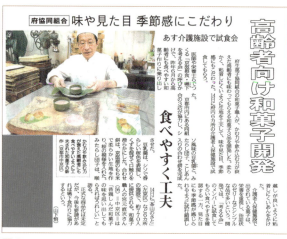

図2 京都新聞 平成26年3月31日
京都府菓子工業組合，京都府生菓子協同組合所属の和菓子職人との高齢者向け和菓子の開発を報じる記事．京都府民へ高齢者の摂食嚥下障害の問題が広報された．

*お茶の風味・香りの再現への取り組み
嚥下障害の高齢者向けに調整されたとろみ茶やお茶ゼリーは風味や香りの点で課題が多く，京都の老舗茶舗 福寿園のCHA研究センターと，考える会所属の京都山城総合医療センターの医師，言語聴覚士がその課題の解決に取り組んでいる．氷出しの技術により抽出された碾茶，ほうじ茶によるとろみ茶，お茶ゼリーはお茶が本来もつ香り，味を損なうことなく素晴らしい提案ができるようになった．

けるかという視点で取り組んでいたが，和菓子職人の嚥下調整食に対する知識と技術の向上により，オリジナルとは別次元の新たな和菓子が生み出されている（図2）*．現在，開発された和菓子は専門職を介しての販売が始まり，さらに伏見の日本酒，京豆腐へと開発は広がっている（図3）〔和菓子の販売については以下のURLをご参照ください．https://www.minoyo-food.co.jp/engesyoku〕．

3 介護食器プロジェクト

高齢者の増加に伴い自助食器の種類は年々増加しているが，Scienceとしての機能性を重視するあまり，食器の感性的な面で課題があった．そこで，考える会所属の作業療法士を中心としたメンバーに清水焼団地協同組合所属の京焼・清水焼の職人，京漆器の老舗会社 遊部工芸株式会社に京都市産業技術研究所所属の産業デザイナー，日本料理アカデミー所属の京料理の料理人も加わったチームが編成され，京都の伝統技術に支えられた高い意匠性と機能も兼ね備えた介護食器の開発に取り組んでいる．

それぞれの専門の立場からの意見を交えながら作成した試作品を医療，介護現場で試験使用，その結果を開発にフィードバックするといった作業を繰り返し，美しい松花堂弁当用の食器として完成した（図4）．現在では，行政や多くの京都の企業の協力のもと，嚥下食プロジェクトの成果物とともに介護食器の販売体制の整備をすすめている．同時にわれわれは，食べられなくなること，それを地域で支援することの啓蒙活動への展開を準備している．

京都の食を支える地域づくり

平成27（2015）年，京都府医師会を中心に多くの職能団体に考える会も加わった「在宅医療・地域包括ケアサポートセンター 食支援部門」が設立された．京都府内各

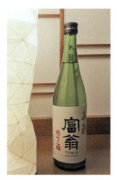

図3　とろみをつけた日本酒の開発
とろみのついた日本酒は口の中をゆっくりと流れるため，香りの余韻を楽しめる新しいお酒に仕上がっている．SNSで紹介したところ，大反響となった．写真は試作品．

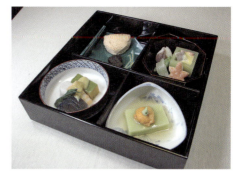

図4　嚥下調整食，介護食器による松花堂弁当
京焼・清水焼，京漆器により作成された松花堂弁当に京都の料亭が作成した嚥下調子食を盛り付けた松花堂弁当．嚥下障害の高齢者に提供したところ，涙を流しながら喜ばれた光景は印象的であった．

地で専門職の連携を促すことを目的とした研修会が開催され，一般市民への介護食，食支援の啓蒙活動が展開されている．さらに，食支援に関する市民向けの相談窓口が京都府医師会内に常設され，市民と地域の医療介護資源へとつなぎ，食支援の輪を広げ，地域包括ケアの一助となる役割が期待されている．

多職種・異業種連携の課題

京都の伝統職人とのコラボレーションにおいては，「伝統」と「革新」の狭間で悩む職人たちの姿にしばしば遭遇した．先人たちの努力により培われてきた「伝統」は新たな介護食の分野への挑戦に力強い手助けとなる反面，ときに「革新」への重圧となり，「変えるべきもの」「守るべきもの」の命題が常にわれわれの課題となる＊．

多職種連携では素晴らしい成果を産み出す可能性もあるが，視点，立場の異なるすべての職種が満足する結果を出すことは必ずしも容易ではない．こうした職種間の視点の違いが問題化したときには，たがいの視点の違いを認容し，そのうえでの新たな発展を探るといった姿勢が重要であり，これは医療・介護の多職種連携にも通じるものと実感した．

＊　＊　＊

地域包括ケアシステムの実現にはScienceとしての医学だけではなく地域の文化を織り込んだ生活支援は重要と考え，さまざまな垣根を超えた多くの仲間たちと活動している．現在，この活動は全国各地で少しずつ広がりを見せ，各地で地域の特性を生かした食支援が芽生え始めている．京都の仲間たちとの活動が各地での地域作りの一助となれば望外の喜びである．

> ＊**異業種連携における課題例**
> 嚥下食プロジェクトでの交流では，京料理の料理人や和菓子職人が季節に応じた食材の味をいかに引き出し，最高のものをどのように提供するかに並々ならぬ配慮をしていることを知ることになった．しかし，今回のプロジェクトでは，料理人や和菓子職人に「食べる側の摂食機能をいかに支えるか」という異なる視点を要求し，開発された介護食も医療・介護の関係者にとってはすばらしいできばえであっても，伝統職人にとってその完成度は必ずしも満足するものには至らなかった．

References

1) 荒金英樹：食は腹におさめるだけにあらず，生活と文化とこころである～京滋摂食嚥下を考える会の取り組み～．治療，**98**(6)：881～886，2016．
2) 荒金英樹：京都府，滋賀県下での嚥下調整食共通基準，摂食・嚥下連絡票導入の試み．臨床栄養，**118**：780～781，2011．
3) 荒金英樹：【Quality of Lifeを高める栄養管理】QOLを高める食支援．静脈経腸栄養，**29**：851～856，2014．

05 大阪府大東市における介護予防活動

逢坂伸子
Ohsaka Nobuko

Summary

大阪府大東市では元気高齢者と虚弱高齢者が地域で一緒に主体的に介護予防に取り組めるように，活動の立ち上げと継続のために支援を行っている．住民主体の介護予防活動により，体力の向上，介護認定率の引き下げ，医療費の削減などさまざまな効果が出ている．また，見守りや助け合いなど地域の互助が進んでいる．

Key words 介護予防，住民主体，通いの場

はじめに

わが国では急速な高齢化により多くの課題が山積している．その課題の一つが高齢者の虚弱化であるが，これを予防するために，各地で介護保険法地域支援事業における介護予防事業が実施されている．

介護保険法に位置づけられている地域支援事業介護予防事業は，平成27（2015）年度の制度改正において一次予防と二次予防を分けることなく，元気高齢者と虚弱高齢者が地域で一緒に介護予防活動に取り組み，住民主体の通いの場において介護予防を推進する一般介護予防事業に大きく変更された．

国はこれを地域作りによる介護予防の取り組みとし，そのコンセプトとして，①市町村の全域で，高齢者が容易に通える範囲に通いの場を住民主体で展開，②前期高齢者のみならず，後期高齢者や閉じこもりなど何らかの支援を要する者の参加を促す，③住民自身の積極的な参加と運営による自律的な拡大を目指す，④後期高齢者・要支援者でも行えるレベルの体操などを実施，⑤体操などは週1回以上の実施を原則，をあげている．すなわち一般介護予防事業として展開するときに，住民による自主活動の通いの場作りがキーになると考えられる．

筆者が在籍する大阪府大東市では，平成17（2005）年に市オリジナル健康体操「大東元気でまっせ体操」の普及を開始し，地域で住民が主体となって自主的に介護予防活動を行う通いの場作りを展開してきた．平成30（2018）年11月末現在，市内116カ所で住民による体操教室が毎週のように開催されている．

この「大東元気でまっせ体操」の活動では，運動機能向上だけではなく，栄養改善，口腔機能向上，認知症予防，閉じこもり予防といった高齢者のリスクに対して総合的に取り組める仕組みとなっている．本項では「大東元気でまっせ体操」の取り組みについて紹介する．

なお，大阪府大東市は大阪府の東部にあり，西隣に大阪市，東隣に奈良県生駒市が隣接したベッドタウンである．面積は18.27 km^{2}で，1/3が山間部となっている．人

口 120,837 人，65 歳以上が 32,297 人，高齢化率は 26.73 ％（平成 30（2018）年 11 月末現在）の都市である．

大東市における「大東元気でまっせ体操」普及の取り組み

大東市では，高齢者がいつまでも生き生きとした暮らしを送れるように「大東元気でまっせ体操」の普及に取り組んできた（図 1，2）．体操は市のリハビリテーション専門職が考案し，「効きまっせ！　若ぅなりまっせ！　寝たきりならんで儲かりまっせ！」の三拍子をキャッチコピーに，定期的な運動習慣をもつことで，寝たきりを予防し，介護サービスの自己負担も減るというメリットをアピールしながら，住民主体の介護予防で地域の活性化に努めている．体操はさまざまな会場で実施されることをあらかじめ想定し，「座ってする体操」，「立ってする体操」，「床でする体操」の 3 つのパターンを作成した．

1 利用者

事業の要綱は特に定めておらず，誰が利用者となるかは会場ごとに異なっている．老人クラブ主催の会場はクラブ会員限定，自治会主催は自治会員限定のところもある．しかし，団体会員に限定しているものの，数人であれば，会員外の参加も受け入れている団体のほうが多い．

ほとんどの会場で利用者の年齢，要介護認定などの要件はない．そのため，利用者の中に認知症の人，片麻痺のある人，骨折後や難病の人も参加している会場もある．平均年齢は 70 歳代後半であり，男女比率は 3 対 7 で女性のほうが圧倒的に多い．利用者の状態像でみると，元気高齢者から要介護 5 の人まで幅広く含まれているが，二次予防対象者が 54 ％（平成 29 年度実績）にのぼっている．中には，デイサービスと

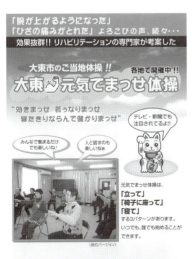

図 1　「大東元気でまっせ体操」のパンフレット

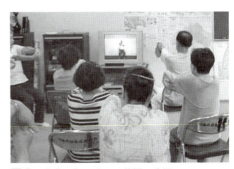

図 2　大東元気でまっせ体操の会場
DVD を使った体操（座ってする体操）を行っている．

併用している人や，デイサービスをやめて地域の体操に参加している人もいる．特に要支援者には地域包括支援センターが積極的に「大東元気でまっせ体操」への参加を勧奨していることから，要支援の参加者増につながっている．

2 事業運営の担い手

「大東元気でまっせ体操」の利用者は70歳代後半であったが，事業の担い手は若干若い70歳代前半で，男女比は利用者と同じ7割が女性である．また元気高齢者から虚弱高齢者まで幅広い人が担い手として活動している．1人のリーダーに負担が集中することがないように，できるだけ多くの人数で運営を担うような体制作りを進めている．

3 行政による立ち上げと継続支援

市が各団体の活動に対して資金的支援をすることはないが，高齢者10人以上で新たに月3回以上の開催をすることを決めた団体に対し，市がスタート応援として「大東元気でまっせ体操」のDVD，血圧測定結果を記載できる出席簿と血圧計を無料で提供するとともに，体力測定を実施したり，運動指導員を3回派遣している．継続団体には年2回体力測定，年1回の口腔機能評価，そして派遣型介護予防講座として介護予防の講話や技術的アドバイスとして運動指導員，歯科衛生士，栄養士をそれぞれ年1回ずつ派遣している．

さらに，市の理学療法士，作業療法士，保健師が地域包括支援センターと連携し，グループ支援を行っている．支援は定期的なものではなく，地域団体が運営や参加者への対応に困ったというSOSへの対応を随時行っている．支援は地域団体の活動中ではなく，体操が終了した後に運営の担い手たちと話し合いをするなど，極力，体操活動中には顔を出さないようにしている．この対応により，一般の参加者には頻回に接触することなく，地域活動を陰で支援する＝黒子に徹することができている（図3）．

「大東元気でまっせ体操」の取り組みの介護予防効果

体力測定の結果からは，多くの高齢者の体力が向上していることが実証されている．体操に参加している高齢者が元気であり続けていることで，介護保険制度が施行された当初から右肩上がりに上昇していた介護保険の認定率は，平成17（2005）年度の「大東元気でまっせ体操」の開始以降平成18（2006）年度から平成21（2009）年度まで減少し続け，平成19（2007）年度以降は国の平均を下回っている．また，体操を続けている人と体操を行っていない人では，年間の医療費に平均で9万円を超える差が出ていることもわかっている．

住民による自主活動の場は，介護予防の効果を持続するだけでなく，近隣の住民同士の交流が深まり，見守りなどの互助の関係が築かれるなど，地域の福祉力が高まる効果が表れている．高齢者は住民による介護予防体操教室に参加することで，「自分

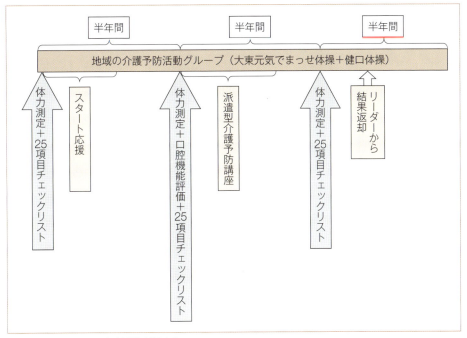

図3　大東市からの地域活動支援内容

たちの地域」という意識が高まってきている．その意識により，体操教室の参加者が近隣の高齢者に教室参加を促し，高齢者の閉じこもりの予防となっている．また，たがいの見守りにより，認知症や高齢者虐待の早期発見にもつながっている．

＊　＊　＊

地域主体の介護予防の拠点を作ることは，高齢者の活動性を高め，虚弱化を防止することにつながっている．体操の効果は体力向上や医療費削減だけではなく，体操に元気な高齢者と虚弱な高齢者が一緒に参加していることで，自然と地域の見守りの目や支え合いが増えてきており，「大東元気でまっせ体操」を通じて福祉のまち作りが進んでいる．

これからも，「大東元気でまっせ体操」の普及を推進し，高齢になっても住み慣れた地域でいきいきと暮らせる大東市を目指していきたいと考えている．

References

1) 厚生労働省：介護予防・日常生活支援総合事業ガイドライン．
http://www.mhlw.go.jp/file/06-Seisakujouhou-12300000-Roukenkyoku/0000088520.pdf（2015年8月4日引用）
2) 厚生労働省：地域の実情に応じた効果的・効果的な介護予防の取組事例．
http://www.mhlw.go.jp/topics/kaigo/yobou/torikumi_02.html（2015年9月10日引用）

06 地域に根ざした管理栄養士の摂食嚥下障害に対する活動

江頭文江
Egashira Fumie

Summary

管理栄養士は，介護予防，外来・入院・集団・在宅と栄養指導の場面で，摂食嚥下障害者に出会うことがある．そこでは，本人や介護者だけではなく，それを実践しているヘルパーや訪問看護師，施設スタッフなど，多くの職種を巻き込み，進めていくことが求められる．そのための顔の見える連携作り，地域作りが大きな鍵を握る．

Key words 地域栄養ケア，つなげる・つながる食支援，居宅療養管理指導，多職種連携と同職種連携，診療報酬改定

---

*病院における管理栄養士としての筆者の気づき

多職種と交流し，学び，情報交換していく中で，口から食べられないといわれていた入院患者が数年ぶりの経口摂取で涙を流す姿を見て，「口から食べる」という日常では当たり前になっていた行為が，非常に重要なものであると気づかされた．

退院後は，自宅，転院，施設入所とその転帰はさまざまだが，その後十分な介護環境や支援を得ることができ，ずっと口から食べ続けることができた人と，誤嚥性肺炎を引き起こし，再入院してくるケースがあった．当時はその違いや差について，「おそらく介護環境が異なるのだろう」と表面的な思考しかなかったが，入院中の食事の状況から，自宅に帰ってもこの摂食条件を守れるだろうか？嚥下調整食を作ってくれる人はいるのだろうか？と，退院後の在宅における生活・介護環境やキーパーソンについて，入院中から考えるきっかけとなったのも，こういった患者との出会いだった．

はじめに

管理栄養士には，学校や企業，保健所や保育園などさまざまな職場環境がある．かかわる対象は，老若男女，健康な人から病気や障害をもっている人までさまざまである．筆者は病院栄養士になって摂食嚥下障害に携わるようになり，入院中の食事管理，嚥下調整食の基準作りなどを進めてきた*．

病院を退職後，神奈川の地へ移り，病院栄養士ではなく，在宅療養者なども含めた地域栄養ケアを実践する栄養士として，フリーランスの道を選び，活動を開始した．訪問栄養指導を開始すると，病院で見てきた脳卒中後の摂食嚥下障害とは異なり，低栄養状態やサルコペニアから見られる摂食嚥下障害があり，その介入方法は全く異なるということに気づかされた．

どんなにリハビリテーションを進めても，なかなか改善を見込めなかった利用者が，栄養介入することで身体機能が整い，摂食嚥下機能も改善していった．地域にはさまざまなタイプの摂食嚥下障害者が存在し，その違いをしっかりと評価することが重要であること，在宅，そして地域での摂食嚥下障害者に対して，何かできることはないだろうかと考えるようになった．

訪問栄養指導の開始と地域とのつながり

移り住んだ神奈川県は，全くの未知の土地であった．摂食嚥下支援活動で知り合った医科や歯科の先生とのつながりをきっかけに，厚木市の地元の医師会や歯科医師会，保健福祉事務所や市の行政栄養士，フリーランスで活動する地域活動栄養士などと知り合うことができ，その地域性を探りながら活動する体制を作っていった．

平成12（2000）年には，厚木医師会で積極的に訪問診療を進めていた複数の医師から指示をもらい訪問栄養指導を開始した．同年7月から平成19（2007）年6月までに訪問栄養指導を行った対象者222名*については，依頼内容は摂食嚥下障害に関

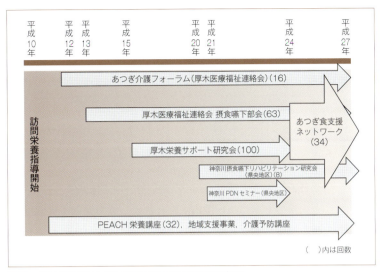

図1 厚木地域での食や栄養に関する研修会の変遷

連したものが最も多く158名（71.2％）であった．またほとんどが高齢者であり，要支援または要介護状態にある人であり，特に要介護4と5で57.2％と過半数を占めていたが[1]，同様の傾向は現在も続いている．

病院や施設での栄養管理・栄養ケアは，栄養スクリーニング→栄養アセスメントと一連の流れができており，多職種が協働して介入できている．一方で，地域の中ではケアマネジャーを中心に，その身体情報や生活・介護状況に対応して支援体制が整えられる．われわれ管理栄養士が直接全地域住民の栄養アセスメントを行うことは不可能であり，実際にはそこにかかわるかかりつけ医や訪問看護師，ケアマネジャーなどの関連職種がその課題に気づき，初めて訪問栄養指導の依頼へとつながる．在宅で摂食嚥下障害に対する評価や介入方法の助言などをする者もまだまだ少なく，気づいたら重度化している，などということも少なくなかった．

そこで，重度化する前に少しでも情報提供できる，介入できる，その前に気づいてもらえるためには，医療福祉関係者のスキルアップが必要と考えるようになった．厚愛地区（厚木市，愛川町，清川村）の近隣での食支援に関する地域での研修会や講演会は，平成15（2003）年から実施されてきており，トータルでおよそ200回を数える（図1）．「つなげる・つながる食支援」を目指し，地域作りを継続して活動していくことで，地域食支援が充実していくのだと考える．

地域からの情報発信

活動開始にあたっては，訪問栄養指導を地域へアピールする前に，「食支援」をキーワードに地域作りをしていくことが必要だと強く感じた．当時から多くの地域において，摂食嚥下障害の診断やリハビリテーションを積極的に行っている医療機関が研究会などを立ち上げ，地域の医療福祉関係者に啓蒙・啓発活動を行っているのを見

> *指導対象者222名の主な病名
> 脳血管疾患99名（44.6％），神経筋疾患33名（14.9％），糖尿病22名（9.9％）の順（平成12年7月から平成19年6月まで）．

表1 地域から情報発信するうえでの視点

- 福祉関係者は，やはり「病院＝医療」は敷居が高いらしい．
- 地域では，摂食嚥下障害を医療の視点ではなく，生活支援の視点から見ている．
- 近隣の病院は，独自に摂食嚥下療法部やNSTなどの主催の研修会を企画しているため，その情報を共有すればよい．

表2 摂食嚥下部会の活動の目的

1) 医療・福祉従事者において，摂食嚥下に関する知識・技術とともに治療やケアに対する意識の向上に努める．
2) 厚木医療福祉連絡会におけるチームアプローチの活動推進を図る．
3) 摂食嚥下障害をもつサービス利用者が，安全においしく食べられるための支援を行う．
4) 一般地域住民に対する摂食嚥下障害の対応や誤嚥性肺炎に関する予防の啓蒙を図る．

かけた．しかし表1のような視点から，地域を変えるには地域から情報発信することが重要と感じ，近隣の病院とはよい協力関係を保ちながら，多職種連携による食支援を地域活動として立ち上げることに意味があると感じていた．

1) 地域活動のきっかけとなった「厚木医療福祉連絡会」

平成12（2000）年介護保険の導入と同時に厚木医師会，厚木歯科医師会，厚木薬剤師会，社会福祉法人，民間介護保険事業者，厚木市，愛川町，清川村が中心になり，医療福祉の連携を目的に，「厚木医療福祉連絡会」* が立ち上げられた．

なかでも摂食嚥下部会は，他の部会とは異なり，多職種が集まる部会である．年に数回行われているセミナーでは，地域の多職種の知的支援を借りながら，「摂食嚥下障害」「食支援」をキーワードに開催し，表2の内容を目的として，たがいに顔の見えるネットワーク作りを構築してきた．

2) 同職種連携のきっかけとなった「厚木栄養サポート研究会」

「厚木栄養サポート研究会」は，病院や施設，在宅という地域一体型NSTを進めていくために，かつ栄養管理に関する知識や技術の向上や同職種または関連職種のネットワーク作りを目的とし，平成15（2003）年6月から定期的に研修会を開催してきた*．この研究会は，栄養管理やその専門性の特化した内容が多く，参加者の8～9割が病院，施設，在宅，行政のさまざまな環境の管理栄養士・栄養士であった．

病院の栄養管理といっても，急性期病院，回復期リハビリテーション病院，療養型病院では対象者が異なり，NSTのシステムの有無によってもその栄養管理の仕組みは異なってくる．同様に，施設の栄養ケアも，特養や老健，デイサービスにより対象者が異なる．在宅支援もフリーランスの活動と病院栄養士の在宅訪問栄養指導ではやはり仕組みが異なる．研修会はたがいの業務を知り，理解し，発表者も参加者も自己の振り返りを行い，「つなげる・つながる」を考えるよいきっかけになった．毎月行ってきた定期研修会は，平成24（2012）年12月には100回目を迎えた．

3) ホームヘルパーのスキルアップを目指す「PEACH栄養講座」

在宅の食支援を考えると，ホームヘルパー（以下，ヘルパー）の役割は非常に大きいが，意外にもその卒後教育に食や栄養に関するものが少ない．「PEACH栄養講座」は，主にヘルパーを対象にそのスキルアップを目的に企画している．

ヘルパーの食支援には，買い物支援，調理支援，食事介助などさまざまあるが，支援の基準があいまいなことが多いのも現状である*．この栄養講座は，講話→調理実

---

*厚木医療福祉連絡会

「ケアマネジャー部会」「訪問看護部会」「リハビリ部会」「摂食・嚥下部会」の4つの部会により構成され，年に1回の連絡会全体の行事である介護フォーラムに加え，各部会の研修会や交流活動が盛んに行われている

*厚木栄養サポート研究会の研修会例

平成21（2009）年4月には，各病院や施設の嚥下食を知ろう，と嚥下食の持ち寄り試食会を行った．12の病院や施設がその日の夕食の嚥下食を持ち込み，プレゼンテーションを行い，試食しながら質問しあった．7年目を期に，『わたしたちの栄養管理の実際』として各病院や施設での栄養ケアの取り組みについてたがいに発表しあった．

*ヘルパーによる調理支援の問題点

疾病に対応したもの，咀嚼や嚥下に配慮したものなど，調理支援のニーズは幅広い一方で，意外にヘルパー自身が調理が苦手だったり，減塩の必要がある人へも「自分の家よりは薄味でつくっている」などと調理基準が不明瞭なことも多い．

習または調理デモなどのように調理実技とセットにし，一般的な調理技術と知識だけではなく，糖尿病や腎臓病などの慢性疾患や咀嚼や嚥下困難への対応などの専門的なスキルも取り上げている．

4）県央・県単位で活動する「神奈川摂食嚥下リハビリテーション研究会」

2008年3月に発足された「神奈川摂食嚥下リハビリテーション研究会」は，県内を8地区に分け，神奈川県全域での摂食嚥下リハビリテーションの取り組みの質や量の向上を目的に立ち上げられた．年に2回の学術大会に加え，各地域の研修会なども活発に行われている[*]．

厚愛地域は県央地区に当てはまり，海老名市，大和市，座間市と近隣の世話人とともに，それぞれの地域の課題を共有し，参加者を地域活動している医療福祉関係者として，よりわかりやすくなるよう工夫しながら研修会を企画・運営している[*]．

> [*] 神奈川摂食嚥下リハビリテーション研究会の研修会例
> 平成28（2016）年1月には『嚥下まつり～屋台で学ぶ摂食嚥下障害』とし，参加者で10名単位ほどのグループをいくつか作り，各グループとも，医師，看護師，歯科衛生士，薬剤師，リハビリテーション職，管理栄養士による6つのブース（＝屋台）を回って，各ブースでさまざまな体験をするという研修を企画した．

研修会の企画と再編

食支援や栄養ケアへの関心が高まる中で，厚木地区の中でも，多くの研修会が企画されるようになり（図1），新たな課題（表3）が生まれたため，地域活動として行ってきた研修会の意図や取り組み，各団体の役割を整理し，企画・運営方法を見直すこととなった．

1）地域食支援の学びの場として集約された「あつぎ食支援ネットワーク」

前述した「厚木栄養サポート研究会」の100回目を機に，「あつぎ食支援ネットワーク」を立ち上げ，厚木医療福祉連絡会摂食嚥下部会の研修会と共催とし，栄養関係者だけではなく，多職種による地域食支援ネットワークとして再始動した（図2）．

病院や施設，在宅という枠を超え，地域での質の高い食支援を実現するために，医療福祉関係者の栄養や食支援に関する知識や技術の向上，関連職種間のネットワークづくりを目的としている．

2）研修会企画の目的

人とは，働き場所を求めて動くものである．一定の地域においても，ある一定の期間がたてば，病院や施設の職員，在宅関係者なども，また入れ変わってしまうこともしばしば見受けられる．そのため，地域による医療・福祉連携の質を担保し推進するためには，研修や顔合わせの機会などを通して，地域活動を積み重ね，食支援に関するスキルアップを継続していかなければならない．

地域栄養ケアは，都道府県単位ではなく，市町村単位で考えるべきである．人が入れ替わっても変わらない地域，仕組み作りが必要であり，さらに仕組みだけではなく，そこに携わる人の「温度感」や「モチベーションの維持」も重要である．

表3　地域活動を実践してきた課題

- 地域規模でみると神奈川県，県央地区など厚愛地区，厚木市と異なり，研修会の参加者が散見されるようになった．
- さらに，この数年地域包括ケアに関する会議や取り組みが増え，一般向けや多職種向けの研修がさらに企画されるようになった（図2）．
- それぞれの団体の意図で研修会は企画・運営されるが，その企画に携わるメンバーはそれほど異なっているわけではなく，むしろ共通のメンバーが多かった．

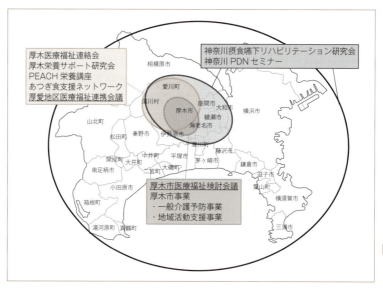

図2 地域規模から見た研修会の開催

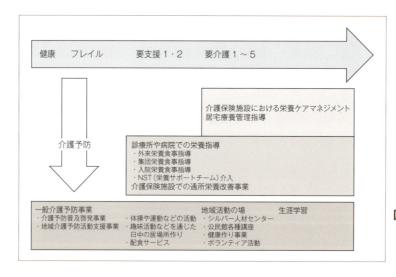

図3 食や栄養に関する医療・介護・生活支援のあり方

＊ ＊ ＊

　平成28（2016）年度の診療報酬改定で，外来・入院・在宅訪問栄養食事指導料の対象者に，新たに「摂食嚥下機能低下者」が加わった（**図3**）．ここで管理栄養士は，入院，外来，在宅のすべての場面で，摂食嚥下障害者と出会うことになった．

　摂食嚥下障害者には，要介護認定を受けている人も多く，本人や介護者に栄養指導を行うだけではなく，それを実践しているヘルパーや訪問看護師，通所サービスのスタッフなど，多くの職種を巻き込み，進めていくことも求められる．そのため，顔の見える連携作り・地域作りが大きな鍵を握る．

References

1) 江頭文江, 栢下　淳：訪問栄養指導における摂食・嚥下障害者の現状と転帰. 日本栄養士会雑誌, **52**：21～30, 2009.

07 施設における摂食嚥下障害への対応

秋山利津子
Akiyama Ritsuko

Summary

　介護施設には認知機能や摂食嚥下機能の低下などにより経口摂取に何らかの障害をもつ人が多く入所し，安全に食べる楽しみを持ち続けてもらうための多職種による支援が欠かせない．筆者（歯科衛生士）が勤務する介護老人保健施設では，在宅復帰を目標に機能評価を行い，生活機能向上の一つとして，食事支援のためにさまざまな取り組みがなされている．

Key words　介護老人保健施設，経口維持加算，経口移行加算，ミールラウンド

介護保険で使用できる施設

　平成12（2000）年にスタートした介護保険サービスで利用できる施設は以下の3つである．

> ①**介護老人福祉施設**…要介護高齢者のための生活施設
> ②**介護老人保健施設**…要介護高齢者にリハビリテーションなどを提供し在宅復帰を目指す施設
> ③**介護療養型医療施設**…医療の必要な要介護高齢者の長期療養施設
>
> 〔出典：第45回介護保険部会資料．平成25年6月6日〕

　これらのいずれの施設においても，言語聴覚士・歯科衛生士の配置基準はないが，筆者が勤務する介護老人保健施設では両職種が常勤で勤務しており，在宅復帰に向けて他職種とともに食事の支援を行っている．

介護保険制度における口腔・栄養関連ケア

　介護保健制度は3年ごとに改正が行われる．介護保険開始後6年間は口腔ケアならびに経口摂取を支援する取り組みに関する評価はなかったが，改正のたびに見直しが加わり，〈安全に食べ続けるための支援〉として評価されるようになってきた．介護保険施設における口腔・栄養管理関連サービスの変遷を**表1**に示す．

　特に平成27（2015）年度の改正では，「**口腔・栄養管理に係る取り組みの充実が骨子**」とされ，「施設入所者が認知機能や摂食嚥下機能の低下により食事の経口摂取が困難となっても，自分の口から食べる楽しみを得られるよう，多職種による支援の充実を図る」ことに重点を置いたケアに施設全体が取り組みやすい状況に変化してきている．さらに同年の介護保険改正では，経口維持加算の要件が見直され，嚥下内視鏡検査や嚥下造影検査を行わなくても，他の条件を満たせば加算を得られるようになった．このことにより，施設，入所者ともに負担が軽くなったといえる．

表1　介護保険施設における口腔・栄養関連サービスの変遷

平成18年 (2006)	口腔機能向上サービススタート（通所系サービスのみ）
平成21年 (2009)	経口維持加算　経口移行加算 口腔機能維持管理加算スタート（施設に対する口腔ケアマネジメントを評価）
平成24年 (2012)	①口腔機能維持管理体制加算 ②口腔機能維持管理加算スタート（歯科衛生士が1対1で入所者へ口腔ケアを提供することへの評価）
平成27年 (2015)	経口維持加算　経口移行加算　要件の見直し ①口腔衛生管理体制加算（平成24年①の名称変更） ②口腔衛生管理加算（平成24年②の名称変更）

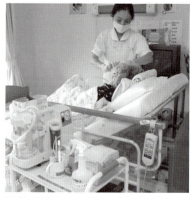

図1　施設での口腔ケア例
胃瘻の人にベッド上で口腔ケアを行っている．

摂食嚥下障害者への口腔ケア

「口腔ケア」とは，「口腔衛生管理」と「口腔機能管理」の2つのケアの総称である（60頁の側注も参照）．

> ①**口腔衛生管理**：口腔清掃を含む口腔環境の改善など口腔衛生にかかわるセルフケア，コミュニティケアおよびプロフェッショナルケアの総称．ブラッシング，機械的歯面清掃，歯石除去，フッ素化物や抗菌薬の応用などがある．
> ②**口腔機能管理**：口腔機能の回復および維持・増進にかかわるセルフケア，コミュニティケアおよびプロフェッショナルケアの総称．摂食機能療法，嚥下体操，舌のストレッチ訓練などがある．
> 〔日本老年歯科医学会編：老年歯科医学用語辞典第2版．医歯薬出版，東京，2016．より〕

筆者の勤務する介護老人保健施設では，開設時より上記①，②を含む広義の口腔ケアを入所者全員に行ってきた．摂食嚥下障害を抱える入所者の誤嚥のリスクを軽減し，より安全に食事を食べ続けられる支援の一つとして口腔ケアは不可欠である（図1）．

摂食嚥下障害者への食事支援

1　摂食嚥下障害への対応

当施設に摂食嚥下に課題がある人が入所した場合の対応は以下のとおりである．
①相談員から入所前情報が一斉送信される．
②医師による問診，看護師による医療情報聴き取り，介護士によるアセスメント，作業療法士，理学療法士による生活機能評価，管理栄養士による栄養アセスメント，言語聴覚士による嚥下評価，歯科衛生士による口腔アセスメントを実施する．
③食事形態の評価ならびに検討（早いときには入所当日に食事形態の見直しを行

い，食事環境の見直しが行われる）．結果を施設常勤医師に報告し，指示を仰ぐ．

　④評価結果をもとに，食事介助を要する入所者の介助方法を言語聴覚士，管理栄養士，歯科衛生士が中心に検討，整理して他職種に提示する．

　⑤ケアプランを立案し，かかわる全職員で日常ケアの中で食事に配慮する．

　⑥経口維持・移行加算対象者のスクリーニング，ミールラウンドの実施．

　⑦各ユニットでのカンファレンスに加えて毎週金曜日は口腔栄養カンファレンスの開催（参加者は管理栄養士，言語聴覚士，歯科衛生士）．

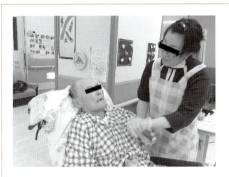

❶入所者の覚醒を促す食事前の運動の実施（ケアワーカーによる）．

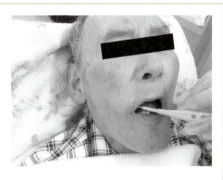

❷アイスマッサージを兼ねた食事前の口腔ケアの実施（その日の食事介助担当者による）．

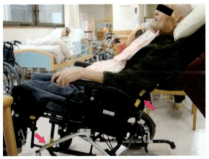

❸黄色テープ（矢印部）を合わせて，食事のポジショニングを設定（介護職員ほかすべての職員が統一できるようにする）．

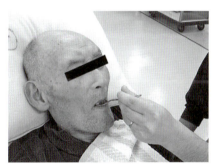

❹「舌の上にごはんを載せましたよ」の合図．スプーンの背でポンと軽く舌を刺激する．

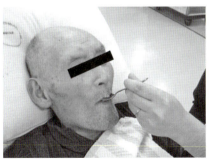

❺口唇閉鎖が誘導できたらゆっくりスプーンを抜く．

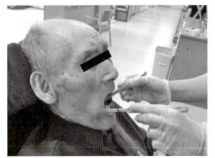

❻食後の口腔ケア（吸引くるリーナ＋タフト24）．

図2　施設での食事支援例
全身の機能低下により食事時のみの離床になった男性（舌下神経麻痺，重度の嚥下障害あり）への実施例．

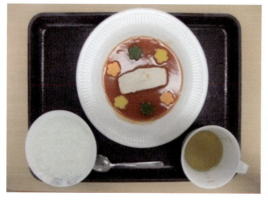

図3 当施設における摂食嚥下困難者へのソフト食例
ソフリ（ヤヨイサンフーズ）の冷凍やわらか食を厨房で解凍・成形し，手作りソースをかけて提供している．現在は40種類以上の展開がある．

⑧経口維持・移行計画書のマネジメント実施．

窒息や誤嚥から利用者を守るために，口腔の機能と食事形態のマッチングが課題になることが多い．現時点での①本人や家族の希望は何か？　②退所先はどこか？　③キーパーソンは誰になるのか？　④在宅サービスは何を利用するのか？　⑤ゴールをどこに定めるのか？……など，医療面，認知面，身体機能面を総合的に評価しながらの検討が進められる．

2 食事支援の実際（図2, 3）

施設入所者には脳血管障害，パーキンソン病などが原因で摂食嚥下障害をもつ人が多いが，ここ数年，特に認知症による先行期障害への対応が課題となっている．

参考までに，当施設2016年3月1日〜5月末までの新規入所者は47名（男性15名・女性32名）であるが，そのうち認知症の診断がある人は37名で，非該当は10名であった．また，入所時に義歯の必要があるにもかかわらず何らかの理由で使用していない入所者は13名，「要治療部位あり」の入所者は29名であり，8割が歯科受診にいたっている．これらの新規入所者のうち，後日経口維持加算の対象となったのは9名であった．

筆者も食事介助やミールラウンドに参加しており，訪問歯科診療のアフターフォローの役割も食事を通して行っている．すなわち，義歯使用の観察を含め，口腔器官の評価は実際の食事場面から行いやすいからである．専門職で行った評価から，より適切な食事介助方法を日常のケアを担当しているケアワーカーにわかりやすく伝えることが，多職種連携において必須となる．

References

1) 金子芳洋訳：認知症と食べる障害―食の評価・食の実践．医歯薬出版，東京，2005．
2) 植松　宏監修：セミナー わかる！摂食嚥下リハビリテーション．Ⅰ評価法と対処法．医歯薬出版，東京，2005．
3) 公益社団法人日本歯科衛生士会：歯科衛生士のための口腔機能管理マニュアル．医歯薬出版，東京，2016．
4) 渡部芳彦ほか：施設常勤歯科衛生士による口腔ケア―入所利用者の歯科受療支援．老年歯学，**20**：343〜349，2006．
5) 若生利津子ほか：介護老人保健施設常勤歯科衛生士による食生活支援．老年歯学，**23**：412〜416，2009．

Index 索引

あ

悪液質	22, 72
厚木医療福祉連絡会	164
厚木栄養サポート研究会	164
あつぎ食支援ネットワーク	165
アミノ酸	35
アルコール	78
アルツハイマー型認知症	49, 91, 93
アルブミン	98
安静臥床	75
アンチエイジング	12

い

異化期	72, 76
医科歯科連携	112
胃がん	19
異業種連携	154
医原性サルコペニア	72, 76
医原性障害	79
医原性廃用症候群	64
胃酸誤嚥	7
胃酸分泌抑制薬	8
医師	15, 19, 143, 168
意識障害	114
意識レベル	94, 121
医師国家試験	14
異食	94
胃食道逆流	16, 105
一回嚥下量	58
移動機能	29, 40, 43
易疲労感	28, 37
異物除去	127
医療介護連携	27
医療費削減	161
医療費抑制	66
胃瘻	8
印象採得	19, 22
インスリン/IGF-1 受容体	52, 53
陰性症状	48
咽頭がん	22
咽頭期	58
咽頭残留	65
咽頭相	9, 22
咽頭流入	120, 121

う

ウォーキング	148
う蝕	78, 113
うつ	95
運動介入	146
運動器機能向上	3, 7
運動器疾患	29, 44
運動器症候群	29
運動教室	147, 148
運動療法	76, 93

え

エイコサペンタエン酸	76
栄養	36, 59, 64, 148
栄養アセスメント	163, 168
栄養改善	3, 7
栄養改善プログラム	116
栄養介入	147, 162
栄養介入効果判定	104
栄養管理	61, 76, 93, 98, 102, 111, 131, 150, 154
栄養ケア	132, 150, 165
栄養サポート	105, 132
栄養指導	103
栄養障害	99
栄養スクリーニング	163
栄養素の変化	3
栄養評価	98, 116
栄養量	104
液体嚥下	77, 78
エコー	11
エネルギー予備能	28
エラー説	51
遠隔監視型郵送式介護予防プログラム	148
嚥下おでこ体操	59, 75
嚥下関連筋強化訓練	59
嚥下機能低下	60
嚥下機能評価	57
嚥下訓練	95
嚥下訓練食品	107
嚥下訓練プログラム	117
嚥下失行	18
嚥下食ピラミッド	107
嚥下舌圧	86
嚥下造影	60
嚥下造影検査	57, 167
嚥下躊躇	19
嚥下調整食	60, 83, 155
嚥下のフレイル	9

お

オーラルケア用品	134
オーラルサルコペニア	iii, 10, 11, 12, 56, 60
オーラルジスキネジア	19, 23
オーラルフレイル	6, 10, 13, 31, 115, 136
オトガイ舌骨筋	11
オブチュレーター	20

か

開眼	69
開眼片脚立位テスト	147
開口量	12
介護現場	8
介護士	168
介護食品	111
介護食器	156
介護保険	3, 29, 37, 145, 160, 167
介護予防	3, 6, 13, 29, 137, 145, 158, 161
介護予防サポーター	160
介護予防・日常生活支援総合事業	145
介護予防普及啓発事業	145
介護療養型医療施設	167
介護老人福祉施設	167
介護老人保健施設	167
ガイドライン	16
化学性肺臓炎	7
かかりつけ医	163
顎間固定	113
顎義歯	20, 21
覚醒不良	65
顎補綴	20, 21
柏スタディ	10
仮性球麻痺	114
片脚立ち	44
下腿周囲長計測	11
神奈川摂食嚥下リハビリテーション研究会	165
通いの場作り	158
カルシウム	43
加齢	71
がん	72
簡易栄養状態評価表	71
感覚神経再教育訓練	117
環境設定	68
看護師	14, 15, 168
干渉波刺激装置	118
間接訓練	58, 59, 68, 81
感染性心内膜炎	119
含嗽剤	120
管理栄養士	103, 116, 152, 155, 162, 168

き

記憶障害	93
飢餓	22, 72
機械的清掃	120
気管支炎	127
キサンタンガム系増粘剤	111
義歯	17, 19, 20, 23, 127, 170
義歯治療	22
器質的嚥下障害	22
器質的障害	79
偽性球麻痺	96
喫煙	78
気道伸展位	64

171

気道閉塞	125, 128	
機能障害	17, 19, 61	
基本的日常生活活動（BADL）	70	
逆流性食道炎	8	
吸引嘴管	122, 123, 124	
吸引除去	122, 123	
嗅覚低下	95	
急性炎症	72	
急変対応システム	128	
胸骨圧迫	129	
協調運動障害	114	
協調性向上訓練	117	
胸部突き上げ法	129, 130	
京料理	155	
局在病変型血管性認知症	97	
虚弱	6	
虚弱高齢者	158	
拒食様症状	94	
ギランバレー症候群	113	
起立性低血圧	95	
筋萎縮	113, 114	
筋萎縮性側索硬化症（ALS）	84	
筋運動可動域向上訓練	117	
筋強化訓練	59	
筋刺激	59	
禁食	72	
筋肉量	60	
筋量減少	10, 38	
筋力向上訓練	117	
筋力低下	10, 28, 32, 37, 38	
筋力トレーニング	12, 32, 34	

く

グアーガム系増粘剤	111
口から食べる	3, 57, 63, 106, 112, 153
熊本地震	131, 133
クロストリジウム・ディフィシル関連下痢症	8

け

ケアマネジャー	163
経管栄養	72, 102
経口移行加算	143
経口維持加算	142, 167, 170
経口栄養	111
経口摂取	9, 65, 68, 72, 100, 122, 142, 150
京滋摂食嚥下を考える会	154
軽症摂食嚥下障害	103
経静脈栄養	111
経腸栄養	100, 101, 111
軽度認知障害	46, 91
経皮的電気刺激装置	59
頸部前屈	121

血管性認知症	49, 91, 96
結晶性知能	45
元気高齢者	158
健康教室	134
健康寿命	13, 29, 149
健康日本21（第二次）	5, 29
言語聴覚士	14, 22, 143, 155, 167, 168
幻視	94
見当識障害	93

こ

構音障害	60
口角鉤	121
後期高齢者	26, 142, 158
抗菌薬	7
口腔アセスメント	168
口腔衛生	134
口腔衛生管理	119, 168
口腔栄養カンファレンス	169
口腔汚染	65
口腔がん	19, 21
口腔環境整備	151
口腔期	58, 77, 114
口腔機能管理	119, 168
口腔機能向上	3, 6, 7, 158
口腔機能向上支援	7
口腔機能向上プログラム	145
口腔機能障害	60, 112, 114, 137
口腔機能低下症	6, 10, 11, 60, 115, 137
口腔機能の維持・向上	60
口腔ケア	7, 14, 21, 60, 68, 69, 95, 119, 121, 124, 132, 134, 151, 168
口腔清掃	121, 134
口腔相	22
口腔体操	90
口腔内細菌	120, 123
口腔内の観察	122
口腔のサルコペニア	10, 56, 60
口腔の自浄性	61
口腔保湿	61
口腔保清	119
口腔用ウェットティッシュ	120
口腔用保湿剤	121
口腔リハビリテーション	112, 119
膠原病	72
咬合採得	19, 22
咬合力低下	60
高次脳機能	19, 45, 68, 114
抗重力位	68, 69
口唇閉鎖	17
抗精神病薬	95
酵素均透法	111
高タンパク質食	76
行動心理症状	48

高負荷運動	35
誤嚥	39, 94, 105, 116, 120, 126, 168
誤嚥性肺炎	7, 8, 61, 63, 94, 95, 119, 132, 150
誤嚥窒息	62
誤嚥リスク	103
5回立ち座りテスト	147
呼吸訓練	68
国際疾病分類第10版	6
国際生活機能分類（ICD-10）	70
骨格筋機能	148
骨格筋同化関連ホルモン	148
骨折	29, 40
骨粗鬆症	40
こんにゃく入りゼリー	126

さ

在院日数の短縮	66
災害時栄養サポートチーム（D-NST）	132
最期まで口から食べられる街	150
最大寿命	13
最大舌圧	11, 86, 87, 88, 90
最大反復回数	146
在宅医療・介護連携推進事業	144
在宅療養	145
作業療法士	160, 168
サルコペニア	iii, 5, 10, 11, 22, 29, 32, 38, 40, 56, 70, 72, 84, 90, 92, 93, 97, 100, 103, 113, 115, 146, 150, 162
サルコペニア関連肺炎	61
サルコペニア高齢者	146
サルコペニアの摂食嚥下障害	56
サルコペニア肥満	70, 75
三大認知症	91

し

ジェル	121, 123
歯科医師	15, 17, 19, 22, 143
歯科医師国家試験	23, 138
歯科医師国家試験出題基準	19
歯科衛生士	14, 143, 152, 155, 167, 168
歯科口腔外科	23
歯間ブラシ	123
持久性トレーニング	75, 76
四肢筋量	33
四肢骨格筋量	71
脂質	106
四肢麻痺	96
歯周病	78, 113
自主活動の場	161
システマティックレビュー	16
姿勢調整	69, 117, 131
姿勢保持訓練	68
失行	19

実行機能障害	93
疾病構造	3
疾病モデル	29
死亡リスク	38
社会参加制限	41
社会的側面	37
社会的フレイル	31
シャキア法	59
習慣性顎関節脱臼	113
周術期口腔機能管理	119
重症摂食嚥下障害	100
重度サルコペニア	71
周辺症状（BPSD）	50, 61
終末期	145
主観的認知障害	46
熟達随意運動	4
手段的日常生活活動能力（IADL）	34
準備期	22, 114
傷害期	72
障害者のサルコペニア	71
常食	5
情報処理速度	45
静脈栄養	72
食(事)形態	3, 83, 87, 103, 104, 105, 131
食支援	65, 96, 97, 150, 163
食支援サポーター	152
食事介助	69, 151, 164, 170
食事環境調整	151
食事姿勢	151
食事性低血圧	95
食事作り	151
食道がん	19, 22
食道期	77
食物繊維	106, 134
食欲低下	95
食塊形成	4, 77, 78, 94
神経筋再教育訓練	117
神経変性疾患	101
人工栄養	101
震災後肺炎	132
新宿食支援研究会（新食研）	150
身体活動性低下	28, 37
身体機能	3
身体機能維持	133
身体機能障害	33
身体機能低下	38
身体的・精神的機能	36
身体的フレイル	10, 28, 38
身体能力	60

す

遂行機能障害	96
衰弱	29
スクリーニング	68, 131, 169
スクワット	44
ストレッチ	68, 117
スポンジブラシ	120, 122

せ

生活活動制限	41
生活者	65
正常圧水頭症	50
精神機能	3
精神・心理的フレイル	31
生体電気インピーダンス（BIA）	33, 39, 79, 147
咳き込み	129
舌圧	12, 17, 116
舌圧計	11
舌圧測定	85
舌萎縮	84
絶飲食	64
舌機能低下	60
舌挙上不全	17, 18, 23
舌筋力増強訓練	75, 83
舌訓練	89
舌口唇運動機能低下	60
摂取エネルギー制限	51
摂食嚥下機能低下	73, 166
摂食嚥下障害	iii, 8, 9, 12, 14, 16, 22, 23, 56, 62, 76, 81, 84, 93, 99, 100, 111, 112, 114, 124, 138, 142, 162
摂食・嚥下障害看護認定看護師	14
摂食嚥下リハビリテーション	21, 57, 58, 101, 138, 151
摂食嚥下リハビリテーション栄養専門管理栄養士	16
摂食量不良	65
舌接触補助床（PAP）	17, 88
舌前方保持嚥下訓練	59
舌のサルコペニア	84
舌のリハビリテーション	89
ゼリー食	109
セルフケア	120
先行期	62, 93, 114
先行期障害	57
前サルコペニア	71
全身の管理	150
栓塞子	20
前頭側頭型認知症	91
前頭側頭葉変性症	50
専門医	139

そ

早期経口摂取	66, 76
臓器予備能	36
早期離床	68, 75, 76
総合病院	7, 21, 23
増粘多糖類	111
速筋繊維	58
続発症予防	133
咀嚼嚥下	77, 78
咀嚼機能	4, 60, 78
ソフト食	109

た

体重減少	28, 37, 101
代償的補綴的アプローチ	117
体操教室	158
大東元気でまっせ体操	158
唾液分泌	4, 7, 78
多死社会	27
多職種協働	138, 142
多職種連携	22, 27, 64, 112, 138, 149, 157, 164
立ち上がりテスト	42
脱感作療法	68
多発性硬化症	57
食ベムラ	95
食べるリハビリテーション	63
短期集中予防サービス	145
炭水化物	106
タンパク質	4, 13, 39, 43, 75, 103, 106, 109, 147, 148

ち

チアノーゼ	128
地域栄養ケア	162
地域食支援	151, 163
地域包括ケアシステム	26, 142, 157
地域包括支援センター	160
地域連携	153, 154
地域連携パス	154
チーム医療	138
チームビルディング	142, 145
遅筋	59
窒息	62, 125, 127
窒息サイン	128
知的機能	45
知的能力	45
中核症状	48, 50
中心静脈栄養	101
中枢神経変性	101
中等症摂食嚥下障害	102
超高齢社会	3, 26, 40, 91, 98, 138
調理師	155
直接訓練	58, 59, 81, 117
治療的介入	11

つ

2ステップテスト	42
通所サービス	166

て

低栄養	61, 65, 70, 71, 72, 87, 98, 99, 100, 102, 131, 152, 162
低栄養診断	98
低栄養予備軍	152
低活動	71
テイクテン！®	148
低周波治療器	118
低舌圧	60
低体重	101
低負荷トレーニング	146
転倒	29, 34, 38
デンプン系増粘剤	110

と

同化期	72, 76
凍結減圧酵素含浸法	111
頭部挙上訓練	75, 82
ドクターコール	128
閉じこもり	75, 158
トレーニング	44
とろみ	56, 83, 105, 108
とろみ調整食品	110

な

治らない摂食嚥下障害	93
治る摂食嚥下障害	93
治る認知症	92
ナッツ	127
軟口蓋挙上装置（PLP）	117
軟毛ブラシ	123

に

ニコチンアミドモノヌクレオチド	52
二次性サルコペニア	22
二重X線エネルギー吸収法（DXA）	33
二次予防事業	13
日常生活支援総合事業	13
日本栄養士会	16, 133
日本看護協会	14
日本歯科医学会	136
日本歯科衛生士会	14
日本摂食嚥下リハビリテーション学会	15
日本摂食嚥下リハビリテーション学会嚥下調整食分類 2013	105
日本摂食嚥下リハビリテーション学会認定士	15, 139
日本老年歯科医学会	14, 60, 136
日本歯科医師会	133, 136
ニューロパチー	113
認知機能	45, 46, 63

認知症	iii, 16, 17, 18, 19, 23, 29, 36, 46, 57, 61, 91, 93, 142
認知症施策推進総合戦略	19
認知症の初発症状	47
認知症のスクリーニング検査	47
認知症予防	158
認定医	139

ね

ネットワーク作り	150
年齢相応の物忘れ	47

の

脳血管障害	57
脳梗塞	17, 18
脳卒中	23, 113

は

パーキンソン症状	95
パーキンソン病	23, 57
肺炎	127
バイオフィルム	120
肺がん	19
バイタルサイン	121, 124
背部叩打法	129, 130
排便管理	134
ハイムリック法	129
廃用	22, 61, 63
廃用症候群	73, 103, 111, 132
廃用性筋萎縮	76
白質病変	92, 96
剥離上皮膜	123
長谷川式簡易知能評価スケール改訂版（HDS-R）	47
8020運動	6
歯ブラシ	123
パラビオーシス	12, 53
バランス障害	97

ひ

鼻咽腔閉鎖	17, 116
非経口栄養	63
皮質下性血管性認知症	96
皮質性血管性認知症	96
ビタミン	78, 106
ビタミンD	35
ピック型	50
必須アミノ酸	4
ビデオ嚥下造影検査	57, 64, 81
ビデオ嚥下内視鏡検査	57, 60, 64, 80, 168
一口量	22, 117
ピューレ食	109
微量栄養素	75

ふ

フィジカルアセスメント	68
負荷訓練	117
腹部突き上げ法	129
不健康寿命	13
不顕性誤嚥	105
ブラッシング	60, 120, 123
フリーラジカル説	51
不慮の事故	62, 125
プレアルブミン	98
フレイル	iii, 5, 10, 27, 33, 36, 87, 132, 136, 150
フレイルインデックス	38
フレイル高齢者	27, 71, 74, 76, 79, 148
フレイルモデル	29
プレフレイル	28, 37
プログラム説	51
分岐鎖アミノ酸（BCAA）	75

へ

並体癒合	12, 53
ヘイフリックの限界	51
ペースト食	9, 109
ペコぱんだ	89
ベッドサイドスクリーニング	68
ヘッドライト	122
ヘルスプロモーション	136
変形性関節症	29, 40
変形性脊椎症	29, 40
偏食	9
変性疾患	57
変性性認知症	92, 93, 94
ペンライト	122

ほ

包括的アセスメント	57
包括的高齢者評価（CGA）	100
包括的支援	63
包括的食支援	65, 66
訪問栄養指導	162
訪問栄養食事指導料	166
訪問看護師	163
ホームヘルパー	164
保健師	160
歩行障害	97
歩行速度低下	28, 37
保湿	121, 124
保清	61
ポピュレーションアプローチ	13, 137
ポピュレーションストラテジー	6
ホメオスターシス（恒常性）低下	28

ま

末梢神経損傷	113
麻痺	114
慢性炎症	72
慢性感染症	72
慢性肝不全	72
慢性硬膜下血腫	50
慢性呼吸不全	72
慢性心不全	72
慢性腎不全	72

み

ミールラウンド	142, 169
ミキサー食	109
水飲み嚥下	4
水を使わない口腔ケア	124
ミニメンタルステート試験（MMSE）	47
ミネラル	106

む

ムース食	109
むせ	9, 65, 88

め

メタボリックシンドローム	6

も

もち	126
物忘れ	45, 47

や

やせのサルコペニア	75

ゆ

指輪っかテスト	147

よ

要介護	9, 13, 29, 38, 41, 120, 142, 146
要介護高齢者	119, 132
要支援者	158
陽性症状	48
予備力	86
予防給付	13
予防的介入	11
四大認知症	91

ら

ラクナ梗塞	92, 96
ラパマイシン	53

り

理学療法士	152, 160, 168
離水	109
リハビリテーション栄養	59, 70, 76, 100
リハビリテーションの定義	112
流動性知能	45
療養食加算	143

れ

レジスタンストレーニング	35, 75, 76
レビー小体型認知症	49, 91, 94

ろ

老嚥	iii, 9, 56, 70, 73, 76, 78, 88
老化	iii
老年症候群	29, 149
ロコモ	5, 40
ロコモ25	42
ロコモーショントレーニング	43
ロコモティブシンドローム	iii, 5, 29, 33, 40
ロコモ度1	43
ロコモ度2	44

他

ADL	21, 27, 38, 61, 75, 86, 104, 121, 131
ADL障害	28
ALS	84
AWGS	71
BADL(basic activites of daily living)	70
BCAA	75
BIA	33, 39, 71
BMI	71, 87
BPSD	61
CGA (comprehensive geriatric assessment)	100
cognitive frail	31
CPR	129
CT	11, 33, 50
dementia	46
D-NST	132
DXA	33, 39, 71
EAT-10	73, 79
FAS	87
frail elderly	27
frailty	27, 136
Frailty Syndrome	136
H2ブロッカー	8
IADL	38
ICD-10	6, 11, 56
ICF	70, 74
JMS舌圧測定器	85
KTバランスチャート（KTBC）	57, 66, 67, 69
MCI	91
MNA®-SF	71
MRI	33, 50
NST	111, 150, 154, 164
oral frail	31
oral sarcopenia	10
PAP	17, 18, 21, 23, 88, 117
parabiosis	12, 53
PEACH栄養講座	164
PLP	117
PPI（プロトンポンプ阻害薬）	8
prefrailty	28
presbyphagia	9, 73, 78, 88
QOD (Quality of Death)	iii, 27
QOL (Quality of Life)	iii, 21, 60, 64, 67, 99
Quality of Health Care	iii
RTP (rapid turnover protein)	98
SMI (skeletal muscle mass index)	34
SMART	74
social frail	31
VE	57, 64, 80
VF	4, 57, 64, 81
αリノレン酸	35

【編著者略歴】

藤本篤士（ふじもと あつし）
- 1986年　北海道大学歯学部卒業
- 1990年　北海道大学大学院歯学研究科修了
- 1991年　北海道大学歯学部歯科補綴学第二講座 助手
- 1996年　札幌西円山病院 歯科 診療部長

糸田昌隆（いとだ まさたか）
- 1988年　岐阜歯科大学（現朝日大学）歯学部卒業
- 1990年　大阪歯科大学歯科補綴学教室第二講座入局
- 2004年　大阪歯科大学専攻課程修了
  わかくさ竜間リハビリテーション病院診療部 診療部長
- 2017年　大阪歯科大学医療保健学部口腔保健学科 教授

葛谷雅文（くずや まさふみ）
- 1983年　大阪医科大学卒業
- 1989年　名古屋大学大学院医学研究科（内科系老年医学）卒業
- 1991年　米国国立老化研究所 研究員
- 1999年　名古屋大学医学部附属病院（老年科）講師
- 2002年　名古屋大学大学院医学系研究科健康社会医学専攻発育・加齢医学講座（老年科学分野）助教授
- 2011年　名古屋大学大学院医学系研究科総合医学専攻発育・加齢医学講座（地域在宅医療学・老年科学分野）教授
- 2013年　名古屋大学医学部附属病院地域医療センターセンター長（兼務）
- 2014年　名古屋大学未来社会創造機構 教授（兼務）

若林秀隆（わかばやし ひでたか）
- 1995年　横浜市立大学医学部卒業
- 1997年　横浜市立大学医学部附属病院リハビリテーション科
- 1998年　横浜市総合リハビリテーションセンターリハビリテーション科
- 2000年　横浜市立脳血管医療センター（現・脳卒中神経脊椎センター）リハビリテーション科
- 2003年　済生会横浜市南部病院リハビリテーション科 医長
- 2008年　横浜市立大学附属市民総合医療センターリハビリテーション科
- 2017年　横浜市立大学附属市民総合医療センターリハビリテーション科 講師

老化と摂食嚥下障害
「口から食べる」を多職種で支えるための視点　ISBN978-4-263-42233-5

2017年9月20日　第1版第1刷発行
2019年2月20日　第1版第2刷発行

編　著	藤　本　篤　士
	糸　田　昌　隆
	葛　谷　雅　文
	若　林　秀　隆
発行者	白　石　泰　夫

発行所　医歯薬出版株式会社

〒113-8612　東京都文京区本駒込1-7-10
TEL.（03）5395-7638（編集）・7630（販売）
FAX.（03）5395-7639（編集）・7633（販売）
https://www.ishiyaku.co.jp/
郵便振替番号 00190-5-13816

乱丁，落丁の際はお取り替えいたします　　印刷・あづま堂印刷／製本・愛千製本所

© Ishiyaku Publishers, Inc., 2017. Printed in Japan

本書の複製権・翻訳権・翻案権・上映権・譲渡権・貸与権・公衆送信権（送信可能化権を含む）・口述権は，医歯薬出版（株）が保有します．
本書を無断で複製する行為（コピー，スキャン，デジタルデータ化など）は，「私的使用のための複製」などの著作権法上の限られた例外を除き禁じられています．また私的使用に該当する場合であっても，請負業者等の第三者に依頼し上記の行為を行うことは違法となります．

JCOPY ＜出版者著作権管理機構　委託出版物＞
本書をコピーやスキャン等により複製される場合は，そのつど事前に出版者著作権管理機構（電話 03-5244-5088, FAX 03-5244-5089, e-mail：info@jcopy.or.jp）の許諾を得てください．